高等中医药院校 西部精品 教材

内经选读

主编　张新渝

中国医药科技出版社

内 容 提 要

　　本教材是高等中医药院校西部精品教材之一，整体结构分为三大部分。上篇为"概论"，介绍了《内经》的成书、内容、基础、贡献。下篇为"原文选读"，以能展示原著理论体系最基本的内容、观念与方法为主线，全选或节选了原著共 31 篇（段）原文。附篇包括《内经》的"运气学说"、"主要注家注本简介"。

　　本教材主要供高等医药院校中西医专业、中医专业使用，亦可作为中医师及中西医医师参考用书。

图书在版编目（CIP）数据

内经选读/张新渝主编. —北京：中国医药科技出版社，2012.7
高等中医药院校西部精品教材
ISBN 978 - 7 - 5067 - 5495 - 8

Ⅰ.①内…　Ⅱ.①张…　Ⅲ.①《内经》 - 中医学校 - 教材　Ⅳ.①R221

中国版本图书馆 CIP 数据核字（2012）第 099531 号

美术编辑　陈君杞
版式设计　郭小平

出版　中国医药科技出版社
地址　北京市海淀区文慧园北路甲 22 号
邮编　100082
电话　发行：010-62227427　邮购：010-62236938
网址　www.cmstp.com
规格　787×1092mm $\frac{1}{16}$
印张　13¾
字数　264 千字
版次　2012 年 7 月第 1 版
印次　2017 年 1 月第 3 次印刷
印刷　北京市密东印刷有限公司
经销　全国各地新华书店
书号　ISBN 978-7-5067-5495-8
定价　28.00 元

本社图书如存在印装质量问题请与本社联系调换

高等中医药院校西部精品教材
建设委员会

本书编委会

主　编　张新渝（成都中医药大学）

副主编　赵　博（贵阳中医学院）

李翠娟（陕西中医学院）

柳亚平（云南中医学院）

周　宜（成都中医药大学）

编　委　（按姓氏笔画排序）

王蓓蓓（云南中医学院）

田丙坤（陕西中医学院）

朱向东（甘肃中医学院）

刘　锋（成都中医药大学）

沈宏春（泸州医学院）

张婥珺（宁夏医科大学）

袁端红（贵阳中医学院）

蒋　筱（广西中医学院）

编写说明

　　《高等中医药院校西部精品教材》是由"高等中医药院校西部精品教材建设委员会"统一组织编写的全国第一套针对西部医药院校人才培养特点的精品教材。"高等中医药院校西部精品教材建设委员会"由西部十一所高等医药院校的校长、副校长及医药系统专家组成。

　　随着《国家中长期教育改革发展纲要(2010~2020年)》的颁布和实施，高等教育更加强调质量、能力为先的教育理念，高校办学进入了以人才培养为中心的结构优化和特色办学的时代，因此特色教材、区域教材及校本教材的建设必将成为今后教育教学改革的发展趋势。西部地区作为国家"西部大开发"战略要地和"承接产业转移，优化产业结构，实现均衡发展"的后发区域，对创新型、复合型、知识技能型人才的需求更加旺盛和迫切。本套精品教材就是在学习了《国家中长期教育改革和发展规划纲要（2011~2020年）》、《医药卫生中长期人才发展规划（2011～2020年）》的相关精神，并到西部各院校调研座谈，听取各校有关中西医临床医学教学与人才培养现状的介绍，以及各校专家及骨干教师对中西医临床医学教材编写的思路和想法，充分了解当前该专业的授课与教材使用情况的基础上组织编写的。

　　教材编写既要符合"教材内容与职业标准深度对接"的要求，又要高度注重思想性、科学性、启发性、先进性和实用性。既要注意基本知识、基本理论、基本技能的传授，又要注重知识点、创新点、执业点的结合，实践创新能力的培养。本套教材在中西医已经融合得比较好的科目，我们采用现在比较通行的编写大纲，以西医病名为纲，中医特色病种辅之。在中西医临床内科学的编写上，采用以中医内科为纲，在具体的诊断及治疗部分加入西医内容，真正使中西医临床内科学教材能够在教学过程中使用，并指导学生临床工作。本套教材首批建设科目为以中西医临床医学专业为主的18个科目（附表）。

　　教材建设是一项长期而严谨的系统工程，它还需要接受教学实践的检验。欢迎使用教材的广大院校师生提出宝贵的意见，以便日后进一步修订完善。

高等中医药院校西部精品教材建设委员会

2012年6月

前 言

本教材是高等中医药院校精品教材之一。《黄帝内经》（以下简称《内经》），是现存中医学经典著作之首，中医学理论体系的创建者，是历代为医者必修之书。在今天，《内经选读》（以下简称本教材），是普通高等中医药院校本科教学的必修主干课程。本教材作为高等中医药院校西部精品教材建设委员会所确定、以中西医临床医学专业教学为主体的首批教材之一，在该委员会的指导下，集中了西部各中医药院校长期担任本专业教学的专家、教授，在参考与汲取历版教材的经验和成果的基础上编撰而成。

一、编写结构

本教材的整体结构分为上篇、下篇、附篇三大部分。上篇为"概论"，以历代的考证、先秦诸子文献、以及《内经》的内容为依据，介绍了《内经》的成书、内容、基础、贡献。下篇为"原文选读"，以能展示原著理论体系最基本的内容、观念与方法为主线，全选或节选了原著共 31 篇（段）原文。附篇为《内经》的"运气学说"、"主要注家注本简介"。因"运气学说"在教学中很少涉及，而注家注本并非《内经》本身的内容，故以附篇的形式予以介绍。此外，在历版本教材中，大多有学习《内经》的方法介绍，我们认为这亦非《内经》自身的内容，教师与学生又都有着各自习惯的教学与学习的方法，很难强求一致，教材所介绍的方法未必就被赞成与运用，且其他学科教材几乎都没有类似的内容，故而本教材予以删减。

二、编写宗旨

本教材的内容与编写，注重西部地区全科型人才与中西医临床医学专业的需要，从基层型、复合型、技能型人才的需求出发，突出"特"字，也考虑到其他的地区与专业亦可使用；注重内容的科学与实用，表述的简洁与精炼，教学的易教与易学，突出"精"字；注重汲取历版教材的经验与成果，但在具体的论证与表述上，又注重创新，突出"新"字。

忠实原著的学术思想，以揭示原著所反映的中医学理论体系的内容、观念与方法为原则，以奠定临床运用的素质与能力为目标，虽教学的主体对象是中西医临床医学专业，但不能违背经典著作本身的学术思想与学习经典著作的特定要求，更不能中西拼凑、或牵强的以经典去附会西医学。

坚持质量第一的原则，对原文的选取、校注、按语，尽可能做到精选精编，层次上力求分明，文字上尽力简炼，阐述上尽量深入浅出、重点突出、逻辑性强，既忠实原著亦符合临床，并力争做到知识的系统性、内容的准确性、教学的实用性、临床的指导性、学习的容易性。

本教材原文的辑录版本，《素问》依据明·顾从德刻本，《灵枢》依据明·赵府居敬堂刻本（均为人民卫生出版社 1956 年影印本）为底本，再适当参考其他版本作对照。

本教材使用的对象主要为西部高等中医药院校的中西医临床医学专业五年制本科生及七年制学生，其他专业亦可使用。

三、编写体例

本教材的原文选读部分，以原著篇章内容及顺序为单位，除全篇选入者外，凡节选者尽量保持内容上的完整性。具体设以下栏目。

【要点导航】简要介绍本篇的所选内容。【题解】简洁介绍本篇篇名的含义、由来。【原文】各篇根据内容结构，分为"一"、"二"、"三"若干节。本教材采用简化字，但原文中某些特殊用字，如藏（脏）、府（腑）、支（肢）、写（泻）、荣（营）、俞、输、腧等，则一律依照原文，包括校注条目与按语所引及注家原文。【校注】一般从简，凡二者皆必须者，则先校后注；原则上尽量不引注文，必须时只引一家，个别必须两家者则予简评；注家一律使用其名，而不用其字或号；凡通假字用"通'X'"，异体字、古今字用"同'X'"表示，个别生僻难字或多音字直接在条目中加括号注以现代拼音。【按语】为便学生自学，每段之首皆以提问与回答、而回答又暗含本节的内容总结形式编写；然后在忠实原意的原则下，再具体阐发该节原文的学术内涵、理论意义、临床价值，而以重、难、疑点为宗旨；此外，对其他文献中某些不尽符合原意者，重新予以论证。【复习思考题】供学生复习思考之参考。

四、编写分工

概论与《痹论》，由张新渝执笔，并对全书进行最后的修改、统稿。《生气通天论》、《阴阳应象大论》、《评热病论》，由赵博执笔；《脉要精微论》、《至真要大论》、《经脉》，由李翠娟执笔；《灵兰秘典论》、《玉机真藏论》、《本神》，由柳亚平执笔；附篇附录由周宜执笔；且他们分别对各篇进行初审。《经脉别论》、《痿论》，由王蓓蓓执笔。《上古天真论》、《调经论》、《百病始生》，由田丙坤执笔。《异法方宜论》、《举痛论》、《标本病传论》，由朱向东执笔。《汤液醪醴论》、《太阴阳明论》，由刘锋执笔，并作为编写秘书协助主编完成所有的编务工作。《六节藏象论》、《咳论》，由沈宏春执笔。《五藏别论》、《疏五过论》、《决气》，由张皞珺执笔。《平人气象论》、《热论》、《顺气一日分为四时》，由袁端红执笔。《四气调神大论》、《徵四失论》、《营卫生会》，由蒋筱执笔。本教材在编写过程中，自始至终得到了高等中医药院校西部精品教材建设委员会的亲切关怀、中国医药科技出版社与西部各中医药院校的倾力支持，所有参编人员在此谨深表由衷的感谢！

本教材在编写过程中，由于时间紧迫，不足与错漏在所难免，恳请读者不吝批评与指正，在此谨先深表诚挚的谢意！

张新渝

2012 年 3 月

目录

【附 篇】

上 篇

概 论 >>>

《黄帝内经》（以下简称《内经》），是我国现存最早、最完备的医学巨著，中医学经典著作之首。它集中反映了中华民族古代医学的伟大成就，系统创立了中医学独特的理论体系，牢固奠定了中医学坚实的发展基础。

　　两千多年来，正是在《内经》所揭示的理论原理、思维方式以及运用技能等的指导下，中医学才得以不断地发展，历代无数的大医名著才得以辈出，中华民族的身心健康与种族繁衍才得以保障，而且至今仍大显神通。因此，《内经》不仅被历代医家尊崇为"医家之宗"、"至道之宗"，时至今日仍是学习中医学的必修之书。

第一章　《内经》的成书

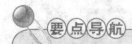

1. 《内经》的内容形成与成书年代。
2. 《内经》的作者与书名的由来。
3. 《内经》在历史上的沿革。

第一节　成书年代

　　《内经》成书于何时？历代医家与学者各有其说，归纳起来主要有四种。

一、黄帝时期

　　持此说者，如北宋·林亿在《重广补注黄帝内经素问·序》中所云：黄帝"乃与岐伯上穷天纪，下极地理，远取诸物，近取诸身，更相问难，垂法以福万世。于是雷公之伦，授业传之，而《内经》作矣。"所以言此，实囿于书名冠有"黄帝"，而内容又以黄帝与众臣问答的形式所表述的。

　　事实上，在结绳记事的黄帝时代，其文字水平、医学与其他自然科学、人文科学都不可能达到《内经》如此高的水平与成就，根本写不出《内经》这样的宏篇巨著；何况，《素问·上古天真论》开篇即云"昔在黄帝"，就已表明《内经》成书当在黄帝之后，故此说显然不可信。其实，自古就有不少学者反对此说，如北宋·司马光在《传家集·与范累仁第四书》中云："然谓《素问》为真黄帝之书，则恐未可。黄帝亦治天下，岂可终日坐明堂，但与岐伯论医药针灸耶？"

二、战国时期

持此说者自古甚众，尤以北宋学者为多。如北宋·邵雍在《皇极经世书·心学》中云："《素问》、《阴符》，七国时书也。"同期的程颢在《河南二程全书》的《伊川先生语录》、《入关语录》中云："《素问》之书，必出于战国之末，观其气象知之。"清代·魏荔彤在《伤寒论本义·自序》中亦云："轩岐（此指《内经》——编者）之书，类春秋、战国人所为，而托于上古。"

事实上，战国时代我国由奴隶制社会进入封建社会，铁器已广泛使用，随着社会制度的进步、生产力的提高，人们的认识能力也大大提高，文化学术也达到了空前的繁荣，故从春秋末期至战国，诸子蜂涌，百家争鸣，争相著述，如《论语》、《老子》、《孙子》、《墨子》、《孟子》、《庄子》、《列子》、《旬子》、《管子》、《易传》、《韩非子》、《吕氏春秋》等不朽著作，得以相继问世，而《内经》一书应时而现，也是理所当然。

三、战国秦汉

持此说者也不少见，如北宋·司马光所说："此周、汉之间，医者依托以取重耳。"（同前书）明·方孝孺在《逊志斋集·读三坟书》中亦云："然世之伪书众矣，如《内经》称黄帝，《汲冢书》称周，皆出战国秦汉之人。"

四、两汉时期

持此说者亦不乏见，而以明代学者为主，如明·顾从德在《重雕素问序》中云：《内经》"广于秦越人、阳庆、淳于意诸长老，其人遂似汉人语。"明·郎瑛在《七修类稿》中亦云："《素问》文非上古……以为淮南王之作。"日本医家丹波元简亦认为"是书设为黄帝岐伯之间问答者，亦汉人所撰著无疑。"

其实，秦汉也好，两汉也罢，孔孟老庄、孙旬韩吕等诸子文献，已然问世于春秋战国，而其后的秦朝两汉更是华夏一统，书同文，车同辐，度量衡同制，《内经》问世于此时期，亦属顺理成章。

然而，《内经》究竟成书于何时？当今学术界比较统一的看法是，成书过程与成书时间概念不同，应予分开，从文化发展的逻辑上看，此看法较为公允。

所谓成书过程，即内容形成，是指由经验到理论、由感性到理性、由零碎到系统，通过认识上的积累到升华，最终形成理论体系的过程。目前较一致的认为是，《内经》的内容形成当在春秋战国至秦汉时期。

因为，任何的科学理论，都是在生活、生产的实践过程中，从无意的发现、初步的认识，然后反复加以刻意的验证、深入的分析，最终进行总结升华而形成，《内经》理论亦不例外，当然过程极为漫长。而从春秋战国至秦汉这段历史时期的社会背景、认识能力、科技成就、文化氛围、文字水平等来看，《内经》的内容形成于此是完全可能的、客观的。

所谓成书时间，即指以文字为载体，用书面语言把已经形成的理论编撰成书，并刊行于世的时间。目前较一致的认为是，《内经》的成书时间当在西汉中晚期（公元前91年至前32年）期间。

所以言此，盖因《黄帝内经》之名，在现存文献中，虽首见于东汉·班固所著的《汉书·艺文志》，但该内容却是根据西汉末年的《七略·艺文志》"删其要，以备篇籍"而成。《七略》是刘向、刘歆父子奉诏所收集整理的我国第一部图书分类目录，成书于汉成帝时代（公元前32年），惜已散佚。而成书于汉武帝太初元年至征和二年间（公元前104至前91年）的《史记》，作为我国第一部通史，记载了从黄帝时代至汉武帝时代长达三千余年的历史，收录了该时段众多的医史人物与医学著作在内的历史史料，其中许多书籍如《上下经》、《五色》、《奇恒》、《揆度》等，也曾被《内经》所引用而证实。可《史记》却偏偏没有《黄帝内经》亦或《内经》这部宏篇巨著的书名，总不至于被遍览朝廷藏书、周游全国各地，博闻广见、阅历丰富、治学严谨的司马迁所疏漏，其结论只能是此时《内经》尚未成书流传。

因此，《内经》的成书时间当在《史记》之后，《七略》之前。其中有些段落、篇章，可能更晚，属于后人所补充。如《六节藏象论》的第一段，在南朝·全元起注本、隋代·杨上善的《太素》中皆无，而其内容又与七篇大论的运气学说相同，故北宋·林亿等疑为王冰所补。又如《灵兰秘典论》有云："胆者，中正之官"、"膀胱者，州都之官"，而中正与州都皆是三国魏文帝延康元年才有的官职，而在西晋·皇甫谧的《甲乙经》中更无本篇内容，故该篇应在《甲乙经》之后。至于《天元纪大论》、《五运行大论》、《六微旨大论》、《气交变大论》、《五常政大论》、《六元正纪大论》、《至真要大论》与《刺法论》、《本病论》所载之运气学说，唐代王冰整理《素问》之前不见流传，整理之后前七篇大论竟赫然在书，故历代有疑前者七篇为王冰整理时所补入，而后二篇连王冰整理本亦无，故古今皆谓乃唐宋间所补之伪书。

第二节 作者书名

一、作者为何

《内经》不标署"撰者"，究竟为何人所著？现今已无从考证。但从《内经》的内容形成到书成流传，长达数百年；其内容虽在一个理论体系之下，许多具体观点却并不统一；各篇论述有粗精之分、文笔有深浅之别、风格有明显之异等来看，显非一时一人之作。而且就整个内容而言，博大精深，上穷天纪，下极地理，中晓人事，素有中医学"百科之母"、"百科全书"之称，绝非一人所能成就。完全可以肯定，《内经》一书是古代各地无数医家的集体创作，完全就是古代医学的论文汇编。

二、书名由来

为何叫做《黄帝内经》？所谓"黄帝"，古今皆谓托名；至于《内经》，古今说法不一。

之所以托名"黄帝",多谓此乃汉代托古学风之时尚,借以表明源远流长、或学有根本,以取其重。正如《淮南子·修务训》所云:"世俗人多尊古而贱今,故为道者,必托之于神农、黄帝而后能入说。"北宋·司马光亦谓:"此周、汉之间,医者依托以取重耳。"此说确有"拉大旗作虎皮"之嫌,然对于呕心沥血编著如此伟大著作而又隐姓埋名的圣贤们来说,这实在是一种亵渎与侮辱。诚然,黄帝本人及其时代不可能写出《内经》;而黄帝其人及事是否有实,司马迁就早已存疑。其实,与其说黄帝是一个人,还不如说黄帝是一个民族的代表、或一种民族精神的寄托,更为可信。那么,《内经》作为中华民族与疾病作斗争的智慧结晶,冠以民族象征者之名,则是理所当然。如果从更深层次上讲,传说中中华民族祖先中的能人贤者甚多,如三皇五帝之类,为何单单冠以"黄帝"?实因相传黄帝恤百姓之病痛、悯黎民之疾苦,而创医学、救苍生、传后世,这在《内经》中多次得到赞述,故后人因赞其仁慈、彰其贤能、仰其伟业,而冠其英名。恰如东汉问世之《神农本草经》、《扁鹊八十一难经》,亦因"神农……尝百草之滋味、水泉之甘苦,令民知所避就,当此之时,一日而遇上七十毒"(《淮南子·修务训》),"扁鹊……过邯郸,闻贵妇人,即为带下医;过洛阳,闻周人爱老人,即为耳目痹医;来入咸阳,闻秦人爱小儿,即为小儿医,随俗而变"(《史记·扁鹊传》),因敬前者之仁,表后者之能,故隐去撰者而冠神农、扁鹊,以昭示前者之义、后者之才,实与冠之黄帝一样,皆乃感佩之举。

《内经》与《外经》相对,据《汉书·艺文志》所载古代医经有七家,即《黄帝内经》与《黄帝外经》、《扁鹊内经》与《扁鹊外经》、《白氏内经》与《白氏外经》、《旁篇》。除《旁篇》外,均为《内经》与《外经》,其分内、外,即上、下篇,或姊妹篇,别无深意,其他之说,似嫌玄虚。至于"经",与"典"义同,皆有重要、法则、规范之义,故二字常合并使用,称之为"经典";亦有谓"经",乃指绢布之经线,其与纬线交叉有序则绢布无暇,依然与上述义同。其实,在中国古代文化中,凡认为乃重要、宝贵之文献,皆冠之以"经",如《诗经》、《易经》、《书经》、《孝经》、《四书五经》、《十三经》等,《内经》亦不例外。而在中医学文献中,被称之为"经"的,诸如《扁鹊八十一难经》、《神农本草经》、《针灸甲乙经》、《中藏经》、《脉经》等,均示其重要、宝贵,为学中医者所必修之书籍、必遵之法则。

《内经》全书,分《素问》、《灵枢》两部,各八十一篇,所论内容,各有侧重,又有交叉,密切联系,浑然一体。

为何叫作《素问》?自古说法不一。如南梁·全元起认为:"素者,本也;问者,黄帝问岐伯也。方陈性情之源、五行之本,故曰《素问》。"北宋·林亿则谓:"按《乾凿度》云:夫有形者生于无形,故有太易、有太初、有太始、有太素。太易者,未见气也;太初者,气之始也;太始者,形之始也;太素者,质之始也。气、形、质具,而疴瘵由是萌生,故黄帝问此太素,质之始也。《素问》之名,义或由此。"而明代·马莳却认为:"《素问》者,黄帝与岐伯、鬼臾区、伯高、少师、少俞、雷公六臣平素问答之书。"其后张介宾亦谓如是:"平素所讲,是谓《素问》。"如今大多谓此说,符合实际与情理。

为何叫作《灵枢》？历代亦有分歧。如马莳谓："医无入门，术难精诣……谓之曰《灵枢》者，正以枢为门户，阖辟所系，而灵乃至圣至元之称，是书之切，何以异是。"张介宾则谓："神灵之枢要，是为灵枢。"日本医家丹波元简却认为："今考《道藏》中有《玉枢》、《神枢》、《灵轴》等之经，而又收入是经，则《灵枢》之称，意出羽流者欤！"其实，上古之人朴实无华，以名表实，并不刻意深奥隐晦，根本就没有那么玄，正如《内经》就是上篇、《素问》乃平素之问答。至于《灵枢》，则因其重在针灸神奇之效，源于方法，是为关键，故名。正如今时大家任应秋所说："灵者，验也。针灸的疗效，至为灵验，但必须得其刺法之枢机（关键——编者）而后灵，故名之曰《灵枢》，"而其他的"解释得并不透彻，反而神秘化了。"实在精辟。

第三节　版本沿革

今时传世的《内经》是原始的《内经》吗？非也，其在历史上，辗转流传，几经整理，乃至于今。

《内经》之名，最早出现在现存文献中的，是东汉·班固所著的《汉书·艺文志》，共有十八卷，但没有确切指出乃由《素问》与《灵枢》所组成，亦无这两部书的名字。直到西晋·皇甫谧在所著的《针灸甲乙经·序》中，才明确指出："按《七略》、《艺文志》，《黄帝内经》十八卷，今有《针经》九卷、《素问》九卷，二九十八卷，即《内经》也。"这种说法直到今天。

《素问》之名，最早见于东汉末年张机所著的《伤寒杂病论·序》："撰用《素问》、《九卷》、《八十一难》、《阴阳大论》、《胎胪药录》，并平脉辨证，为《伤寒杂病论》，合十六卷。"然而，其具体内容是什么，不得而知，因为张机的书中并没有引用《内经》的原文。而在《针灸甲乙经》中，虽有原文，却与后世文献所载亦有差异；且《素问》、《灵枢》内容混合，并未处处细分。至南朝齐梁间，全元起首次对《素问》注释训解，此时第七卷已佚，只存八卷，更可惜者全元起注本及其注解在宋以后也已亡佚。至隋代杨上善撰注《黄帝内经太素》，保存了唐代王冰改动以前的《内经》原文，按专题分门别类，并予注释，遗憾的是此书自宋元以后已有残缺，至今不全。时至唐代宝应元年，王冰有感于《素问》"世本纰缪，篇目重叠，前后不伦，文义悬隔，施行不易，披会亦难"，于是据所"受先师张公秘本"、"兼旧藏之卷"（林亿疑此即为运气学说的七篇大论，因当时世传本并无此内容——编者），对其讹误内容，经过分合增删、校勘整理、重新编次，分为二十四卷，并予全面注解；后经北宋·林亿等校正，从此历代虽多次翻刻，内容未再有重大改易，流传至今。

《灵枢》之名，最早称作《九卷》，亦始见于《伤寒杂病论·序》，西晋·王熙在《脉经》中亦称《九卷》。其后不久的《针灸甲乙经·序》才始名《针经》，之所以名此，似乎与《灵枢》之首篇《九针十二原》，开篇所言"先立针经"有关。然《针灸甲乙经》在引用《灵枢》经文时，亦有称之为《九卷》，验其文字与今时《灵枢》相同，显然同为一书。《灵枢》之名，首见于王冰整理的《素问·序》与注解中之引文。然而在具体的引文时，王冰时而称《灵枢》、时而称《针经》，正如北宋林亿在《新校正》中云："王氏之意，指《灵枢》为《针经》也。"考《宋史·艺文志》有"《黄帝灵枢》九卷"、"《黄帝针经》九卷"，足证唐宋时期两书并存。至北宋元祐八年（公元1093年）高丽进贡，献有《黄帝针经》，哲宗诏颁天下而重现于世，后至南宋绍兴乙亥年（公元1155年），经史崧"校正家藏旧本《灵枢》九卷，共八十一篇，增修音释，附于卷末，勒为二十四卷"，历代翻刻，流传至今。

　　总之，在历史上，《灵枢》的书名变化虽多，然其内容却增损不多；《素问》的内容多有改变，然其书名却一直没变。

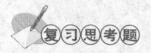复习思考题

1. 如何理解《内经》内容形成与编撰成书的时间？
2. 请简述《内经》、《素问》、《灵枢》在历史上的沿革。

第二章 《内经》的内容

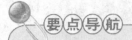

要点导航

1. 《内经》理论体系的具体内容。
2. 《内经》学术观念的具体认识。
3. 《内经》最主要的基本方法以及表述特点。

《内经》的内容，从总体上讲，可归纳为三个方面。

第一节 理论体系

何谓理论体系？《内经》的理论体系有何内容？所谓理论体系，乃指若干相互关联而构成完整、系统的知识整体。《内经》的理论体系概而言之，十分丰富、博大精深，素有中医学"百科之母"、"百科全书"之称。除医学的理论知识外，还涉及到天文、气象、地理、历法、心理、生物等许多学科的知识，正如明代大医学家张介宾在《类经·序》中所云："上极天文，下穷地纪，中悉人事，大而阴阳变化，小而草木昆虫，音律象数之肇端，藏府经络之曲折，靡不缕指而胪列焉。大哉！至哉！"就医学内容而言，大体可归纳为十个方面。

一、阴阳五行

阴阳学说与五行学说，原本是我国古代的哲学理论，属于古人对自然万物的物质属性及其运动规律的认识范畴。《内经》中的阴阳学说、五行学说，则是古代哲学与医学实践相结合的产物，既是医学的理论，也是说理的工具，并贯穿于整个《内经》理论体系的始终、医学内容的各个方面。

阴阳学说，就其所代表的属性而言，它源于古人对自然万物、客观现象及其运动态势等的观察与归纳，并加以抽象、概括所产生，表示着两个相关事物或同一事物相关两个方面对立相反的属性。如"天为阳，地为阴"、"日为阳，月为阴"（《素问·阴阳离合论》）、"水为阴，火为阳"、"万物之上下"、"血气之男女"、"阴在内……阳在外"、"阴静阳躁"、"阳化气，阴成形"（《素问·阴阳应象大论》）等皆是。由于这些征象或态势，普遍存在于自然万物的发生发展中，无处不在，无物不有，虽然纷繁无限，然而判定属阴属阳的惟一准则，则是各自所代表着的特定属性，故《素问·阴阳离合论》云："阴阳者，数之可十，推之可百，数之可千，推之可万，万之大不可胜数,然其要一也。"

就其所具有的作用而言,《内经》认为阴阳对立的结果,可向两个方面转化,一方面协调被破坏而出现偏胜偏衰,事物出现异态,其极端表现则是阴阳离决,事物也就消亡,从而表现出阴阳相败相杀的毁灭作用;另一方面则通过交感、互根、消长、转化等固有规律的变化,化生万物或在胜衰的基础上重建协调,从而表现出阴阳相生相成的化生作用。这是自然万物发生与消亡、变化与发展的总根源;而其所表现出来的规律,也就是自然万物运动变化的总规律,阴阳法则也就成为分析、归纳自然万物运动变化的总法则。故《素问·阴阳应象大论》云:"阴阳者,天地之道也,万物之纲纪,变化之父母,生杀之本始,神明之府也。"

就在医学中的运用而言,《内经》认为"生之本,本于阴阳"(《素问·生气通天论》),即生命的发生、存在与发展的过程,皆源于阴阳的作用;而"人身有形,不离阴阳"(《素问·宝命全形论》),举凡脏腑经络、气血精神、形体百骸,从物质到功能无不存在着对立互根、消长转化的阴阳关系;至于"阳化气,阴成形",与阴阳的升降出入,则是物质代谢、生命活动的基本形式。因此,"阴平阳秘"(《素问·生气通天论》),是生命存在与健康的标志;而阴阳的胜衰失调、升降出入反常,则是疾病发生、发展与变化的根本原由与基本机制,所谓"阴阳更胜之变,病之形能也"、"阴阳反作,病之逆从也"(《素问·阴阳应象大论》)即是;至于"阴阳离决"(《素问·生气通天论》),则是生命的终结。由此,"察色按脉,先别阴阳"(《素问·阴阳应象大论》),则是诊察病情、分析病机的先决要求;而"谨察阴阳所在而调之,以平为期"(《素问·至真要大论》),"法于阴阳"(《素问·上古天真论》)、"圣人陈阴阳"(《素问·生气通天论》),也就成为治疗疾病与养生防病的根本法则。

五行学说,乃根据自然界木、火、土、金、水五类物质,所显示出的五种属性、及其他们之间所存在着的生克制化关系,并加以概括,借以说明自然万物所存在着的复杂联系与运动变化。五行学说中的木、火、土、金、水,已不再是该物质的名称,而分别代表着生长、升发、条畅,炎热、上升、温煦,承载、受纳、化生,沉降、肃杀、收敛,凉润、下行、闭藏等属性。至于五行之间依序的资生、促进与制约、克服,以及生中有克、克中有生的关系,则是维系事物之间协调稳态,推动事物运行不息的根本所在;而五行中的任何一行,一旦出现有余或不及,就会因生、克的太过或不及,从而打破五行之间的协调关系,事物的运行轻则紊乱、重则毁灭。是故,《素问·六微旨大论》云:"亢则害,承乃制,制则生化,外列盛衰,害则败乱,化生大病。"

《内经》对五行学说的运用,主要有两个方面。其一,归类同构事物,阐明普遍联系。《内经》认为大千世界、纷纷繁繁,但并非杂乱无章、无序可循,而是有着有机的联系。《内经》根据同质同象的原则,依照五行的特定属性,将自然界的天象、季节、气候、方位、地域、颜色、气味,以及发展过程、变化态势等,分为五个同构系统,其之间的生克制化,维持着自然万物的生化不息;同时将人体的脏腑官窍、形体组织等结构,以及脏腑功能、形体动态、精神活动、气质禀赋等,也分为五个同构系统,建立了以五脏为中心、内外联系的五个生理系统,其之间的生克制化,维系着生命过程的运动不止；此外，还将人体的五行系统与自然万物的五行系统作了紧密的联系，正是这种联系维护着人与自然万物的协调与共存。如此归类，不仅使复杂多变、漫无头绪的自然万物及其现象系统化、条理化、形象化，并成为有条不紊的整体。其二，阐释生理病理、指导诊断治疗。以五行属性说明脏腑生理功能或特性，而当脏腑功能发生偏胜偏衰，相互间生克制化的稳态协调就会被破坏，从而出现相生不及或相生太过、乘我我乘或侮我我侮的病态关系。正如《素问·五运行大论》所云："气有余，则制己所胜而侮所不胜；其不及，则己所不胜侮而乘之，己所胜轻而侮之。侮反受邪，侮而受邪，寡于畏也。"于是，根据这个被破坏的关系所表现出来的偏差即病变，就可以辨别病机、明确诊断、确立治法、补偏救弊、抑强扶弱，而重建生克制化的稳态协调。恰如《素问·气交变大论》所云："五运之政，犹权衡也，高者抑之，下者举之，化者应之，变者复之，以应生长化收藏之理，气之常也。"

所应指出，相比较而言，由于阴阳学说的概括性更高、原则性更强，而五行学说的概括性更为具体、个别性更大；阴阳中又包含着五行，五行中亦包含着阴阳；而人体的五脏六腑各有阴阳属性的不同，也各有五行特征的区别。即如《灵枢·官能》所云："言阴与阳，合于五行，五藏六府，亦有所藏，四时八风，尽有阴阳。"故而《内经》更多的是将其结合在一起来说明自然万物、尤其人体生理病理的变化，二者浑然一体，难以分割，共同成为《内经》理论体系中的重要内容。

二、藏象学说

藏，指藏（cáng）于体内的藏府，在今天又可写成脏腑；象，指其功能活动表现于外的征象。"藏象"之提法乃中医学所特有，源于《素问·六节藏象论》。藏象学说，是《内经》揭示人体脏腑经脉、形体官窍、精气血津、以及体质差异等的形态结构、生理功能及其相互关系的理论。

在《内经》之前，人们对脏腑的认识极为混乱，正如《素问·五藏别论》所云：一般的"方士（即医生——编者）或以脑髓为藏，或以肠胃为藏，或以为府"，而且"皆自谓是"，极不利于医学的运用与发展。是《内经》以古代人体解剖知识为基础，以长期对生理、心理、病理现象的观察，以及治疗后的验证为依据，从脏腑的功能特征着手，界定了脏腑的分类，创立了以五脏（加上心包为六脏——编著）为核心、通过物质上的互用、功能上的促进、经脉上的联系，分别与六腑、奇恒之府、形体官窍相联系的五脏系统；并确定了各自的功能作用，在心的主宰下得以完成与协调；还揭示了其与精神活动、自然环境的联系，确立了完整的藏象学说，形成了人体内部有机统一、与外部有机统一的整体观念。

从总体上讲，五脏具有化生、贮"藏精气而不写"的功能作用，具有"满而不能实"的特点；六腑具有受纳、"传化物而不藏"的功能作用，具有"实而不能满"的特点；奇恒之府亦"藏于阴"而"藏而不写"（《素问·五藏别论》）。

所要指出，其一，肝、心、脾、肺、肾的名称，最初虽也源于解剖所见而具体有所指，但在藏象学说中已不再仅仅是某实质器官的含义，而是五大生理系统的代称，是包括一定物质脏器在内、更是若干生理、心理现象的综合。是一个生理单位，与西医学就是一个器官的同名概念不尽相同。其二，由于藏象学说的产生，主要源于观察、类比，与以解剖与实验为基础的西医学有别，故而"象"是主要的。正常之象，是认识内在脏腑生理功能的依据；而异常之象则为疾病的症状，是分析内在脏腑病理变化的依据。因此，藏象学说是《内经》研究人体的核心理论，也是临床各科辨证论治最重要的理论基础。

三、经络学说

经络，是人体构成的重要组成部分；经络学说，仍属于《内经》理论体系中有关人体构成的核心内容之一。在《内经》里，它仍属于藏象学说的内容，因其内容丰富、相对独立，故而单列介绍。

经络主要分为经脉和络脉，合称经络。经脉为主干，又分为十二正经与奇经八脉。十二正经，各自都隶属于某一个脏或腑，并与之所对应的腑或脏相联络、所属经脉相交接，构成表里相合关系。其分布左右对称，纵行上下，深行在里；循行在手者称为手经，循行在足者称为足经；循行于形体内侧、连属于脏者，称为阴经；循行于形体外侧、连属于腑者，称为阳经。十二正经既有各自独立的循行路径，又有着手之三阴胸内手、手之三阳手外头、足之三阳头外足、足之三阴足内腹的基本规律。十二正经按肺手太阴、大肠手阳明、胃足阳明、脾足太阴、心手少阴、小肠手太阳、膀胱足太阳、肾足少阴、心主（即心包络——编者）手厥阴、三焦手少阳、胆足少阳、肝足厥阴，依次交接、首尾相连；其中，阴经与阳经交接在四肢末端，阳经与阳经交接在头部，阴经与阴经交接在胸内。此外，还有十二经别、十二经筋、十二皮部，皆因分别属于十二正经别出的支行、十二正经循行部位上分布在筋肉的系统、十二正经在体表部位的反应区，故均按十二正经命名，而属于十二正经系统。奇经八脉，只有任脉由下而上纵行于身前正中、督脉由下而上纵行于身后正中、并在面部交接，带脉绕腰一周、连络约束纵行经脉，而冲脉、阴维脉、阳维脉、阴跷脉、阳跷脉的循行，则不如十二正经那样有规律，而整个奇经八脉相互间没有表里相合关系，与脏腑也无隶属联系。络脉为网络，有别络、浮络、孙络之别，纵横交错，网络全身，循行较浅。

就经络的作用而言，在生理上由于庞大的经络系统，"内属于藏府，外络于支节"（《灵枢·海论》），表里上下前后左右，网络全身无处不到，因而具有沟通、联系的作用，人体才得以联结成一个有机统一的整体；同时，由于能"行气血而荣阴阳，濡筋骨，利关节"（《灵枢·本藏》），"内溉藏府，外濡腠理"（《灵枢·脉度》），因而具有承载、运输的作用，形体内外组织才得以气血的濡养、各种生理活动才得以正常的维持。而在病理时，疾病的传变，外感疾病由表入里，内伤疾病脏腑相传，都多以经络为传变的途径；至于诊法中的"三部九候法"、"人迎寸口法"、"寸口脉法"等重要诊法，治疗中的针刺艾灸、推拿按摩、药物归经等具体运用，无一不是通过观察经络气血而得以诊断、刺激经络以调节气血阴阳、脏腑功能而得以治疗的。所以经络"能决死生，处百病，调虚实"（《灵枢·经脉》）。

此外，《内经》还详细论证了经络本身在病理时的具体病候，记载了十二正经、任督二脉的俞（输、腧）穴（其他经脉没有穴位——编者），以及井、荥、输、经、合、原、络、俞、募等特殊穴位的分布，以及在治疗中的运用。

正是经络理论在人体构成、生理、病理、诊断、治疗，尤其是针灸学科中所具有的重要意义与指导作用，所以《灵枢·经脉》云："夫十二经脉者，人之所以生，病之所以成，人之所以治，病之所以起，学之所始，工之所止也。"

四、血气精神

血气精神，亦属于人体的生理构成。血气精神学说，是《内经》阐述其化生、作用及其相互之间及与五脏之间关系的理论。因其由五脏所化生与贮藏，严格地讲依然属于藏象学说的范畴，同样因其内容丰富与相对独立，故单列介绍。

从总体上讲，《内经》认为"精、气、津、液、血、脉"皆"为一气耳"（《灵枢·决气》），即都是滋养形体、维系生命的宝贵物质；而神即是整个生命活动及其征象的总称，即今之所谓广义之神，又是整个精神活动的总称，即今之所谓狭义之神，皆为生命之根本。故《灵枢·本藏》有云："人之血气精神者，所以奉生而周于性命者也。"同时，《内经》认为"人始生，先成精"（《灵枢·经脉》），"血气已和，营卫已通，五藏已成，神气舍心，魂魄毕具，乃成为人"（《灵枢·天年》）。显然，血气精神皆源于先天，与身俱来；其在后天，则皆以"五谷与胃为大海也"（《灵枢·决气》），即以胃中水谷精微为源泉，经脏腑功能所化而生生不息。

就具体而言，血，乃"中焦受气、取汁，变化而赤"（《灵枢·决气》）所生，中焦"受气者，泌糟粕，蒸津液，化其精微，上注于肺脉，乃化而为血"（《灵枢·营卫生会》）。可见，血，包括津液，在后天皆由中焦脾胃受纳运化饮食水谷，汲取其精微，变化而成；并在经脉的运载下，内至五脏六腑，外达皮肉筋骨，"以奉生身"（《灵枢·营卫生会》），起着滋养的作用，从而保证生命活动的正常进行。

气，《灵枢·营卫生会》云："人受气于谷，谷入于胃，以传与肺，五藏六府皆以受气，其清者为营，浊者为卫，营在脉中，卫在脉外，营周不休"；《灵枢·刺节真邪》云："真气者，所受于天，与谷气并而充身者也。"显然，气在后天乃由脾胃所化生的水谷精气，并上输到肺，在肺与所吸入的天空清气结合而成，名叫真气。真气再由肺之宣发肃降而充沛全身，其特别精纯、柔和者叫营气，行于脉中；相对驳杂、滑利者叫卫气，行于脉外；"积于胸中，出于喉咙"（《灵枢·邪客》）的叫宗气；藏于脏腑、行于经脉的则叫脏腑之气、经脉之气。至于气的作用，《内经》指出：营气"注之于脉，化以为血，以荣四末，内注五藏六府"（《灵枢·邪客》）；卫气"温分肉，充皮肤，肥腠理，司开阖"（《灵枢·本藏》）；宗气"贯心脉，而行呼吸"（《灵枢·邪客》）；脏腑、经脉之气，则是维系脏腑、经脉生理活动所必须的基本物质之一。也正由于气之在身无处不有，故《素问·刺志论》有云："气实形实，气虚形虚，此其常也，反此者病。"

精，《灵枢·决气》云："两精相搏，合而成形，常先身生，是谓精"；《灵枢·本神》云："生之来，谓之精"。显而易见，人体生命，必从精始，父母的生殖之精乃是下一代生命发生、形体发育的本源物质，又称之为先天之精。而在后天，则依赖水谷精微的不断滋养、五脏六腑的不断化生而得以不竭，并贮藏于肾，正如《素问·上古天真论》所云：肾"受五藏六府之精而藏之，故五藏盛乃能写。"就作用而言，精是构成形体、滋养形体、繁衍生命的基本物质，故《素问·金匮真言论》云："精者，身之本也。"

神，《灵枢·本神》云：父母"两精相搏，谓之神"，已表明广义之神，就是生命之神，即生命的象征，因此神在命在，神亡命亡，"得神者昌，失神者亡"（《素问·移精变气论》）。至于狭义之神，即精神活动，《内经》大体上分为神、魂、魄、意、志，后世称之为"五神"，与喜、怒、忧、思、悲、恐、惊，后世称之为"七情"。前者是人体的精神、意识、思维、情感等内在的活动变化，后者以及语言、动作等，都属于前者表现于外的行为反应。《灵枢·本神》云："肝藏血，血舍魂"，"脾藏营，营舍意"，"心藏脉，脉舍神"，"肺藏气，气舍魄"，"肾藏精，精舍志"；《素问·阴阳应象大论》云："人有五藏化五气，以生喜怒悲忧恐"。显而易见，无论内在的五神，还是外在的七情，都是以脏腑的精气营血为物质基础，由脏腑的生理功能所产生。因此，一旦脏腑有病则可导致精神活动异常，反之精神活动过激亦致使脏腑气血受损。前者如"肝气虚则恐、实则怒"，"心气虚则悲，实则笑不休"（《灵枢·本神》）；后者如"喜怒不节则伤藏"（《灵枢·百病始生》）等即是。

五、病因病机

病因病机学说，是《内经》探索疾病的起因及其类别、性质、致病特征，疾病的发生与发展、变化与转归等机制与规律的学说，是《内经》对疾病认识的基本原理与核心内容。

病因，即致病的原因，《内经》统称为"邪"，即"邪气"。《内经》认为并反复强调百病始生，都必因于一定的邪气伤害机体所致，如《灵枢·顺气一日分为四时》所云："夫百病之始生者，必起于燥湿、寒暑、风雨、阴阳、喜怒、饮食、居处。"具体病因，则有外感邪气、七情失调、饮食失节、起居失常、劳逸失度、跌仆损伤等。在分类上，《内经》根据邪气初始伤人的部位不同，而分为上、下、中"三部之气"，如《灵枢·百病始生》所云："喜怒不节则伤藏，风雨则伤上，清湿则伤下，三部之气，所伤异类"，"上下中外，分为三员"；同时，《内经》又按疾病初始发生的途径，又分为阴阳两大类，如《素问·调经论》所云："夫邪之生也，或生于阴，或生于阳。其生于阳者，得之风雨寒暑；其生于阴者，得之饮食居处，阴阳喜怒。"这不仅开中医病因学分类之先河，更重要的是这种将病因来源与发病部位相结合的认识，有利于临床辨证时的审位明因。此外，《内经》还反复论述了不同邪气的致病特征，如《素问·阴阳应象大论》所云："风胜则动，热胜则肿，燥胜则干，寒胜则浮，湿胜则濡写"即是。所以然者，皆因邪气不同其性质有异，人体必然有着不同的病理反应，从而呈现出各自的特征性症状，此不仅有利于审证求因，也是病因辨证的基础。

尚应指出，《内经》还认为各种病因，之所以能致病是有条件的。风寒暑湿燥火，是自然界的气候现象，其变化正常，《内经》称之为"正气"，不会致病；只有在异常变化的条件下，才会成为"邪气"，从而伤人致病，《内经》常用"胜"、"淫"等字眼来形容外邪，其意就在于此。喜怒忧思悲恐惊等，乃是人体对外界客观事物刺激后，应有的正常心理反应，常态下不会致病；只有在超长时间、超常强度的条件下，才会使正常的情绪反应，量变到质变，从而变为异常的致病因素，所以《内经》凡论情志致病，必冠以"暴"、"大"、"盛"、"无极"、"无穷"、"不止"等字眼，以确指其反应过激。至于饮食、居处、劳逸等生命存在所必须的生活行为，同样是在"无节"、"失常"的条件下，超越了人体生理功能所能适应与调节的范围后，才足以致病的。故而《素问·经脉别论》有着"生病起于过用"的著名论断，这对于认识病因的本质，尤其是消除病因、在治疗与养生上意义重大。

发病，即疾病的发生初始。疾病能否发生，《内经》认为取决于邪正双方的抗争与消长。邪气的伤害作用固然重要，因而是疾病发生的必备条件；然而人体正气抗邪抗病能力的强弱，才是疾病能否发生的关键。《灵枢·百病始生》所谓："风雨寒热，不得虚，邪不能独伤人。卒然逢疾风暴雨而不病者，盖无虚，故邪不能独伤人"；发病者，"此必因虚邪之风，与其身形，两虚相得，乃客其形"；而"两实相逢，众人肉坚"，自然不会发病；大凡"其中于虚邪也，因于天时，与其身形，参以虚实，大病乃成。"从而揭示了"邪之所凑，其气必虚"（《素问·评热病论》），"邪之所在，皆为不足"（《灵枢·口问》），即正气在发病中所起的决定性作用。诚然，在一定条件下，当邪气的质和量过于强盛，超过了正气抗邪能力所能承受的范围时，也可入侵而为病；但也必须是在破坏原本不虚的正气，而使正气不足的状态下所致。这就是《内经》重视邪气、强调正气的发病学原理，也是"正气存内，邪不可干，避其毒气"（《素问·刺法论》）的意义所在。

病机，中医学所独有的病理学概念，由《内经》所提出，见于《素问·至真要大论》。它是疾病发生、发展与变化过程中，某一阶段内在变化的本质，是当时病因、病性、病位、病势等诸多因素的高度概括。《内经》以丰富的内容，阐释了各种疾病的基本病机与具体病证的具体病机。就前者而言，有阴阳失调，如"阴胜则阳病，阳胜则阴病；阳胜则热，阴胜则寒"（《素问·阴阳应象大论》）；邪正盛衰，如"邪气盛则实，精气夺则虚"（《素问·通评虚实论》）；升降反常，如"清气在下，则生飧泄；浊气在上，则生膜胀"（《素问·阴阳应象大论》）；寒热变化，如"胃中热则消谷"，"胃中寒则腹胀"，"肠中热则出黄如糜"，"肠中寒则肠鸣飧泄"（《灵枢·师传》）；还有五脏六腑、气血津液的病机变化。如在《灵枢·决气》指出了精、气、津、液、血的病机变化；而《素问·举痛论》以"九气之乱"为例，提出了"百病生于气"的著名论断；更在《素问·至真要大论》，以"病机十九条"为例，揭示了"五脏病机"、"六气病机"及其分析方法，均堪称典范。至于各病证具体的病机，则见于"热病"、"咳病"、"痿病"、"痹病"、"疼痛证"、"痈疽"等众多的论述之中。

关于疾病的传变与转归，在《内经》丰富的论述中，指出了外感疾病由表入里、由浅入深；而外邪入里或内伤疾病，则以脏腑相移与按生克次序传变、以及循经传变等方式和规律；而所有的传变方式，又存在着由轻至重的发展趋势；此外，也指出某些"卒发"性疾病，亦无明显的传变规律。旨在示人以明普遍规律与特殊变化，切不可一概而论。

六、病证学说

病证学说，是《内经》阐述具体疾病内在病理变化及其外在证候表现的认识。病，指疾病；证，通常指证候，即疾病的外在表现；时至今日，则指疾病某阶段内在变化的本质，亦即当时病因、病性、病位、病势等的概括，也就是"病机"。《内经》言病，常用"病"、"疾"或"候"字，"证"字只在《素问·至真要大论》中一见。至于今之所指症状之"症"字，《内经》尚无此字，考证诸文献，晚出于南宋。"疾"与"病"，古义有轻、重之别，而《内经》则义同；此外，《内经》常以"病形"、"病能"（即"病态"——编者）、病"状"、病"候"等表述，其义或指疾病、或指其表现，可见病名与证名之义并未作严格的划分，故此亦统称病证。

有关病证的种类记载与具体论述，《内经》极为丰富。设专题讨论的就有热病、寒热病、风病、咳病、疟病、痹病、痿病、厥病、肿胀、消渴、癫狂、积聚、痈疽、疼痛等，加上其他病证，以及官窍疾病、外伤等数不胜数，仅名称就多达三百多个，其范围涉及到今之内、外、妇、儿、五官等多个临床学科。

就病证的分类而言，《内经》并没有明确的分为外感病或内伤病，而是按照"气有定舍，因处为名"（《灵枢·百病始生》）"气合而有形，得藏而有名"（《灵枢·顺气一日分为四时》，"气"，此均指邪气；"形"，此指症状——编者）的原则，分为六淫病证、脏腑病证、经脉病证、形体病证、官窍病证。至于具体的命名方式，大致有五种：一是根据病因命名，如伤寒病、暑病、风病等；二是根据主要症状命名，如热病、咳病、痿病、肿胀、癫狂等；三是根据病机命名，如痹病、厥病、积聚等；四是根据病位命名，如头痛、胁痛、腰背痛等；五是专门的病名，如疟疾、消渴、痈疽等，许多病名沿用至今。

此外，在许多病证的论述中，《内经》从病因病机、临床表现、传变规律、预后转归，到治疗原则、具体治法、甚至护理保健等，都作了非常详尽的阐述，不仅系统地展示了《内经》时代的临床水平，更为后世临床学科的发展奠定了坚实的基础。

七、诊法辨证

诊法辨证学说，是《内经》诊察与辨别病证的理论，也是一个手段、一种技能。

所谓诊法，就是诊察疾病、搜集病情资料的方法。"诊法"二字，出自于《素问·脉要精微论》。望、闻、问、切四诊，是中医学从古至今诊病的基本方法，然其肇始于《内经》。《内经》认为疾病表现，虽然纷繁，然"视而可见"、"言而可知"、"扪而可得"（《素问·举痛论》）、"听音声而知所苦"（《素问·阴阳应象大论》），所论内容极为丰富，基本上涵盖了后世四诊中的大部分内容，不过《内经》所论以望色与切脉为多。

就具体而言，望诊方面，既有全身性的望神、色、形、态，亦有局部性的望形体官窍、经脉络脉、以及排泄物质、具体病灶的不同表现，其中以五色善恶、颜面分部、衰惫姿态、体质形态、诊络脉法等尤具特色。闻诊方面，像呼吸、声音、语言、肠鸣、气味等诸多内容都有一定的论述。问诊方面，不仅涉及到众多病证的各种表现，还涉及到了发病的经过与原因、尤其必须问清人事经济、情感纠纷等的变化、以及患者主观的好恶宜忌，更为可贵。切诊方面，提出了切脉动、诊尺部、按局部等多种方法，其中又以切脉最为丰富。关于切脉，不仅有三部九候法、人迎寸口法、单取寸口法等不同的方法与部位；对于切脉的时间、方法，以及平脉、病脉（《内经》所论有20余种脉象——编者）、真藏脉（即后世的"死脉"、"怪脉"——编者），都作了极为详尽的论述；尤其对"脉贵有胃气"、"脉合四时"、"脉逆四时"的阐述极为丰富、非常形象；此外，还提出诊脉时必须使病人保持"气血未乱"（《素问·脉要精微论》）的要求，发明以健康人的呼吸为标准、测定病人脉搏迟速的诊法，即"常以不病调病人"、"故为病人平息以调之为法"（《素问·平人气象论》）等，更是难得。以上所论，不仅就疾病的表现，一般都作了病机分析，许多还阐述了其诊法的原理，如"夫精明五色者，气之华也"、"脉者，血之府也"（《素问·脉要精微论》），"气口何以独为五藏主"（《素问·五藏别论》）等，就是色诊、脉诊、单取寸口的原理所在。还必须指出，在四诊的运用中，《内经》反复强调务必四诊合参。因为，四诊中的任何一种方法，都只能针对疾病表现的某一个方面，各有长处与不及，相互绝不能取代；而疾病的表现错综复杂，也绝不可能只表现在某一个方面；单用某一个诊法，所得病情资料必然是片面的、甚至是错误的。惟有望闻问切"以此参伍"，才能"决死生之分"（《素问·脉要精微论》），"以治无过，以诊则不失矣"（《素问·阴阳应象大论》）；并在《素问·徵四失论》等中，对单用某诊、故弄玄虚者，作了无情的批判。所有这些，不仅反映了《内经》时代高超的诊法水平，更为后世中医诊断学的创建与发展，奠定了坚实的基础。

所谓辨证，就是对四诊所搜集得到的病情资料，进行分析与归纳，以求得病机的过程，是中医治疗中最重要的一个环节。时至今日，中医学所运用的辨证方法有八纲辨证、病因辨证、气血津液辨证、脏腑辨证、经络辨证、六经辨证、三焦辨证、卫气营血辨证等，然其大多数辨证方法的雏形，在《内经》都已有所体现。

就具体而言，《素问·阴阳应象大论》云："阳胜则热，阴胜则寒"，《素问·调经论》云："阳虚则外寒，阴虚则内热，阳盛则外热，阴盛则内寒"，《素问·通评虚实论》云："邪气盛则实，精气夺则虚"等，实为八纲辨证的基础。《素问·阴阳应象大论》云："风胜则动，热胜则肿，燥胜则干，寒胜则浮，湿胜则濡写"，《素问·痹论》云："痛者，寒气多也"，"多汗而濡者，此其逢湿甚也"，《素问·刺志论》云："气虚身热，得之伤暑"，《素问·生气通天论》云："因于暑，汗"、"因于湿，首如裹"，《素问·举痛论》云："寒则气收，炅则气泄"等；《素问·阴阳应象大论》云："怒伤肝"、"喜伤心"、"思伤脾"、"悲伤肺"、"恐伤肾"，《素问·举痛论》云："怒则气上，喜则气缓，悲则气消，恐则气下"、"惊则气乱"、"思则气结"等，不仅论述了六淫、七情等病因的致病特征，实际上也开启了审证求因、病因辨证之先河。《灵枢·决气》云："气脱者，目不明；津脱者，腠理开，汗大泄；液脱者，骨属屈伸不利、色夭，脑髓消，胫痠，耳数鸣；血脱者，色白，夭然不泽，此其候也"等，显为气血津液辨证的初始。而在《素问》的《调经论》、《藏气法时论》、《宣明五气》、《大奇论》、《至真要大论》（"病机十九条"），《灵枢》的《五邪》、《本藏》，以及《灵枢》的《邪气藏府病形》、《经脉》、《本藏》等众多篇幅中，详尽的论述了五脏六腑与十二经脉的病理表现，实为脏腑辨证、经脉辨证之肇始。至于《素问·热论》中的六经传变，更是伤寒病六经辨证的源泉。

八、论治学说

论治学说，是《内经》阐述治疗疾病的基本原则、具体治法与治疗手段等的治疗体系。首先，《内经》认为疾病的治疗，必须以正确的诊断为前提，只有诊之不失，才能治之无过，如《素问·移精变气论》所云："治之要极，无失色脉，用之不惑，治之大则"；而在具体的论治时，又必须以具体的病因病机为依据，如《素问·至真要大论》所云："必伏其所主，而先其所因"，辨证论治，才能达到"治病必求于本"（《素问·阴阳应象大论》）、"各司其属"（《素问·至真要大论》）的根本目的。这是《内经》论治学说中最核心的理论、最根本的要求，由此而确立了一系列的治疗原则、具体治法以及治疗手段。

所谓治疗原则，实指治疗时最根本的要求与法则。由于阴阳失调是一切疾病发生的根本原由与基本形态，"血气不和，百病乃变化而生"（《素问·调经论》），正邪斗争是贯穿疾病始终的基本矛盾，而疾病的发生、变化与表现又存在着表里上下、部位差异、轻重缓急、原发继发以及时间、地域、体质的差异等诸多情况，为此，《内经》确立了协调阴阳、疏其血气、扶正祛邪、因势利导、标本先后、三因制宜等基本的治疗原则。

所谓具体治法，乃指在治疗原则的指导下，体现其要求的各种具体方法。从总体而言，《内经》将具体治法分为正治法与反治法两大类。前者属于正面治疗的常规疗法，用于外在表现与内在病机完全一致时，如"盛者泻之、虚者补之"，"寒者热之、热者寒之"，"坚者削之、客者除之、劳者温之、结者散之、留者攻之、燥者濡之、急者缓之、散者收之、损者温之、逸者行之、惊者平之"（《素问·至真要大论》）等皆是，举凡绝大部分的治法，皆属于此；而后者，属于特殊情况时的变通疗法，只用于真寒假热、真热假寒、真虚假实、真实假虚，即外在表现与内在病机不一致的情况下，如"热因热用、寒因寒用、塞因塞用、通因通用"（《素问·至真要大论》）即是。

至于治疗手段，即疗法，《内经》所论非常丰富，而且行之有效。具体如砭石、针刺、灸芮、汤药、熏洗、药熨、敷贴、按摩、导引，以及手术治疗、饮食疗法、精神疗法与护理手段等。其中以针刺疗法最为详尽，从针具的规定、针刺的原理，到针刺的手法、治疗的范围、具体的选穴、治疗的宜忌等等，应有尽有。对于药物的性味与制方的理论，也有明确的论述，并载有十三首方剂。

九、养生学说

养生学说，是《内经》最具特色的学说。"养生"一词，在《内经》见于《素问·灵兰秘典论》与《灵枢·本神》。所谓养，保养、护养、调养之意；生，生命、生存、生活之意。人之天年，虽可百岁，因其病残，达者不多。如何做到身心健康、却病延年，这正是养生的目的与养生学说所研究的内容。对此，《内经》有着极为丰富的论述，独具特色。

《内经》认为，养生的目标，并不是让病残之躯，苟延残喘，而是要达到"内外调和，邪不能害，耳目聪明，气立如故"（《素问·生气通天论》），"老者复壮，壮者益治"（《素问·阴阳应象大论》），"年皆度百岁，而动作不衰"（《素问·上古天真论》）的目的。显然，通过养生，而使机体保持其内环境及其与自然、社会外环境的协调，尽可能减少疾病的摧残，让生命活力更旺、生存时间更长、生活质量更高。为此，《内经》确立了一系列的原则，如"法于阴阳，和于术数，食饮有节，起居有常，不妄作劳"，"恬淡虚无"（《素问·上古天真论》），而其核心就在于保养正气，也就是保养生命。围绕这些原则，《内经》具体提出了"虚邪贼风，避之有时"，"志闲而少欲，心安而不惧，形劳而不倦"，"美其食，任其服，乐其俗"，"嗜欲不能劳其目，淫邪不能惑其心"（《素问·上古天真论》），"谨和五味"（《素问·生气通天论》）以及导引、按蹻等，若干具体的要求和方法。这些方法又可归纳而分成养形与养神两个方面，强调只有形神共养，保持"形与神俱"，才能"尽终其天年，度百岁乃去"（《素问·上古天真论》）。这不仅因为，形生神为之基，神驭形为之主；更在于，神能生智，智能处物。神与智，作为人类思维活动最高的层次与境界，既然能够处理一切事物，也必然能够调控养生，惟有智者，才懂得养生、善于养生。即所谓"志意者，所以御精神，收魂魄，适寒温，和喜怒者也"（《灵枢·本藏》）。故"智者之养生也，必顺四时而适寒暑，和喜怒而安居处，节阴阳而调刚柔。如此，则僻邪不至，长生久视"（《灵枢·本神》）。

十、运气学说

运气，也叫五运六气。运气学说是研究自然界天象、气象变化规律与人类疾病发生与流行关系的学说。由于"人以天地之气生，四时之法成"（《素问·宝命全形论》），而天象日月星辰的运转、春夏秋冬循环的更替、风寒暑湿燥火的变化等，必然影响着人体的健康与生存、疾病的发生与流行，即如《素问·宝命全形论》所云："天有寒暑，人有虚实。"运气学说，正是在此天人相应思想的指导下，以阴阳五行与天干地支为说理与演绎的工具，运用古代干支纪年的推算方法，天干地支相合，六十年为一周，并将十天干与木、火、土、金、水五运相联，十二地支与风、寒、暑、湿、燥、火六气相联，将三阴三阳纳入其中，构成了五运六气两大运动系统；并根据其太过或不及的变化所致的气候、物候、病候，用同一规律进行分析与研究；旨在通过这种节律性、周期性的变化，而在疾病的诊断与治疗上，尤其在疾病的预测与预防上起指导作用。所谓"治病者，必明六化分治"，"必先五胜"，"无失气宜"（《素问·至真要大论》），"必先岁气，无伐天和"（《素问·五常政大论》）等即是。

第二节 学术观念

何谓学术观念？《内经》最主要的学术观念有哪些？所谓学术观念，是指对知识在认识上的一种思想、理念，亦或观点看法，它体现在具体的学术内容之中。就《内经》最主要的学术观念而言，可归纳为八个方面。

一、以人为本

"以人为本"，是《内经》最为可贵的一种学术观念。人为万物之灵，而生命又是惟一的、短暂的，故《素问·宝命全形论》云："天覆地载，万物悉备，莫贵于人。"因此，在疾病的诊治与养生中，《内经》处处坚持"以人为本"。

第一，察神治神为先。《素问·宝命全形论》云："一曰治神，二曰知养生，三曰知毒药为真，四曰知藏府血气之诊，五法俱立，各有所先"，《灵枢·本神》云："凡刺之法，必先本于神"。神乃生命活动与生命存在的象征，神在命在，神亡命亡；保神则是保命，治神意在活人。因此，凡是治疗，必先察神治神，"得神者昌，失神者亡"（《素问·移精变气论》）。

第二，保命救命为务。《素问·标本病传论》指出："病有标本，刺有逆从"，一般情况下虽应治其本，即从原因、原发、主病、主要着手，然而一旦出现危及生命的可能性，则不管何时、不拘标本，必须先予救命活人。本篇所谓但见"中满"、"小大不利"者，必先救治即是此意。而"病发而有余，本而标之，先治其本，后治其标；病发而不足，标而本之，先治其标，后治其本"更为突出。前者为实，邪盛为本，由于正气尚未大虚，生命无虞，故尽可治其本而祛其邪；后者为虚，正虚因于邪伤，致伤者为因为本，被伤者为果为标，虽说治该从本，但因正已大伤，生命堪忧，故虽属于标仍先救正，待生命挽回再予祛邪。

第三，保正存正为主。正气代表着整个生命的形质及其功能，具有抗御邪气与疾病、自我调节与修复的功能与作用。"正气存内，邪不可干"（《素问·刺法论》），"邪之所在，皆为不足"（《灵枢·口问》）。疾病之生，全因正气先虚邪乘而犯，或因邪气太盛伤正而入；疾病之变，正胜邪退则向愈而康，邪胜正衰则恶化而亡。显然，保正存正既能抗病逐邪，更能保命活人。因此，治疗之时，"必先度其形之肥瘦，以调其（正）气之虚实……无问其病，以平为期"（《素问·三部九候论》）。《素问·标本病传论》及《灵枢·病本》中"病发而不足，标而本之"之论亦指此意。而《素问·阴阳应象大论》中的"病之始起也，可刺而已；其盛，可待衰而已"，其意亦在邪正斗争搏结正盛之时，斯时用针虽可逐邪亦可伤正，即所谓"方其盛时，（正气）必毁"（《素问·疟论》）；故而必在病起邪正未合、或必待病衰邪正分离之机予以用针，既能逐邪又不伤正，皆以保护正气为主要目的。

第四，救其萌芽轻浅。《素问·阴阳应象大论》云："邪之所至，疾如风雨，故善治者治皮毛，其次治肌肤，其次治筋脉，其次治六府，其次治五藏。治五藏者，半死半生也。"疾病之所以能够由浅入深、由轻至重，全因正气的日益受损，抗病逐邪的能力日益削弱，以终致正衰邪胜而亡。显然，病深要害人，病重要夺命，故而《内经》反复强调必须"救其萌芽"，即救在病重之前、正衰之先，以避免"半死半生"、正衰命危的发生，才能实现保命活人的目的。

第五，用药中病当停。药物虽然是治疗疾病最主要的武器，却有着有毒无毒的不同，虽能逐邪治病，也能伤正害人。因此，《素问·五常政大论》提出："大毒治病，十去其六；常毒治病，十去其七；小毒治病，十去其八；无毒治病，十去其九，"中病停药，千万"无使过之"，以免"伤其正也。"药停之后，可以"谷肉果菜，食养尽之"，即用食疗食养之法，促进正气的恢复。

第六，养生护正为要。"虚邪贼风"伤害正气，故当"避之有时"（《素问·上古天真论》）；"喜怒不节则伤藏"（《灵枢·百病始生》），故应"和喜怒"（《灵枢·本神》）；"饮食自倍，肠胃乃伤"（《素问·痹论》），"劳则气耗"（《素问·举痛论》），故须"食饮有节，起居有常，不妄作劳"（《素问·上古天真论》）。总之，养生的要求与方法虽多，其宗旨只有一个，即保护、调养正气，惟有正气充盈，方可少病长寿。

此外，尚有三点同样体现了"以人为本"的学术观念。其一，病人为本。众所周知，患者的疾病，虽须依靠医生的治疗而得以消除；医生的治疗，又有赖于患者的配合才得以实施。在《素问·汤液醪醴论》中，把这种医患关系称之为标本关系，并明确指出"病（人）为本，（医）工为标"，惟有标本相得，即医工正确施治、病人积极配合，疾病则易消除；倘若"标本不得"，即病人不予配合、甚至悖道而为，就会使"邪气不服（伏）"，疾病自然难愈。其二，择人授术。《内经》认为，医生医术，既能活死人、肉白骨，也能杀生人、致枯骨，生杀予夺全赖于医生的职业道德与医学水平，二者同等重要。因此，为保证医学仁术的实施与传承，对于凡学医者，《素问》的《疏五过论》、《徵四失论》等篇，不仅对医学知识的掌握、职业道德的修养，作了全面的规定、严格的要求；更对那些学业不求甚解、只知欺世盗名、滥用旁门左道、危害生命之徒，予以无情的鞭笞。而在《素问·金匮真言论》、《灵枢·官能》等篇，更是明确提出："非其人勿教，非其人勿授"、"非其人勿言"、"非其人勿传"，即非具仁慈之心、刻苦之志、聪慧之悟者，则不能传其医术，否则杀人不见血，为祸苍生，罪莫大焉。其三，欲的节从。在养生保健中，《内经》虽然反复指出，七情、劳倦、饮食、起居等的不良行为，伤形害神，导致疾病，甚致夭折，然而在具体的要求上却并未完全禁止。显然，《内经》深知这些行为活动，是生命发生与繁衍、人类生存与生活所必要的需求或必然的反应，绝不应该、也不可能禁止。细品《素问·上古天真论》中所谓"不妄作劳"、"形劳而不倦"、"嗜欲不能劳其目"等论，其首先是承认了有"欲"、有"劳"、有"嗜欲"，并认为其只要符合各自身体与能力的条件，还应该"各从其欲"，适时适当予满足，以使之"皆得所愿"，才利于身心的正当需要，只是绝不能过激或不节。所谓"从欲快志于虚无之守"（《素问·阴阳应象大论》），即是说欲可"从"、志可"快"，但必须有"守"，即要有一个量与度的把握，做到"少欲"、"不倦"、"不妄"即可；只有"以妄为常"、"不知持满"，才会导致"半百而衰"（《素问·上古天真论》）。可见，《内经》这种"节欲"的观点，较之"禁欲"的主张，更为客观、更为人道。

二、以防为主

"以防为主"，是《内经》最为难得的一种学术观念。人的寿命绝大多数不能达到天年，疾病的危害致死是最主要的原因。而"病之始生也，极微极精"，待到"病成名曰逆"，"则针石不能治，良药不能及"（《素问·汤液醪醴论》）。因此，在疾病的预防与治疗中，《内经》始终主张"以防为主"，防重于治，并精辟地归纳为"治未病"，明确地提出"不治已病治未病，不治已乱治未乱"（《素问·四气调神大论》），能为此者，方为"上工"、可称"圣人"。

何谓未病？《内经》所论，一指身体精神，现时尚未患病；二指虽然患病，但轻或待发作；三指已经有病，应传而没有传；四指病虽初愈，极有可能复发。凡此种种，或因目前无表现，或因表现不严重，既难为患者所重视，也易为医生所忽略。一旦先机错失，"病已成而后药之，乱已成而后治之，譬犹渴而穿井，斗而铸锥，不亦晚乎"（《素问·四气调神大论》）。因此，未病先防，有病早治，见微得过，既病防变，就成为《内经》"治未病"的内容与要求。

首先，与其得病之后，跟病魔长期抗战，不如患病之前，尽早防患于未然。故暂且无病者，应当养生防病，让身心更康乐。具体所谓"必顺四时而适寒暑，和喜怒而安居处，节阴阳而调刚柔，如是则僻邪不至，长生久视"（《灵枢·本神》）；"谨和五味……则骨气以精，谨道如法，长有天命"（《素问·生气通天论》）等，构成了《内经》最具特色的养生学说。其次，疾病的变化总是由浅入深、由轻变重，故有病或轻者，皆须早治杜渐，以防大病酿成。因此，《内经》要求"上工救其萌芽，必先见三部九候之气，尽调不败而救之"，"下工救其已成，救其已败"（《素问·八正神明论》）。所谓"上工治未病，不治已病，此之谓也"（《灵枢·逆顺》）。第三，为防止浅入深、轻至重，诊断上必须把握先机，才能给早治提供保证。故而《素问·阴阳应象大论》提出，必明"以我知彼，以表知里"，才能"以观过与不及之理"，做到"见微得过"，从而"用之不殆"。第四，对于待发或未传变者，应予及早防发与防传，不令疾病猖獗而淫泆。前者如《素问·刺热》所云"肝热病者左颊先赤，心热病者颜先赤，脾热病者鼻先赤，肺热病者右颊先赤，肾热病者颐先赤。病虽未发，见赤者刺之，名曰治未病。"显而易见，疾病虽然尚未大发，仍可据细微之征兆，把握先机，治发之前，免其大发。至于根据传变规律而早治防传，在《内经》中的论述则是举不胜举。此外，对于疾病虽初愈，而有可能复发者，《内经》十分强调调养防复，以"谷肉果菜，食养尽之"（《素问·五常政大论》）。

三、以和为贵

"以和为贵",是《内经》最为突出的一种学术观念。所谓和,乃指具有密切联系的事物各方之间,必须和谐协调,方能共生共存;任何一方都不能太过或不及,否则就会破坏这种和谐共存的关系。和者为常,和者得生;不和为异,不和得死。

在阴阳关系中,《素问·阴阳应象大论》云:"阴在内,阳之守也;阳在外,阴之使也",《素问·生气通天论》云:"阴者,藏精而起亟也;阳者,卫外而为固也"。显而易见,阴与阳虽是相反对立,更是互根互存、互生互用,惟有"阴平阳秘",才能"精神乃治"。如果,"两者不和",偏胜偏衰,轻则致病,重则致死,所谓"阴阳离决,精气乃绝"即是此义。因此,在治疗与养生上,就必须"因而和之,是谓圣度"(《素问·生气通天论》)。"圣度"之意,最为根本、最为正确者也,足见协调阴阳,以和为贵,何其重要。

在五行关系中,任何一方的太过与不及,都会导致相互之间的"乘"、"侮"异常,从而破坏正常的生克制化,所谓"亢则害,承乃制,制则生化,外列盛衰,害则败乱,化生大病"(《素问·六微旨大论》)意即指此。而治疗上抑强扶弱的基本原则,正是恢复相互之间的正常和谐。

在气血关系上,"人之所有者,血与气耳"(《素问·调经论》),各自的作用虽然不同,但又互生互用以共存,形体才得以滋养,生机才得以旺盛,即所谓"血气已和……乃成为人"(《灵枢·天年》)。反之,"血气不和,百病乃变化而生"(《素问·调经论》)。治疗上就必须"疏其气血,令其调达,而致和平"(《素问·至真要大论》),以确保生机。

其他,如五脏六腑之间的凡"此十二官者,不得相失也"(《素问·灵兰秘典论》),脏腑与形体官窍之间的"五藏不和,则七窍不通"(《灵枢·脉度》);以及"志意和,则精神专直,魂魄不散,悔怒不起,五藏不受邪。寒温和,则六府化谷,风痹不作,经脉通利,支节得安"(《灵枢·本藏》)的生理、病理、养生,还有人与自然、社会的关系各方面等众多论述,皆在表达"内外调和,邪不能害"(《素问·生气通天论》)的重要性,都属于《内经》"以和为贵"学术观念具体的体现与运用。

四、人定胜天

"人定胜天",是《内经》最为伟大的一种学术观念。在自然界里,万事万物及其运动变化,诸如日月星辰的运行、白天黑夜的更替、寒暑燥湿风的产生、生长化收藏的繁衍,以及人体生长壮老已的过程、疾病发生与发展的演变等,都有着自己所固有的客观规律,并不随人类的主观愿望为转移。然而,《内经》却认为,这些规律都是可以认识,掌握,并加以利用的;只要充分认识、主动掌握、正确运用了它们,人类就可以变被动为主动,从而"提挈天地,把握阴阳"(《素问·上古天真论》),成为"天地之镇"(《灵枢·玉版》),让这些规律为人类服务,以实现与自然界和谐共处、保持身心康乐、达到却病延年的美好愿望。

在养生上，《素问·上古天真论》中所列举的那些"真人"、"至人"、"圣人"、"贤人"，无非是借以告诉人们，他们之所以能康乐少病、却老全形，其关键就在于他们是"知道者"，即认识与掌握了事物的客观规律，并全面、正确、积极应用于养生防病的实践，才能"德全不危"。而《素问·阴阳应象大论》中的"知之则强，不知则老"，"智者察同，愚者察异"，与此一脉相承，皆展示了一种"人定胜天"的伟大气魄与客观事实。

对于疾病的治疗，《灵枢·九针十二原》明确指出："五藏之有疾也，譬犹刺也，犹污也，犹结也，犹闭也。刺虽久，犹可拔也。污虽久，犹可雪也。结虽久，犹可解也。闭虽久，犹可决也。"何以敢于言此，完全在于疾病虽是危害健康、夺人性命的大敌，然其病因病机、发生发展的规律都是可以认识与掌握的；只要认真学习医学知识、牢固掌握这些规律，并"能行此术"，疾病就可以预防与治疗，就"可以横行"、"终身不殆"。惟有"受术不通"、"医事不明"（《素问·疏五过论》），才会"言久疾之不可取"、"言不可治"，此纯属"非其说"、实乃"未得其术"（《灵枢·九针十二原》）之故。同样说明了从"必然王国"到"自由王国"的认识过程，反映了"人定胜天"大无畏的气概与主观能动性的重要。

五、唯物无神

"唯物无神"，是《内经》最为鲜明的一种学术观念。上古社会，由于人类对大自然的依存性，更由于生产方式与生产力都极为落后，人们认识与改造自然的能力极为低下，故而唯心主义盛行、鬼神迷信猖獗，甚嚣尘上、不可一世。然而，在《内经》的学术内容中，却充满着唯物主义的思想与不信鬼神的观念，非常了不起。

在对自然万物的认识上，《素问·天元纪大论》引用我国古代天文著作《太史天元册》的精彩表述，作了明确的回答："太虚寥郭，肇基化元，万物资始，五运终天，布气真灵，揔统坤元，九星悬朗，七曜周旋，曰阴曰阳，曰柔曰刚，幽显既位，寒暑弛张，生生化化，品物咸章。"其意再明显不过，广袤无际的太空充满着气，这是天地万物形成的物质本原；而气分阴阳，"积阳为天，积阴为地"，天地既成，才有了万物化生、生命起源及其生成的条件；而"阳化气，阴成形"（《素问·阴阳应象大论》），与五运周天的运动，布敷生气，推动着万物的发生和发展，才有了日月星辰的运转、四时昼夜的交替、芸芸众生的繁衍。人为众生之一，当然也是"以天地之气生，四时之法成"，"天地合气，命之曰人"，"君王众庶"（《素问·宝命全形论》）概莫能外。这就是《内经》对天地万物的起源与演变，所作出的物质说明。至于纷繁大千世界，为何万物种类有别，《素问·六节藏象论》指出："气合而有形，因变以正名"。即天地万物虽共同本原于物质之气，而众事物却千差万别的原因，乃取决于构成具体事物之气在质、量、性质、结构、运动规律等内部变化的不同，是以根据各事物内部的特殊矛盾，从而确定了不同的名称，这不仅是唯物的，更是辩证的。

在疾病的认识上，《内经》认为，一切疾病都是因于一定的致病因素作用于人体，导致脏腑经络、气血阴阳或物质上的损伤、或功能上的异常而产生，绝非是神灵作祟、鬼魂附体。即使是某些"毋所遇邪气，又毋怵惕之所志，卒然而病者"，亦非"鬼神之事"，实乃"此亦有故邪留而未发，因而志有所恶，及有所慕，血气内乱，两气相搏"而病，只因"其所从来者微，视之不见，听而不闻，故似鬼神"（《灵枢·贼风》）。所谓"似"，在唯心者或不懂医学者看来就是，而在《内经》的唯物观看来则绝不是。而在《素问·五藏别论》中还指出："拘于鬼神者，不可与言至德"。唯物论与唯心论，无神论与有神论，泾自清渭自浊，态度何等鲜明。

在疾病的治疗上，医师们所采用的是四诊、针灸、汤药等，即医学科学的诊疗技能；巫师们则采用的是念咒、祈神、祛鬼等，即"祝由"之类的迷信把戏，其在《内经》里二者判然有别。如《素问·移精变气论》及《灵枢·贼风》里就明确指出："色脉"为"先师所传"；"祝由"乃"先巫"之术，绝不可鱼目混珠。至于个别巫师通过"祝由"，或许能解决某些轻微的疾病，其奥秘亦在于"先巫者，因知百病之胜，先知其病之所从生者，可祝而已"（《灵枢·贼风》），显然是事先知道了病所生的原因，实际上仍然是利用了医学的知识。因此，一旦"小病必胜，大病必死"之时，"故祝由不能已也"（《素问·移精变气论》）。

六、运动不已

"运动不已"，是《内经》最为重要的一种学术观念。运动是物质的存在方式和固有属性，任何物质的存在及其作用只有在运动中才得以显示，宇宙万物之所以能演变、发展不息，就在于永恒的运动着。

在自然界，"天气下降，气流于地；地气上升，气腾于天"（《素问·六微旨大论》），"上者右行，下者左行，左右周天，余而复会也"（《素问·五运行大论》）。显而易见，天体在上而右旋、自东而西，大地在下而左转、自西而东，正是这左右旋转，天地气交，阴阳相合，运动不息，四时寒暑的变化、万物众生的繁衍，才能随之而出现。

在人体，诸如"清阳出上窍，浊阴出下窍，清阳发腠理，浊阴走五藏，清阳实四支，浊阴归六府"（《素问·阴阳应象大论》）；"营在脉中，卫在脉外，营周不休，五十而复大会，阴阳相贯，如环无端"（《灵枢·营卫生会》）；"经脉流行不止，环周不休"（《素问·举痛论》）；"食气入胃，浊气归心，淫精于脉，脉气流经，经气归于肺，肺朝百脉，输精于皮毛，毛脉合精，行气于府，府精神明，留于四藏"，"饮入于胃，游溢精气，上输于脾，脾气散精，上归于肺，通调水道，下输膀胱，水精四布，五精并行"（《素问·经脉别论》）等，皆以说明，只有脏腑经脉、气血阴阳等的运动不息，生命及其活动才得以存在、显示与发展。

就万物运动的过程而言，一般遵循着从无到有、从小到大，再从强到弱、从有到无，即生、长、壮、老、已的基本规律，从而决定着旧事物在不断的衰老、消亡，新事物又在不断的诞生、成长，正是这种从物生到物极、从物极到物变的运动不已，才有得自然万物的不断更新、繁衍不息。正如《素问·六微旨大论》所云："夫物之生，从于化；物之极，由乎变。变化之相薄，成败之所由也。成败倚乎生乎动，动而不已，则变作矣。"

就万物运动的方式而言，《内经》归纳为升、降、出、入四种基本形式。升，指物质由下向上的运动；降，指物质由上向下的运动；出，指物质由内向外的运动；入，指物质由外向内的运动。升降出入的意义，在于维系与满足了物质之间必须的环流与交换。如在自然界，惟有"地气上为云，天气下为雨，雨出地气，云出天气"（《素问·阴阳应象大论》），才能保证寒暑燥湿的协调。在人体，只有通过升降出入的不断运动，阴阳间的更胜协调才得以实现，脏腑间的资生制约才得以调节，全身的组织才得以气血的滋养，而人体内部及其与自然外部的物质交换、新陈代谢才得以完成。因此，升降出入既是事物运动的方式，也是事物存在的象征；反之，升降出入也只有在物质的基础上才能表现出来。虽然，具体事物的范围有大有小、时长有长有短，然皆以升降出入这一共同的运动方式维系着自己的存在与发展。故《素问·六微旨大论》云："出入废则神机化灭；升降息则气立孤危。故非出入，则无以生长壮老已；非升降，则无以生长化收藏。是以升降出入，无器不有。故器者，生化之宇，器散则分之，生化息矣。故无不出入，无不升降，化有大小，期有远近，四者之有，而贵常守，反之则灾害至矣"。

至于升降出入产生的原因，则因于各种物质在位置上有高下之分，在质量上有盈虚之别，而必然产生对立之间的相互作用，于是高者下降、下者上升、盈者溢出、虚者纳入，升降出入因此而产生，正如《素问·六微旨大论》所云："高下相召，升降相因，而变作矣。"

七、整体联系

整体联系，是《内经》最具特色的一种学术观念。它认为人体内部是一个有机统一的整体，人与自然、社会也是一个有机统一的整体，而疾病的发生正是这两个统一关系被破坏，因此在认识防治疾病的过程中，都必须从整体的角度加以考虑。

就人体内部而言，主要表现在"五脏一体"、"气血同类"、"经脉相联"、"形与神俱"等方面。首先，五脏是人体的核心，为"中之守"、"身之强"（《素问·脉要精微论》），通过功能的作用、物质的滋养，尤其是经络的联系，分别与六腑、五体、五华、五官、九窍、四肢、百骸等内外组织相联，构成五脏系统。《素问》的《六节藏象论》、《五藏生成》、《灵枢·脉度》等篇中，皆以阐明了这种以脏为中心，与形体之间的整体联系。而五脏六腑之间，也并非各自为政、互不相干，《内经》不仅从五行相生相克、气血精神的产生等多方面，阐述了五脏六腑相互间的促进制约与分工合作，更在《素问·灵兰秘典论》、《灵枢·口问》等中指出了，其在心的主宰、调节下，相互间实现着的协调与统一。所谓"凡此十二官者，不得相失也，故主明则下安"，"主不明则十二官危"，"心者，五藏六府之主也……心动则五藏六府皆摇"，正说明了这种以心为主导的脏腑与脏腑之间的整体联系。其次，关于气血津液等物质在后天的新陈代谢，虽由五脏六腑的分工合作才得以完成，然其初始皆源于先天所生，后天均赖于水谷精气所养，实属同源异流，"异名同类"（《灵枢·营卫生会》），故而相互之间存在着生理上互化、病理上互累的整体联系。《灵枢·营卫生会》所谓"夺血者无汗，夺汗者无血"义即指此。第三，人体的经络，不仅经脉络脉相联、阳经阴经阴阳相合、十二经脉依序循环，本身就是一种系统的整体联系；而且，"内属于藏府，外络于支节"，将人体联络为一个统一的整体。第四，形与神是生命构成与存在的两个方面。《灵枢·天年》云："血气已和，荣卫已通，五藏已成，神气舍心，魂魄毕具，乃成为人"，《素问·六节藏象论》云："气和而生，津液相成，神乃自生"。显而易见，形及活动是神的承载与化生者，神是形体活动的体现与驾驭者，形无神则无以存，神无形则无以生，"形与神俱"（《素问·上古天真论》），相依相制，共生共存，和谐统一，则生命不息；倘若"五藏皆虚，神气皆去，形骸独居而终"（《灵枢·天年》）。此外，举凡阴阳之间的互根互化、互累互伤，五行之间的生克制化、胜复乘侮，又何尝不是整体联系的一种反映。

就人体与自然而言，主要表现在"天人合一"，或谓"人天合一"。前者之谓，当指天地气交，万物始生，人为之一，"气交之中，人之居也"（《素问·六微旨大论》）；人的生命现象亦属自然现象之一，其运动变化与自然变化在某些法则上有一致之处，如"夫五运阴阳者，天地之道也，万物之纲纪，变化之父母，生杀之本始，神明之府也"（《素问·天元纪大论》）。后者之谓，则指天地自然的客观变化，并不以人的主观意志为转移，人只能主动去适应它、以"与天地如一"（《素问·脉要精微论》）。皆在说明人与自然界是一个统一的整体，不过《内经》之意主要指后者。《灵枢·本神》云："天之在我者德也，地之在我者气也，德流气薄而生者也"，《素问·六节藏象论》云："天食人以五气，地食人以五味"。显然，天地阴阳不仅产生了人类最原始的第一代生命，也供养着其后至今的无数代生命。然而，天地自然的客观变化又必然制约和影响到人，因此，人类为保障生存与繁衍，在长期的自我进化和对自然的依存性中，获得了许多适应自然变化的调节能力，从而与天地阴阳的变化规律保持着一致性。所谓"天地之大纪，人神之通应也"（《素问·至真要大论》），"人与天地相参也，与日月相应也"（《灵枢·岁露论》）等，皆以言此。具体如在一年之中，"五藏应四时，各有收受"（《素问·金匮真言论》），肝"通于春气"，心"通于夏气"，肺"通于秋气"，肾"通于冬气"，脾"通于土气（此指长夏——编者）"（《素问·六节藏象论》）；在一天之中，"平旦人气生，日中而阳气隆，日西而阳气已虚"（《素问·生气通天论》）等，五脏主气的年节律、阴阳消长的日节律；以及"天暑衣厚则腠理开，故汗出"，"天寒则腠理闭，气湿不行，水下流于膀胱，则为溺与气"（《灵枢·五癃津液别》）；"阴阳者，寒暑也。热则……人气在外，皮肤缓，腠理开，血气减，汁（即汗——编者）大泄，皮淖泽。寒则地冻水冰，人气在中，皮肤致，腠理闭，汗不出，血气强，肉坚涩"（《灵枢·刺节真邪》）；脉象上的"春应中规，夏应中矩，秋应中衡，冬应中权"，"春日浮"、"夏日在肤"、"秋日下肤"、"冬日在骨"（《素问·脉要精微论》）等，皆是人"与天地同纪"（《灵枢·营卫生会》）的具体表现。

就人体与社会而言，主要表现在人与社会的协调。人是一个社会化的高等动物，生活在一定的社会环境之中，而客观的社会环境既复杂多变，又不以个人主观的欲望而改变。因此，每一个人的处境既不可能随心所欲，也不可能一帆风顺；意想不到的地位之差、贫富之别、情爱之变等，巨大反差都可以因于社会、社会关系的变化，骤然而致或经常而致，从而对人体的健康与疾病有着重要的影响，这在《素问》的《疏五过论》、《徵四失论》等篇中有着精辟的论述。因此，《素问·上古天真论》提出：要"美其食，任其服，乐其俗，高下不相慕"、"适嗜欲于世俗之间"，即与社会协调相处，尽可能减少不协调所带来的危害。

正是以上整体联系的学术观念，决定了《内经》在论述疾病的诊治过程中，要求医生不仅要把握病变的具体表现与局部情况，还要注意其与整体的联系、或整体对其的影响；不仅要着眼于人体自身的变化，也要考虑到天地自然、季节气候、地域环境，以及社会与社会关系、个人的显赫与失势、富贵与贫贱、生离与死别、恩爱与仇恨等诸多因素的影响。具体在诊病时，"必知天地阴阳，四时经纪，五藏六府，雌雄表里，刺灸砭石，毒药所主，从容人事，以明经道，贵贱贫富，各异品理，问年少长，勇怯之理，审于分部，知病本始，八正九候，诊必副矣"（《素问·疏五过论》），惟全面审察，综合分析，才"以诊则不失"（《素问·阴阳应象大论》）。在治疗时，既要针对病因病机，还必须因时因地制宜，"必先五胜"、"无失气宜"（《素问·至真要大论》），"必先岁气，无伐天和"（《素问·五常政大论》），只有如此，才能"以治无过"（《素问·阴阳应象大论》）。在养生时，只有做到"顺四时而适寒暑，和喜怒而安居处，节阴阳而调刚柔"，才能"长生久视"（《灵枢·本神》）。

八、辨证论治

"辨证论治"，是《内经》最为独特的一种学术观念，也可以说是临床治疗过程中的一种思维与法则，时至今日已成为中医治疗学的精华。

任何的病理变化，都是一定病因作用于机体，使机体物质或功能异常的结果，因此都具有病因、病位、病性、病势等诸要素，而各要素的不同，其表现必然有异，临证治疗必须因此而异，才能达到"治病必求于本"（《素问·阴阳应象大论》）的目的、收到满意的疗效。

辨证论治，先是辨证。诚然，《内经》所言"证"字不多，而以言"病"、"候"为主，但在如何辨明"病"、"候"的病机归属上，则与今时所言之"辨证"的目的所指，实属异曲同工；换言之，今时之"辨证"既是辨明病机，则理所当然乃从《内经》而来。具体如何辨别，《内经》所论甚多。最为精妙的当属《素问·至真要大论》的"病机十九条"，它不仅演示了正确分析病机的方法，同时也体现了辨证论治的精髓。任何一个病证，不仅有着主要的病因、病位、病性、病势，而其他的病因、病位、病性、病势亦可导致，故而辨证必须同中察异、异中察同。就以该文所论最多的"风"证为例，在表现上有"掉眩"、"收引"、"瘛"、"禁"、"痉项强"、"暴强直"、"转反戾"等的不同；在病位上，主要属于肝，肾病亦可致；在病因上，风、热、火等阳邪最易，湿之阴邪同样可致；实证可以动风，虚证也会动风。只有辨证的准确，才能把握病机"各司其属"，保证"有着求之，无者求之，盛者责之，虚者责之"等论治的实施，从而消除疾病，"而致和平"。

在论治上，首要"必先其所因"（《素问·至真要大论》），即必须辨明具体的病因，这不仅因为疾病的产生都有一定的病因存在；更因于病因的不同，病候的性质与表现必然有异，治疗当然因异而各别。如《素问·至真要大论》云："风淫所胜，平以辛凉"、"热淫所胜，平以咸寒"、"湿淫所胜，平以苦热"、"火淫所胜，平以酸冷"、"燥淫所胜，平以苦湿"、"寒淫所胜，平以辛热"等。其次，在病性上，必须辨明寒热虚实而治之。如"寒者热之，热者寒之"、"盛者泻之、虚者补之"（《素问·至真要大论》）等，"形不足者，温之以气；精不足者，补之以味"（《素问·阴阳应象大论》）等。第三，在病位上，必须辨"其病所居，随而调之。病在脉，调之血；病在血，调之络；病在气，调之卫；病在肉，调之分肉；病在筋，调之筋；病在骨，调之骨"（《素问·调经论》）；不仅如此，还必须根据部位的不同，予以恰当的治法，因势利导，以使邪气就近外出，如"其高者，因而越之；其下者，引而竭之；中满者，泻之于内……其在皮者，汗而发之"（《素问·阴阳应象大论》）等。第四，在病势上，必须辨明疾病轻重态势而治之。如"因其轻而扬之，因其重而减之"，"其慓悍者，按而收之"（《素问·阴阳应象大论》）。

至于，《素问·热论》中治热病，"治之各通其藏脉"，"其未满三日者，可汗而已；其已满三日者，可泄而已"，治宜"视其虚实，调其逆从"；《素问·咳论》中治咳，"治藏者，治其俞；治府者，治其合"；《素问·痹论》中治痹，"循脉之分，各有所发，各随其过"；《素问·痿论》中治痿，"各补其荣而通其俞，调其虚实，和其顺逆"等诸多论述，以及因人、因地、因时以治，无一不是辨证论治的要求与体现。

以上所论，不仅构成了《内经》辨证论治的观念与内容，也为后世至今的辨证论治打下了坚实的基础。

第三节 主要方法

何谓方法?《内经》最主要的方法有哪些? 所谓方法，此指《内经》在创建理论体系的过程中，为实现这一目的，所采取手段的总和。从方法论的角度讲，阴阳五行、整体联系、辨证论治等，既属于思想认识上的世界观、学术观，也是一种重要的思维方法，亦称哲学方法，而本节所介绍的方法，则指在其指导下，所采取的具体手段。归纳起来，最主要的有三种。

一、取象比类

所谓取象比类，就是根据已知或已确定的一致性，将不同的事物或现象加以比照、并予联系，进行归类的一种方法。这种方法在《素问·示从容论》中，又叫作"援物比类"。其原理在于，既然自然万物皆由气而生、阴阳五行的变化而成，在许多基本法则上又相一致，故在质或象上就必然存在着相同、相似、相类的一致性，就可以进行比照，加以归类，从而得出有关的结论。取象比类方法，在《内经》的理论体系中运用得最多、最为广泛。

在阴阳五行学说中，如地、月、水、脏、血或天、日、火、腑、气等，本非同一事物，然而根据已确定的阴或阳之属性，加以比照，就可以归属于阴或阳；又如春、东、木、肝、筋等，亦非同一事物，同样根据已确定的升发、条畅等属性，进行类比，则归属于"木"系统，从而阐明以上事物所具有的阴阳或五行的属性构成。

在藏象学说中，《素问·灵兰秘典论》巧妙地取朝廷君臣职能之"象"，比类人体脏腑功能之"象"，借以阐明五脏六腑主要的功能作用。如皇帝统治江山社稷、为国家之君主，而心能主宰五脏六腑、为生身之"君主"。又如海容百川之水，而胃纳五谷之味，故"胃者，水谷之海"（《灵枢·海论》）。此外，在《灵枢·五变》中，还用匠人砍削树木与木质的种类取象比类，借以阐明不同体质在发病上的差异。

在疾病的认识上，所谓"风胜则动"、"燥胜则干"（《素问·阴阳应象大论》）等，无不是取各种气候现象之"象"，而说明各种病因致病之特征；而在具体病证的描述、归纳与命名上亦如是，如"门户不要"、"水泉不止"（《素问·脉要精微论》），门户不关则留不住人，水泉不止则失于控制，借以描述二便失禁之症状。又如掉眩、瘛、瘲、转、反、戾一类病证，为何叫"风证"，全因于自然界之风起树摇、飞沙走石，故取风之"象"归纳此类病证，借以说明其共同所具有"动"的病理特征。

在疾病的诊治中，取象比类的方法亦为常用。如《素问》的《五藏生成》、《脉要精微论》等篇中，就以"翠羽"与"苍璧"、"鸡冠"与"白裹朱"、"蟹腹"与"罗裹雄黄"、"豕膏"与"鹅羽"、"乌羽"与"重漆色"，"草兹"与"蓝"、"衃血"与"赭"、"枳实"与"黄土"、"枯骨"与"盐"、"炲"与"地苍"，来描述面部色诊之善与恶的要点。前者取其明亮、津润之象，以阐明五藏精气尚未虚衰或大虚，病情轻浅，预后较好；后者取其晦暗、枯槁之象，以指出五脏精气衰竭，病情危重，预后不良。而在脉象的阐述上，在《素问》的《脉要精微论》、《平人气象论》、《玉机真藏论》等篇中，更是普遍采用了取象比类之法，如取"规"、"矩"、"衡"、"权"的圆滑、洪大、平衡、重沉之象，以阐明四时平脉之象；取"新张弓弦"、"如乌之喙"、"如鸟之距"、"如弹石"，或"如屋之漏"、"如水之流"，等坚硬之象、或软弱之象，而表死脉之征；其他如浮、石、滑、弦、钩、紧等脉象的表现与名称，以及《灵枢·逆顺》以兵法类比针刺法，而阐明既能逐邪治病、又不伤人正气的最佳针刺时机等，皆为取象比类方法的具体运用。

以上所论，有些虽属于文字表述的比喻、形容等手法，但之所以要作如此的比喻、形容，实乃受取象比类的意识与方法而所为。

二、以外测内

所谓以外测内，就是根据事物所表现出的外在征象，加以分析、类比，以探知事物内部变化的一种方法。这种方法在《灵枢·外揣》中，又叫作"司外揣内"，并以形与影、响与声的因果关系，说明此法的原理所在。事实上，在自然万物中，事物的内部变化虽难于直接的把握，尤其在科技条件极为落后的上古社会里更难做到，但是有诸内必形诸外，任何内部的变化必然要通过某些征象表现于外。正如《灵枢·刺节真邪》所云："下有渐洳，上生苇蒲，此所以知形气之多少也。"正因为"形精之动，犹根本之枝叶也"，所以"仰观其象，虽远可知也"（《素问·五运行大论》）。

《内经》运用此法，就是在不破坏、不干扰人体所固有的内外联系前提下，通过对生理常态、病理变化时各种在外的表征，并加上不同时空以及治疗等的外界刺激，所致不同反应的观察，进行类比、分析与验证，以此把握生命活动与病理变化的基本规律。如心动依然，则肌肤温暖、生命尚在；而心动停止，则肌肤冰冷、生命消失，故心为"阳中之太阳"、属火、"生之本"；天空之清气入于肺，人体之浊气出于肺，须臾不可停，而鼻为必经之道，故肺为"气之本"（《素问·六节藏象论》），"开窍于鼻"（《素问·金匮真言论》）。病理上，诸如外感风寒，由于常常先是体表恶寒、毫毛慄立、鼻塞清涕，继而咳嗽、咯痰、甚至呼吸困难，故云："皮毛者，肺之合也，皮毛先受邪气，邪气以从其合也"（《素问·咳论》）；人体大怒则面红耳赤、眼睛怒张、甚至仰天长啸，受到恐吓则头俯身踬、甚至二便失控，思虑忧愁则胸闷不舒、甚至长嘘短吁，劳累过度则身体软弱、甚至懒言懒动，故有"怒则气上"、"恐则气下"、"思则气结"、"劳则气耗"（《素问·举痛论》）之论。在《内经》的理论体系中，许许多多的观点内容，无不由此而得以总结。

必须指出，常态之象，乃是内在生理活动的正常外现，属于"藏象"之象；异态之象，则属于病理变化时的失常现象。后者，又称之为症状，其可分为主观感觉与客观体征，而若干个具有病机联系的症状，组成为证候，是内在病理本质的必然反应，也是中医学辨证论治所凭借的依据。《素问·五藏生成》所谓："五藏之象，可以类推"，而《灵枢·本藏》所谓："视其外应，以知其内藏，则知所病矣"，就揭示了"以外测内"方法，在生理探索与病理诊断两方面所具有的实用意义。

三、知常达变

所谓知常达变，就是以事物正常时的现象作为标准，再对其异常时的表现进行比较分析，找出二者之差异，确认异常之所在，然后得出结论的一种方法。这种方法在《素问·玉版论要》中，又叫作"揆度奇恒"。从原理上讲，任何异常都是源于正常之变，二者之间存在着必然的差异，而差异点的掌握得越多、越细微，探索事物的本质就越深、越准确。因此想要通达其变异，首先必须掌握其正常。此方法在《内经》理论体系中的运用，亦十分普遍。

既然，"生之本，本于阴阳"（《素问·生气通天论》），"人生有形，不离阴阳"（《素问·宝命全形论》），因此"阴阳匀平，以充其形，九候若一，命曰平人"（《素问·调经论》），这是《内经》从阴阳学说的角度，给正常人所下的定义。而"此阴阳反作，病之逆从也"，"此阴阳更胜之变，病之形能也"（《素问·阴阳应象大论》），正是在"阴平阳秘"（《素问·生气通天论》）生理协调的基础上，所发生失调的异变中，加以比较而得到的病理本质。再如掌握了"清阳出上窍，浊阴出下窍"的正常升降，就可以洞识"清气在下则生飧泄，浊气在上则生膜胀"的病机；知晓五行生克制化之"承"的常态，就能通达乘侮胜复之"亢"的病态；从而为辨证论治提供依据。

在诊法上，只有事先知道五色之明亮、津润为五脏精气充足或尚未大衰的表现，方晓晦暗、枯槁为五脏精气衰竭的象征；惟有首先了解"人一呼脉再动，一吸脉亦再动，呼吸定息脉五动，闰以太息，命曰平人"之平脉，才能比较出"人一呼脉一动，一吸脉一动"，"人一呼脉三动，一吸脉三动"，"人一呼脉四动以上"（《素问·平人气象论》）是为病脉、死脉，此亦即《素问·三部九候论》中所云："先知经脉，然后知病脉"之义。至于在《素问·平人气象论》中，以健康人的呼吸来测定病人脉搏的迟速，即"常以不病调病人；医不病，故为病人平息以调之为法"，亦属于知常达变方法的另一种运用。

四、表述特点

文字，是学术理论表述与传承的载体与工具。《内经》的全部内容就是用古代的汉语言文字，所表述而成书的，了解其文字表述的特点，有利于对原意的理解与运用。

《内经》全书约 15 万字，单字用字达 2280 余个，绝大多数篇章以问答的方式写成。虽然各篇表述的风格有异、深浅有别，但从总体上讲都能做到言简意赅、条理清晰、逻辑严密，行文以四字语句为多，富含韵文，诵读顺口，易于记忆。就文章的体裁而言，有散文体、论说体、解说体、记叙体；至于修辞的手法，古代汉语中常用的诸如形容、比喻、比拟、对照、对仗、排比、递进、省略、倒装、互文、设问、自释、引用，以及名动用法、形动用法、意动用法等修辞手法，应有尽有，丰富多彩，堪称古代汉语修辞运用的典范，亦不失为学习古代汉语极佳的教科书。

然而，《内经》在文字表述上，有着三个自身的特点、或者说惯例，非常鲜明。其一，描述事物常常是先自然后人体，先远处后近处，先宏观后微观，先生理后病理，先正确后错误，先有益后有害，而且总是同时描述。这大概与取象比类、知常达变等意识，在头脑中所已形成牢固的思维，以致在表述时的自然流露有关。了解这个特点，对于具体内容的领会极为有利。其二，常常在阐述完一个论点或论题后的结尾句，总是画龙点睛之笔、总结主题之语。如此，不仅使人易于掌握该论点或论题的核心思想或精神实质，也使人明白以下的论点或论题即将转换。其三，就是《内经》常常用一大段文字、甚至一个整篇，只就一个论题进行详细的论证、专门的阐述，并不言其他。掌握这个特点，许多疑问就可迎刃而解。如《素问·生气通天论》"体若燔炭，汗出而散"中的"汗"与"散"，是出汗还是发汗、是散脉脉象还是阳气外泄？《素问·举痛论》中的"喜则气和志达，营卫通利"，《灵枢·海论》中的"髓海有余，则轻劲多力，自过其度"，是生理还是病理？以上自古于今，众说纷纭、莫衷一是。事实上，《生气通天论》此大段是阳气生理、尤其病理的专论，根本就未言及治疗与诊脉，这两个字就绝不能作治法与脉象解；而《举痛论》、《海论》的上下文都是在阐述病理，这两句话理所当然是指病理而非生理。诚然，经撰已逾两千年，原意实难得以知；后人皆以己度经，仁智则在所难免；惟近原意益临床，方为至真与至善。由此可见，掌握

《内经》文字表述的特点与惯例，对于经义的解读意义重大。

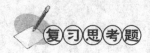复习思考题

1.《内经》理论体系的具体内容有哪些？

2.《内经》学术观念的具体认识有哪些？

3.《内经》所使用的主要方法有哪些？

第三章 《内经》的基础

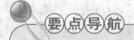

要点导航

1. 《内经》理论体系形成重要的思想基础。
2. 《内经》理论体系形成主要的科技基础。
3. 《内经》理论体系形成坚实的医学基础。

《内经》，是中国古代文化中最为宝贵的遗产，它根植于中国古代文化，就必然与之有着密切的渊源关系，而中国古代文化也必然成为《内经》理论体系形成的基础。

第一节 思想基础

何谓思想基础？《内经》理论体系的形成与古代哪些思想、学说密切有关？所谓思想基础、亦谓哲学基础，此指古代人们对天地万物产生与变化在思想上的认识，并直接影响着《内经》理论体系的形成，成其为渊源的某些学说。春秋战国是我国古代文化发达的一个高峰时期，百家争鸣，繁荣空前，涌现出了许许多多著名的思想家、学说与著作，其对内容形成于同时期的《内经》而言，影响极大。最主要的，可归纳为五个方面。

一、阴阳学说

阴阳学说，是我国古代哲学思想中，最著名、最盛行的学说。其名早在殷商时期就已出现，最初的含义仅指日光的向背。如《诗经·公刘》云："既景乃岗，相其阴阳"，《山海经·南山经》云："又东三百七十里之山，曰扭阳之山，其阳多赤金，其阴多白金"。其后才逐渐从万事万物都具有相反对立这一表象中，加以抽象与推衍，转向哲学的范畴。

时至战国，达到了前无仅有的高峰，基本上形成了较完整的对立统一观，即哲学阴阳学说。如《吕氏春秋》的《大乐》云："太一出两仪，两仪出阴阳，阴阳变化，一上一下，合而成章，浑浑沌沌，离则复合，合则复离，是为天常"，《知兮》云："凡人、物者，阴阳之化也；阴阳者，造乎天地而成者也"。《荀子》的《礼论》云："天地合而万物生，阴阳接而变化起"，《天论》云："阴阳大化，风雨搏施，万物各得其和以生，各得其养以成"。《易传·系辞》云："阴阳合离，则刚柔有体，以体天地之撰，以通神明之德"，"刚柔相推，变在其中矣"，"一阴一阳，谓之道"。《管子》的《乘马》云："春夏秋冬，阴阳之推移也；时之短长，阴阳之利用也；日夜之易，阴阳之化也"，《四时》云："阴阳者，天地之大理也"等。显而易见，以上认为宇宙万事万物的产生与变化，都是阴阳对立与变化的结果，既是万物形成、变化的物质根源，也是物质属性的代表；并从阴阳刚柔动静，两种相互对立与消长的相互作用中，领悟到双方既排斥又依存，并通过相推、相感、相荡等方式，而发生消长与转化，因此阴阳也代表着万事万物运动变化的基本规律。

上述认识，从总体上来讲是正确的，但毕竟很零碎而不系统，更缺乏具体的事实作支撑与规律性的认识。然其基本思想在引入《内经》的理论体系之后，不仅广泛运用于中医学对自然、生命、疾病、防治的认识，有了牢固而可靠的事实依据；更在阴阳的物质性、普遍性、无限可分性、具体形态的多样性，阴阳所概括事物对立双方的特性、对立互根消长转化的规律性，在质上的不灭性、时空上的永恒性与无限性，阴阳运动不已辨证发展规律的逻辑性、可知性等诸多方面都做了系统性的诠释和理论上的升华，而有着新的发展。

二、五行学说

五行学说，是战国古代哲学思想中主要的学说之一。五行之名称，大约在夏朝就已出现。如《尚书·甘誓》云："有扈氏威侮五行，怠弃三正。"其义最初主要指生活、生产中须臾不离的五种物质。如《尚书·大传》云："水火者，百姓之所饮食也；金木者，百姓之所兴作也；土者，万物之所资生也，是为人用"，《左传·襄公二十七年》亦云："天生五材，民并用之，废一不可"。

比较深入地认识五行特性及其生克关系，并加以抽象、概括而成为哲学范畴，依然是在战国时期。如《尚书·洪范》（据考证，多数学者认为此篇成书于战国——编者）云："五行……一曰水、二曰火、三曰木、四曰金、五曰土；水曰润下，火曰炎上，木曰曲直，金曰从革，土爰稼穑；润下作咸，炎上作苦，曲直作酸，从革作辛，稼穑作甘。"阴阳家邹衍首先肯定了火胜金、金胜木、木胜土、土胜水、水胜火的五行相胜次序。而从《管子》、《吕氏春秋》中五行与春、夏、长夏、秋、冬相配来看，木生火、火生土、土生金、金生火、水生木的顺序也已形成。此外，在此二著作中已根据五行的属性，而将五时、五方、五色、五味、五气、五谷等，加以推衍与归类。可见，作为哲学范畴的五行学说基本形成。

以上认识，从自然的物质性、相关性、整体性看，无疑是正确的，但整个内容极为粗糙，尤其在具体的运动变化上阐发极少，而且生克循环上的机械性很明显、事物归类上的推衍成分也较多。因此，在《内经》的理论体系中，对五行学说的论述与运用，除开有争议的七篇大论即运气学说外，远不如阴阳学说那样深入与广泛。其主要运用在两个方面，其一，用在自然万物与人体的属性归类上，即整体联系；其二，就是利用五行的生克关系，来探讨自然界事物之间、人体内部之间、人与自然之间的相互关系，以指导对疾病的认识与防治。尽管如此，但《内经》在具体事物、尤其是人体生理、病理的相互联系、整体性、具体的运动变化等方面，又有着比较系统、深入的阐述，总结出了生克制化的规律，形成了自己独特的理论，也弥补了古代哲学五行学说的严重不足。

三、精气学说

精气学说，也是古代一种重要的哲学思想，又叫"气"学说、"气一元化论"学说。气的本义，当指天空中的云以及天地间的大气，如《说文解字》云："气，云也。"作为哲学思想中的一种学说，依然形成于战国时期。

精气学说认为，气是天地间最原始、最基本的物质，自然界一切有形之物皆由乎无形之气而化生。如《庄子·至乐》云："察其始而本无生，非徒无生也而本无形，非徒无形也而本无气；杂乎芒芴之间变而有气，气变而有形，形变而有生。"因此，从万物的物质根源上讲，"通天下一气耳"（《庄子·知北游》）。而《易传·系辞》、《吕氏春秋·大乐》说得更为明白："易有太极，是生两仪，两仪生四象，四象生八卦，八卦生万物"，"太一出两仪，两仪出阴阳，阴阳变化，一上一下，合而成章"。很显然，构成天地之初的是一元之气，而气分阴阳，阴阳化生五行，在其运动变化之下，进而化生出纷繁的大千世界。至于"精气"，则是气中一种更为精微之气，如《管子·内业》云："精也者，气之精者也。"举凡自然界生命之物，皆由乎精气而所化生。如《吕氏春秋·尽数》云："精气之集也，必有入也。集于羽鸟，与为飞扬；集于走兽，与为流行……集于树木，与为茂长；集于圣人，与为夐明。"人不仅"天出其精，地出其形，合此以为人"，更因于"气通乃生，生乃思，思乃知，知乃止矣"（《管子·内业》），而有别于众生，故为万物之灵。

精气学说从"气"的角度，对客观存在的本原作了唯物的说明，从而将纷繁的大千世界，无限的多样事物统一于"气"，这一基本的物质之中，肯定是正确的。但对于物质世界的多样性、及其千差万别的根本原因，尤其对气的运动变化等的论证很少或者非常笼统，仅有一个"流动着"这样一个十分模糊的概念。而在《内经》中，对精气学说的论述却非常深入，运用也极为广泛。首先，它吸收与保持了哲学精气学说中作为物质本原这一根本思想，认为天地之间、六合之内无不充满着气，万物无不肇始于气，人体生命概莫能外。其次，更对各具体事物之所以千差万别的原因，作了科学的论证，即事物内部的特殊矛盾，是一事物区别于它事物根本的原因与依据，深刻的揭示了物质世界的统一性和多样性，以及具体事物的特殊性和差异性的由来。第三，就气的运动而言，《内经》更作出了精辟的论述，即气遵循着一定的固有规律，通过升降出入的基本方式而运动不息，从而推动着自然万物不断的新陈代谢、永恒的发展。《内经》的这些认识，对于哲学精气学说来说，无疑是重要的补充与发挥，而在疾病的发生与防治、尤其是养生保健上的广泛运用与指导作用，则更为《内经》所独有。

四、"道"的学说

"道"学说，亦是古代哲学思想中比较著名的一种学说。"道"的本义，乃指道路而言，如《说文解字》云："道，所行道也。"作为哲学范畴，最早则见于《老子》。

就《老子》"道"最主要的认识而言，首先认为"道"是宇宙的本体、构成宇宙的原始物质。如"有物混成，先天地生……独立而不改，周行而不殆，可以为天地之父母……字之曰道"（《二十章》）。即天地之生，万物之成，乃由乎"道"这种浑然之物、及其循环往复的运动。尤其是"道生一，一生二，二生三，三生万物，万物负阴而抱阳，冲气以为和"（《四十二章》），更较明确的指出万物统一于阴阳二气的相互作用，而阴阳二气又根源于"道"。显然是客观的、唯物的。其次认为，既然"万物得一以生"（《三十九章》），愈衍愈繁，进而组成了纷繁的大千世界，因而当其寓形成势之初，必极精极微；待其成长壮盛之极，则向衰老、消亡转化。如"合抱之木，生于毫末；九层之台，起于垒土"（《六十四章》），"物壮则老"（《三十章》）。因而主张"为之于未有，治之于未乱"（《六十四章》），"图难乎，其易也；为大乎，其细也；天下之难，作于易；天下之大，作于细"（《六十三章》）。显然看到了事物的发生和变化，都是从无到有、由弱小到强大，再向衰老、消亡的发展过程，体现了由量变到质变的法则。无疑是辩证的、积极的。然而，在《老子》的认识中，"道"似乎又是一种不具任何物质属性、独立存在的精神实体；加之具有万能、主宰一切的作用，难于认识与掌握，从而带有唯心的成分与消极的因素。前者如"道"者，"视之不见"、"听之不闻"、"博之不得"、"其上不皦"、"其下不昧"、"无状之状"、"无物之象"（《十四章》），故而"玄之又玄"（《一章》）；后者如"道恒无为，而无不为"（《三十七章》），"天之所恶，孰知其故？天之道，不争而善胜"，惟有"无为而治"（《七十三章》）。

"道"，在《内经》的运用，严格地讲，除少数语法用词、量词，以及经脉气血流经的道路等外，作为一种认识范畴，只是在表示事物变化的客观规律时借用了"道"，更赋了积极的意思。《内经》认为天地自然的变化、昼夜四时的更替、自然风寒暑湿燥的气象、万物生长化收藏的演变、人类生长壮老已的过程以及生理、病理现象等，都有着自己固有的客观规律，其虽然不以人们的意志为转移，却是可以认识、掌握并加以利用的，从而达到为人类的生存与生活、疾病的预防与治疗服务的目的。这种科学的可知论与大无畏的人定胜天论，显然要深刻、正确、积极得多。其次，对于《老子》"为之于未有，治之于未乱"，图之于细、小、易的主张，在《内经》则通过具体的治疗与养生等方面的运用，得到了淋漓尽致的发挥，构成了《内经》特色鲜明的"治未病"观念与学说，对《老子》之论，无疑是起到了科学论证与实践补充的作用。

五、其他学说

在先秦时期的哲学思想中，尚有一些学说，如"神"学说、天人相应学说，以及兵家所反应出的哲学思想等，虽然不像阴阳、五行、精气、道等学说那样盛行，但同样对《内经》有着很大的影响。

何谓"神"？《荀子·天论》云："列星随旋，明暗递照，四时代御，阴阳大化，风雨博施；万物各得其和以生，各得其养以成；不见其事，而见其功，夫是之谓神"；在人则"形具而神生，好恶喜怒哀乐藏焉。"在《管子》、《吕氏春秋》等书中亦有类似的看法。显而易见，在先秦时期的唯物主义者看来，神并不是客观存在以外的东西，乃是以事物本身为基础，并表现在事物发生发展过程中的一种内在的、能动的、巨大的物质势力。它的变化与作用，大则可是无边无际的宇宙万物，小则是极细极微、具体事物的物质单位，包括人的生命活动与精神活动等，一切都是神的变化和作用而显形致变的结果。因此，"神也者，妙万物而为言也"（《易传·说卦》），"阴阳不测谓之神"（《易传·系辞》），当然是唯物的。

"神"在《内经》的含义很多。首先，认为是一种足以能使自然万物内部致变、外部显形巨大而能动的物质势力，其源于事物本身的运动变化。所谓"天地之动静，神明为纪"；"物生谓之化，物极谓之变，阴阳莫测谓之神，神用无方谓之圣"（《素问·天元纪大论》）。然而，《内经》对"神"的阐述与运用，更主要的还是在于人的生命活动与精神活动两个方面。前者认为，神是以整个形体本身为物质基础、各种生理与精神活动，即整个生命的活动与征象的集中体现，形成于生命之初、与身俱来，长养于后天水谷精气的滋养。同时，十分强调"形与神俱"，认为神之所生乃以形为基础，形之所存则以神为象征，形为神之体，神为形之用，形壮则神旺，神健则形安，形弱则神衰，神衰则形败，无神则形不可活，无形则神无以生，生命就存在于形与神的统一之中。不仅从唯物辩证的角度，深刻地阐明了形与神相互依存与影响的关系，更广泛地运用在对疾病的诊断治疗与养生保健之中。后者则专指人的意识、思维、情绪、感觉等整个精神活动，其以五脏的精气为物质基础，由五脏的功能所产生主持。此外，《内经》认为精神活动并非是独立存在于体外的东西，更不会无缘无故的产生，而是人体对客观现实的反映。如《素问·解精微论》云：心之"有亡（即失意——编者），忧知于色，是以悲哀则泣下。"正是，客观事物的刺激作用于人，使人"心有所喜，神有所恶"（《灵枢·大惑》），精神活动才因此而产生。至于精神活动的发生，《灵枢·本神》有着绝妙的描述，极为生动的阐明了心在接受客观事物之激后，所通过认识、印象、记忆、思考、意向、抉择、应答等方式，进行分析与综合的具体细节和由简单、低级、表浅、表象、感性向复杂、高级、深入、实质、理性，逐渐发展的全部过程。所有这些论述，不仅深刻地揭示了物质是第一性、本源性的，精神是第二性、物质所派生的，很好地解决了古代唯物主义因事实的缺乏，而难于解决的重大问题，更弥补了其在细节上论证的明显不足。

"天人相应"学说，是说人与天，即整个自然界有着相通或相类的关系，其思想根源在于人与自然界在物质与运动规律上存在着同一性，即皆由一元之气所化生，同受阴阳、五行等基本法则所支配，故而人与自然界息息相通。如《吕氏春秋·知分》云："凡人物者，阴阳之化也；阴阳者，造乎天而成者也。天固有衰嗛废伏，有盛盈蚡息；人亦有困穷屈匮，有充实达遂，此皆天之容物理也，而不得不然之数也。"《管子·五行》云："人与天调，然后天地之美生。"从物质世界的普遍联系上讲，这种观点并无过错，但因缺乏事实的论证而内容空泛，加之主观推衍、机械的成分较多，则易于给唯心主义或神学迷信思想留下可乘之机而被利用。但在引入《内经》理论体系之后，不仅赋予了崭新的、可靠的医学内容与实践事实，还在"天人合一"为什么上作了深刻的论证，更总结出了许许多多所固有的规律性认识。如五脏应四时的年节律、季节律、双月节律，阴阳消长的年节律、日节律，营卫运行的日节律等，并广泛运用于所有的医疗实践之中。从而形成了自己独具一格的理论与学说，而与哲学中的"天人相应"学说相比较，思想更为丰富、论证更为具体，其实价值就更不可同日而语。

春秋战国时期，由于诸侯割据、群雄兼并，以致战争不断，由此而出现了一些军事著作、最负盛名者当数《孙子》，其许多思想在《内经》中也有所反映。首先，《孙子》极力反对鬼神灾异迷信，认为战争的胜利，只能靠调查研究、全面掌握敌我双方的情况，既不能仅凭经验办事，更不能依赖于鬼神、占星卜卦。如"明君贤将，所以动而胜人，成功出于众者，先知也。先知者，不可取于鬼神，不可象于事，不可验于度，必取于人，知敌之情者也"（《用间篇》）。为此，不仅提出了"知彼知己者，百战不殆"著名的军事法则，并要求为将之道必须"经之以五事，校之以计，而索其情：一曰道，二曰天，三曰地，四曰将，五曰法"，"凡此五者，将莫不闻，知之者胜，不知者不胜"（《计篇》）。显而易见，《内经》中反对鬼神的无神论，对医者必须"上知天文、下知地理，中知人事，可以长久"（《素问·气交变大论》）的严要求，在思想上与其一脉相承。战争要杀人夺命，医事却活人救命，看似风马牛不相及，但若把敌人与邪气相提，把己方与正气并论，存己杀敌与扶正祛邪显然就有一致之处。战争之道，不是敌死就是己亡，如何才能保全自己、消灭敌人，《孙子》指出应当"避实而击虚"（《虚实篇》）与"以患为利"（《军争篇》）。前者指在保存自己的前提下，寻敌方之弱点而击之。如敌势正盛，则"无邀正正之旗，勿击堂堂之阵"，"锐卒勿攻"，而应"强而避之"，"避其锐气"，"以治待乱"；敌势已衰，则"击其惰归"（《军争篇》）。后者指如何变不利、甚至患害为有利，即尽可能变自己不利为有利，化敌方有利为不利，并千方百计地麻痹敌方、诱使敌方犯错误，然后寻找战机，动而全歼。如"计利以听，乃为之势，以佐其外。势者，因利而制权也"（《计篇》）。疾病之道，不是正胜邪退、疾病向愈而康复，就是邪胜正衰、病情恶化而死亡，显然，疾病中正气的存亡，决定着生命的存亡。因此，如何选择最佳时机给予治疗，既不伤害正气又能祛逐邪气，至关重要。《灵枢·逆顺》所谓："兵法曰：无迎逢逢之气，无击堂堂之阵。刺法曰：无刺熇熇之热，无刺漉漉之汗，无刺浑浑之脉……故曰：方其盛也，勿敢毁伤，刺其已衰，事必大昌。"显然就是在审时度势，"避实而击虚"、存正以逐邪。此外，疾病、衰老、死亡等，对生命的健康与长寿而言，无疑是为害为患的；而自然、社会及社会关系、人事变迁、贫贱富贵、恩爱仇恨等的变化，也要影响人体而致病、甚至死亡，同样是为患为害的。但是，若能积极发挥人的主观能动性，善于把握与利用自然、人体以及疾病发生发展的各种客观规律，进行及时的、正确的预防与治疗，变不利为有利、以患为利，以实现防病祛病、康乐延年的目的，是完全可能的。这些思想，不仅与《孙子》思想完全一致，同时也构成了《内经》"以人为本"、"人定胜天"等学术观念的重要内容。

其他诸如《易传》中的"近取诸身，远取诸物"，《论语》中的"和为贵"与"爱人"，《孟子》中的"有诸内，必形诸外"，《吕氏春秋》中的"同类相召，气同则合，声比则应"等，先秦时期诸多的思想认识，对于《内经》的"取象比类"、"以人为本"、"以和为贵"、"以外测内"等观念的形成与方法的使用，都有着不同程度的影响。即使是《易传》中的"自强不息"与"厚德载物"的进取精神和道德观念在《内经》中亦不乏体现。如《素问》的《疏五过论》、《徵四失论》等篇，就对医德作了全面的论述与严格的要求；而黄帝不仅要知其然、更求知其所以然的表现，更是无数次得到了充分的展示。

必须指出，上述古代哲学的思想与学说，虽是《内经》理论体系形成的基础，但《内经》却并非是全盘照搬，更不是被动的受其支配。因为，在古代哲学的各种思想或学说中，虽唯物、辩证的正确认识不少，但由于实践依据的缺乏，许多认识却很含混、空洞或主观，亦有唯心与消极的成分，而这些内容在《内经》的理论体系中却十分罕见。显然，《内经》是一个主动吸收的过程，并作了一番去伪存真、去粗取精的精心处理，只吸收了其合理的内核，而扬弃了不合理的成分。不仅如此，《内经》更凭借着本身所拥有长期医学实践的事实依据，对古代哲学的思想或学说，进行了深入的论证和尽可能的完善。这是无庸置疑的事实。

第二节　科技基础

何谓科技基础？《内经》的理论体系形成与古代哪些科技知识有关？所谓科技基础，此指对《内经》理论体系的形成，有着支撑作用的古代自然科学技术中的有关知识。根据《内经》的内容所及，所吸收与运用的古代科技知识十分丰富，但凡当时能有的几乎都有所涉及，不过最主要的有三个方面。

从春秋末期到战国，是我国从奴隶社会全面进入封建社会的历史变革时期，随着铁器在各个领域内的广泛使用、生产力的大大提高，人们对自然事物认识的能力也大大提高，其自然科学技术也得到了长足的发展，成为《内经》理论体系形成可供借鉴的坚实基础。

首先在农业物候方面，人们已经掌握了二十四节气的变化规律，并根据节气及自然物候变化对农作物的影响，作为农业生产的安排依据。《内经》则从人与自然界的整体联系出发，充分研究了自然气候变化、尤其二十四节气变换等，对人体生命过程以及疾病发生发展的影响，从而总结出了"人天合一"的学术观念，并广泛运用于诊断治疗、养生保健的具体实践之中。

其次在天文历法方面，古人通过对天象的长期观察，不仅创建了盖天说、宣夜说、浑天说以及"二十八宿"与"三垣"的天体分区等，用来阐述浩瀚宇宙的结构与演化；而至汉初所建立的阴阳合历四分历法，也已在实践中运用。在《内经》理论、尤其是七篇大论的"运气学说"中，就是根据天文历法的规律，以历法中的干支甲子作为演算的工具，将气候、物候、病候的变化，置于同一规律进行分析与研究，以期对大自然的影响、疾病流行的预测与防治起指导作用。

第三在冶金技术方面，由于春秋战国群雄争霸以致战争不断，刀枪箭戟盾甲战车得以不断改良，促使着冶金技术的不断进步。而在这方面《内经》更是直接的受益者，最突出的运用是在针刺工具的进步上。人们最早用于针刺的工具是砭石，这在《内经》

中已有记载，随着冶金技术的发明与发展，铁针、金针等金属针具逐渐取而代之。及至战国，炼钢技术的诞生，针具的制作就更为精细。为此，不仅大大减轻或减少了砭石等粗糙工具，在治疗的同时所带来新的痛苦与创伤，更使得针刺手法也得到不断的变革与发展、从而疗效也得到不断的提高。针刺疗法的盛行与普及，至今二千多年不衰，不能不说与此有关。在《内经》，不止一次的对"九针"的制作与规格、及其各自的用途，都作了详细的阐述，并称之为"官针"，即具有官方、法定的意义；至于对针刺的理论、方法、治疗上的论述，则更为丰富、精辟，为后世至今针灸学的发展奠定了坚实的基础。

第三节　医学基础

何谓医学基础？此指在《内经》理论体系形成、尤其是书成流传之前，直接成为《内经》理论体系的素材、长期所积累的医学知识。

人类发展史告诉我们，有了人类就有了医学，医学应该是从人类在生存、生活与生产的过程中，本能的抚摸、按揉、止血等行为得以开始。从最初无意识的发现与体验，到后来有意识的探索与验证，经过若干年不断的反复认识，及至春秋战国，已积累了大量的医药知识，也出现了许多的理论认识。

早在殷商时期，不仅就已发明了酒及汤液，也有了用"毒药"治病的实践。西周时期，已经能为疾病确立专门的病名，如《诗经》中就载有许多古代疾病的证候与病名，《山海经》亦收载了100余种药物、30多种疾病；并有了简单的医学分科，如《周礼·天官》将医学分为"食医"、"疾医"、"疡医"、"兽医"四科。到了春秋战国时期，随着历史的进步、文化的繁荣，医学的进步也更为快速，其认识见诸于大量的诸子文献。如《左传》所载秦国名医医和所提出的"六气病源说"，已勾画出了病因病机学说的雏形；《史记》所载扁鹊诊病已运用了类似四诊的技能，说明"四诊"的方法也基本形成；《吕氏春秋》所载文挚以怒胜思的病例，可谓是最早的情志相胜疗法；至于酒与汤液、针刺与灸疗以及药物，更是当时医家们广泛使用的治疗方法。而1973年，在长沙马王堆汉墓所出土的大批西汉医学资料中，如《足臂十一脉灸经》、《阴阳十脉灸经》、《五十二病方》等，除前二者有关经络内容外，后者记载了103个病名、247个药名、283个药方，并涉及到了内、外、妇、儿、五官各科疾病的防治。所有这些丰富的知识积累与实践事实，都为《内经》理论体系的形成，打下了坚实的医学基础。

所应指出，古人为了探索生命与疾病的奥秘，不仅采用了取象比类、以外测内、知常达变等思维性的方法，也采用了实际性的方法，即除了长期对自然与人体生理病理的实际现象、进行观察与类比外，还采用了人体解剖的方法。如《灵枢·经水》云："夫八尺之士，皮肉在此，外可度量切循而得之，其死可解剖而视之，其藏之坚脆、府之大小、谷之多少、脉之长短、血之清浊……皆有大数"，并在《灵枢》的《肠胃》、《平人绝谷》、《骨度》、《脉度》等篇中，对脏腑器官的长度、直径、容量以及骨骼、经脉的长度都作了详尽的记载，其许多数据在今天看来也差别不大。如果没有实在的解剖实践，绝不可能达到如此的成就。这不仅为《内经》的理论体系、尤其是藏象学说的创建奠定了形态学基础，而在针灸疗法的体表取穴、尤其是对针刺时如何避开体内重要脏器的指导上，更是意义重大。

还应指出，知识不仅仅具有融合性，正如先秦时期各种哲学思想、科技知识引入《内经》中的那样，同时知识又具有连续性。人们总是从未知到有知，再利用已有的有知，再去探索新的未知，从而使认识得到不断的积累、升华与发展。如前所述，在《内经》之前的医学知识，无论是理论上还是实践上，都已经有了长期、丰富的积累，还出现过大量的专业性文献。这些极为珍贵的资料如今虽散佚无存，殊为遗憾，但从《内经》中所引用到的《上经》、《下经》、《揆度》、《奇恒》、《本病》、《五色》、《脉变》、《九针》、《刺法》、《阴阳》以及《论》、《经》等数十种古籍书名来看，深信其在《内经》之前确实出现过，并对《内经》理论体系的创建有过重大的影响，其中许多理论认识与诊疗技能就直接源于此。

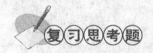

复习思考题

1. 《内经》如何吸收先秦哲学思想中的重要成就，又有哪些发展？

2. 《内经》如何利用先秦自然科技中的重大成果，又如何运用的？

3. 为何说古代的医学积累，是《内经》理论体系形成的坚实基础？

第四章 《内经》的贡献

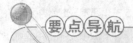

要点导航

1. 《内经》创建中医学理论体系的巨大贡献及其历经千年不衰的原因。
2. 《内经》指导中医学保障中华民族繁衍与健康的卓越贡献。
3. 《内经》成就后世名医名著的概况与原因。

《内经》的贡献在哪里？概而言之，《内经》作为中医学现存文献中的经典著作之首，升华了中华民族长期与疾病作斗争的实践，总结了我国古代对生命与医学认识的成果，创建了中医学独特的理论体系，确立了中医学特有的思维方法，形成了"天地—社会—形神"的整体医学模式，对中医学的形成发展与实际运用、成就后世名家名著、尤其中华民族繁衍与健康的保障等方面，都作出了不可磨灭的卓越贡献。其中，最突出的表现有三个方面。

一、创建理论

《内经》，以我国古代长期的、丰富的医学实践为依据，主动吸收了我国古代哲学思想中的优秀认识，主动利用了我国古代自然科技中的先进成果，对中华民族有史以来医学的实践与认识，进行了全面的总结，将零碎的系统化、无序的规律化、经验的理论化，从而创建了中医学系统的、独特的理论体系，完成了中医学认识上的升华与本质上的飞跃，使中医学从过去的经验医学跨入了理论医学的行列，从此而成为了真正的科学。

其后在长达两千多年的历史进程中，不仅有效地推动着后世中医学学术的不断发展，指导着后世中医学临床的具体运用，本身也经受住了历史与实践的检验，从而决定了由其所确立的体系框架与基本内容，不仅至今未被突破，也成为从古至今中医学一切学科的理论根基与学术渊源。

之所以能如此，不仅在于《内经》的形成，有着丰富的思想基础、可靠的科技基础、坚实的医学基础；其关键还在于《内经》站在了战略的高度上，所揭示与确立的是中医学对自然、生命、疾病、防治等重大命题，最基本的原理与观念、法则与方法，从而具有指导性、广泛性、移植性。内妇儿外也好、药性制方也罢，只要不离开自然、生命、疾病、防治这基本的命题，就理所当然地将其移植、受其指导。正因为《内经》所论，并非主要从战术的角度对支节进行论证，因此有别于一般性的诊治手册。此外，《内经》并非一人一时一地之作，而是各地无数代、无数名的先贤，在数百年间呕心沥血、殚精竭虑的研究和总结，更是整个中华民族长期与自然、疾病作斗争实践与智慧的结晶。从而决定了《内经》，与书俱来就所具有的系统性、稳固性与科学性，避免了某些一人一时一地著作所容易出现的局限性、脆弱性与经验性。这就是《内经》自横空出世就牢固奠定了其至尊的经典地位，虽历经二千多年不仅不衰、至今依然大用的原因所在。

二、保障健康

放眼中国历史，从春秋战国至新中国成立期间，其全面的或局部、短期的或长时的战争不少，而且交战双方动辄就是数十万大军，死伤何记其数。而历朝历代的瘟疫流行也很多，仅以东汉末年为例，如曹植的《说疫气》所云："建安二十二年，疠气流行，家家有僵尸之痛，室室有号泣之哀；或阖门而殪，或覆族而丧"，张机在《伤寒杂病论·自序》亦云："余宗族素多，向余两百，建安纪年以来，犹未十年，其死亡者，三分有二"，就可见一斑。然而，从古至今中华民族却人丁兴旺、繁荣昌盛，究其原因之一，不能不说是历代医家们在《内经》的指导下，运用中医学的知识与技能所作保障的结果。《类经·叶序》所谓："治世之病，一以《内经》为主，小试则小效，大试则大效，无所不试则无所不效"则是最好的说明。

三、成就后学

翻开《内经》不难发现，在疾病的治疗上，绝大多数内容并不像后世许多著作那样，一病一症、一方一药，非常具体，除了十三方外根本就没有方药；即便是针灸治疗，也不如后世许多著作那样，一病一穴或几穴，十分明确。然而，举凡张机与《伤寒杂病论》、孙思邈与《千金方》、刘完素与《素问病机原病式》、张从正与《儒门事亲》、李杲与《脾胃论》、朱震亨与《丹溪心法》、张介宾与《景岳全书》、吴有性与《瘟疫论》、叶桂与《外感温热篇》、吴瑭与《温病条辨》等，以及各个学术流派与内、外、妇、儿、五官、针灸等各具体学科，无数的名医与名著，无一不是以《内经》为思想之根本、学术之根基、理论之源泉、运用之指导。正如张机自己所说"撰《素问》、《九卷》（即《灵枢》——编者）"而成就《伤寒杂病论》。这些都是不容置疑的历史事实。

其根本原因，不仅因《内经》的内容，涵盖了中医学的全部内容，既有基础理论，也有临床技能，任何人只要从中悟出道理、得其真谛，就可以拯救苍生、开创学派、著书立说、成名成家；更何况，《内经》为后世所提供的是医学上战略性的思想与观念、原理与法则，而给后世医学家们留下了足以发挥与运用的余地，从而成就了后学者们，才使得名医与名著世世代代的层出不穷。

这就是中国古代文化中，最珍贵的遗产、最有用的财富、最绚丽的瑰宝，最伟大的医学巨著——《黄帝内经》。

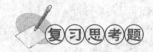 复习思考题

1. 如何理解中医学科学的形成以《内经》的问世为标志？

2. 如何认识《内经》在保障中华民族健康上所起的巨大作用？

3. 为何说《内经》成就了后世无数的名医名著？

下 篇

原文选读 >>>

《素问》部分

上古天真论篇第一（节选）

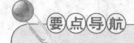 要点导航

1. 遵循养生之道，可尽终天年；违逆养生之道，易半百而衰。
2. 五项养生法则：法于阴阳，和于术数，食饮有节，起居有常，不妄作劳。三大养生要求：虚邪贼风，避之有时；恬惔虚无，精神内守；形神共养，形与神俱。
3. 人体生长壮老及其生殖功能盛衰的过程与规律，各阶段的内部变化依据与外部表现标志，肾气的盛衰起着决定性的作用。

【题解】

本篇认为上古时代的人通过养生，保全先天真气，即可达到却病延年的目的，故名。

（一）

【原文】上古之人，其知道[1]者，法于阴阳[2]，和于术数[3]，食饮有节，起居有常，不妄作劳，故能形与神俱[4]，而尽终其天年，度百岁乃去。今时之人不然也，以酒为浆，以妄为常，醉以入房，以欲竭其精，以耗[5]散其真，不知持满[6]，不时御神，务快其心，逆于生乐，起居无节，故半百而衰也。

夫上古圣人之教下也，皆谓之虚邪贼风[7]，避之有时，恬惔虚无[8]，真气从之，精神内守，病安从来。是以志闲而少欲，心安而不惧，形劳而不倦，气从以顺，各从其欲，皆得所愿[9]。故美其食，任其服，乐其俗，高下不相慕，其民故曰朴。是以嗜欲不能劳其目，淫邪不能惑其心，愚智贤不肖，不惧于物，故合于道。所以能年皆度百岁而动作不衰者，以其德全不危[10]也。

【校注】

[1] 道：此指合于自然法则的养生之道。

[2] 法于阴阳：顺应自然界寒暑往来的阴阳变化规律。法，顺应。

[3] 和于术数：各种养生方法既要符合技巧的要领，更要符合一定的量与度，不正确、不及或太过皆达不到养生的目的。术，技巧、方法，如导引、按跷、吐纳等；数，量、度。

[4] 形与神俱：形神健全协调，这是健康的标志。

[5] 耗：《甲乙经》作"好"，与前"欲"字义合，为是，即嗜好之意。

[6] 持满：保持体内精气的充盈，亦指把握满足之度。

[7] 虚邪贼风：泛指一切乘虚伤人致病的外来邪气。

[8] 恬惔虚无：思想闲静淡泊，没有过多杂念。

[9] 各从其欲，皆得所愿：只有顺从符合个人与自然、社会等客观现实的欲望，每个人才容易如愿以偿。

[10] 德全不危：全面养生而且有得于心，就不易受到衰老的危害。

【按语】

上古之人为何长寿？本节明确指出，寿夭之异，缘于人为，上古之人之所以长寿，就在于遵循了养生之道，故可尽终其天年。如何养生，本节提出了五项养生法则，即法于阴阳、和于术数、食饮有节、起居有常、不妄作劳，如此就可使身体健康，精神饱满，寿过百年。

今时之人为何早衰？这是由于他们违逆了养生法则。所谓以酒为浆、醉以入房、起居无节、恣意妄为、放纵嗜欲等，这种贪图一时享乐的生活方式，其危害在于耗竭了天真精气，削弱了生命能力，以致早衰。

获得长寿的关键是什么？本节提出关键要严格恪守三个养生要求。一是对外要适应自然环境，"虚邪贼风，避之有时"；二是对内要调摄精神，保持"恬惔虚无"，做到"精神内守"；三是形神共养，形与神俱。其中，调神之道，其一要恬惔少欲，避免情志过激，如暴怒、狂喜、大悲、惊恐之类，保持精神上的安闲宁静，气血就能够和顺调畅，百病不易产生；其二要精神内守，如采取静坐养神、气功入静等方式，神守于内，则气不耗于外，气血充沛就会提高机体抗病的能力，不仅可防病，还可延年益寿。临床上遇到情志不遂而致病者，遵循"恬惔虚无，真气从之，精神内守，病安从来"的精神，调摄精神，调畅情志，或疏肝解郁，或清肝泻火，从肝论治；或养血安神，或清心安神，从心论治。除了用药，医生的言语疏导、病人的心理调整必不可少，即心病还需心药医。只有这样，才能精神内守，疾病易愈。

（二）

【原文】帝曰：人年老而无子者，材力尽邪？将天数[1]然也？岐伯曰：女子七岁，肾气[2]盛，齿更发长。二七而天癸[3]至，任脉通，太冲脉[4]盛，月事以时下，故有子。三七，肾气平均，故真牙[5]生而长极。四七，筋骨坚，发长极，身体盛壮。五七，阳明脉衰，面始焦[6]，发始堕。六七，三阳脉衰于上，面皆焦，发始白。七七，任脉虚，太冲脉衰少，天癸竭，地道不通^[7]，故形坏而无子也。丈夫八岁，肾气实，发长齿更。二八，肾气盛，天癸至，精气溢写^[8]，阴阳和^[9]，故能有子。三八，肾气平均，筋骨劲强，故真牙生而长极。四八，筋骨隆盛，肌肉满壮。五八，肾气衰，发堕齿槁。六八，阳气衰竭于上，面焦，发鬓颁白^[10]。七八，肝气衰，筋不能动，天癸竭，精少，肾藏衰，形体皆极。八八，则齿发去。肾者主水^[11]，受五藏六府之精而藏之，故五藏盛，乃能写。今五藏皆衰，筋骨解堕^[12]，天癸尽矣。故发鬓白，身体重，行步不正，而无子耳。

帝曰：有其年已老而有子者，何也？岐伯曰：此其天寿过度^[13]，气脉常通，而肾气有余也。此虽有子，男不过尽八八，女不过尽七七，而天地^[14]之精气皆竭矣。帝曰：夫道者，年皆百数，能有子乎？岐伯曰：夫道者，能却老而全形^[15]，身年虽寿，能生子也。

【校注】

[1] 天数：身体生、长、壮、老规律中的定数。

[2] 肾气：肾中精气。先天源于父母的精气，后天得于水谷的充养，具有主宰生长、发育与生殖功能等作用。

[3] 天癸：肾中精气充盛而产生的，具有促进和维持生殖功能的精微物质。

[4] 太冲脉：即冲脉，奇经八脉之一，又称血海。

[5] 真牙：即智齿。

[6] 焦：通"憔"，即憔悴。

[7] 地道不通：此指月经停止来潮，进入绝经期。

[8] 精气溢写：写，同"泻"。肾中精气盈满，生殖之精可以外泄。

[9] 阴阳和：男子阴阳之气充盛调和。一说，指男女两性交合。亦通。

[10] 颁白：颁，同"斑"。即头发花白。

[11] 肾者主水：此指肾主藏精的功能。

[12] 解（xiè）堕：同"懈惰"，倦怠无力之意。

[13] 天寿过度：先天的禀赋超过常人的限度。

[14] 天地：指男女。

[15] 全形：保全形体，使之不衰。

【按语】

人年老而无子的原因是什么？本节明确指出取决于肾气的盛衰，并揭示了人体生长壮老及生殖功能盛衰的生命过程及其规律。女性的生长发育及生殖功能的变化以七岁为一阶段。从七岁到二七为生长发育期，肾气逐渐充盛，产生天癸，冲任两条奇经亦随之盛满畅通，于是月经按月来潮，初步具备了生殖能力。三七至四七为发育旺盛期，肾气平均充盈，身体发育盛壮，生育也持续旺盛。五七至七七之后为人体衰老期，肾气渐衰，三阳脉衰于上，颜面日益憔悴，形体日渐衰败；同时随着冲任气血、天癸的日益虚衰，生殖能力也由盛转衰，于是月经闭止，丧失生殖能力。男性生长发育及生殖功能的变化虽是以八岁为一阶段，但其盛衰过程与规律类同于女性，形体强弱与生殖功能的盛衰亦相关同步。总之，本节通过观察，采用司外揣内的方法，科学地揭示了人类的生长壮老及生殖能力变化是有规律可循的，是以肾中精气的盛衰为根本，肾在整个生命过程中占着十分重要的地位，故后世称之为先天之本。由于齿、骨、发、肌肉等形体的发育状况和生殖能力的变化，均伴随着肾中精气的盛衰而变化，所以常被作为判断肾中精气盛衰的标志，而本节文字为中医学有关生殖和生长衰老的学说奠定了基础。临床上，如小儿生长发育迟缓或者障碍的五迟五软；须发早白、牙齿早落的成年早衰；生殖功能与性功能低下的不孕、不育；老年痴呆症、骨质疏松症等老年病，均应从补益肾中精气入手治疗。

　　此外，本节也揭示了女子的月经和胎孕不仅与天癸有着密切关系，还与冲任的气血盛衰密切相关，为后世妇科学的发展奠定了基础。女性从二七到七七这一阶段，天癸到来，冲任气血充盛而畅通，从而月经按时来潮，具备生育能力。因而冲任盛衰与女子经、带、胎、产的生理、病理至关重要，这已成为临床从冲任入手，通过调理冲任治疗多种妇科疾病的理论基础。如张锡纯《医学衷中参西录》中的理冲汤、安冲汤、固冲汤、温冲汤等，用于治疗妇女的癥瘕、经闭、经多、崩漏、不孕等，就是根据这一理论制定的。

　　"肾者主水，受五藏六府之精而藏之，故五藏盛，乃能写"说明了什么？说明了肾与五脏六腑之间的整体联系。本节指出，肾具有水的闭藏特性，不仅藏先天之精，也藏五脏六腑气化产生的后天之精。只有五脏六腑精气充盛了，才能向肾输送而藏之；肾中精气充盛了，才可以向外泄精而具备生殖功能。可见，肾精与五脏六腑之精是相互补充的。临床上，久病及肾，就是由于五脏六腑之精受损，不能输送给肾，肾中精气也不足所致。所以肾精不足，可以从补充五脏六腑之精即后天之精入手，补后天以养先天。可用党参、白术、茯苓、甘草、陈皮、半夏等健脾和胃之品；同理，五脏六腑之精不足，也可以从补肾精即先天之精入手，补先天以促后天，可用山萸肉、紫河车、鹿角胶、仙灵脾、巴戟天、杜仲、菟丝子等补肾填精之品。

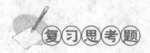

复习思考题

1. 本篇所述的养生原则和要求有哪些？
2. 请结合本篇内容分析人体生长衰老的生理过程，说明肾中精气的重要作用。
3. 如何理解"肾者主水，受五藏六府之精而藏之，故五藏盛，乃能写"？

四气调神大论篇第二（节选）

要点导航

1. 春夏秋冬的气候特点是春温、夏热、秋凉、冬寒，对万物所产生的作用有春生、夏长、秋收、冬藏的不同。

2. "春夏养阳，秋冬养阴"重要的养生原则。

3. 顺应四时变化规律养生则可少病长寿，违逆四气变化规律则易多病夭折。

4. 未病先防，重视预防保健。

【题解】

本篇根据"天人相应"的整体医学思想，告诫人们要顺应四时的生化规律进行养生，尤其调摄精神情志，故名。

（一）

【原文】春三月，此谓发陈[1]，天地俱生，万物以荣[2]，夜卧早起，广步于庭，被发缓形[3]，以使志生，生而勿杀，予而勿夺，赏而勿罚，此春气之应，养生之道也。逆之则伤肝，夏为寒变[4]，奉长者少[5]。

夏三月，此谓蕃秀[6]，天地气交，万物华实[7]，夜卧早起，无厌于日，使志无怒，使华英成秀[8]，使气得泄，若所爱在外[9]，此夏气之应，养长之道也。逆之则伤心，秋为痎疟[10]，奉收者少，冬至重病。

秋三月，此谓容平[11]，天气以急，地气以明[12]，早卧早起，与鸡俱兴，使志安宁，以缓秋刑[13]，收敛神气，使秋气平，无外其志，使肺气清，此秋气之应，养收之道也，逆之则伤肺，冬为飧泄[14]，奉藏者少。

冬三月，此谓闭藏[15]，水冰地坼[16]，无扰乎阳，早卧晚起，必待日光，使志若伏若匿，若有私意，若已有得，去寒就温，无泄皮肤，使气亟夺[17]，此冬气之应，养藏之道也。逆之则伤肾，春为痿厥[18]，奉生者少。

【校注】

[1] 发陈：形容春季万物生发、欣欣向荣的自然景象。"发"，生发，发散。"陈"，一为敷布、布陈；一为陈旧。王冰注："春阳上升，气潜发散，生育庶物，陈其姿容，故曰发陈也。"

[2] 天地俱生，万物以荣：自然界生发之气旺盛，万物因此欣欣向荣。

[3] 被发缓形：被，同"披"。缓形，使身体舒缓。马莳注："被发而无所束，缓形而无所拘，

使志意于此而发生。"

[4] 寒变：指由于春季失于调摄，生长之气不足所致的寒性病变。

[5] 奉长者少：供给夏季茂长之气减少。姚止庵注："苟不能应春而反逆其生发之气，至夏自违其融合之令，是所奉者少。"下文"奉收"、"奉藏"、"奉生"义同此。

[6] 蕃秀：形容夏季万物生长茂盛的自然景象。王冰注："蕃，茂也，盛也。秀，华也，美也。"

[7] 华实：华，同"花"。意为开花结果。

[8] 华英成秀：使人的精神饱满，以适应夏气成其秀美。张介宾注："华英，言神气也。"秀，茂盛、秀美，引申为旺盛、充沛。

[9] 若所爱在外：指人的精神外向，意气舒展，顺应阳气宣发于外，像夏气如火上炎之象。

[10] 痎（jiē）疟：疟疾的总称。

[11] 容平：指秋季万物成熟，形态平定不再生长的自然景象。容，生态、相貌。平，平定。

[12] 天气以急，地气以明：指秋风劲急，萧瑟肃杀万物萧条，山川清肃景净之象。杨上善注："天气急者，风清气凉也。地气明者，山川景净也。"

[13] 以缓秋刑：减缓秋天肃杀之气的影响。缓，即缓解。秋刑，秋天的气候能使草木凋谢，能使人体内的阳气收敛，所以称之为"秋刑"。张介宾注："肃杀之气"。

[14] 飧（sūn）泄：大便清稀并含有不消化的食物残渣。

[15] 闭藏：形容冬季阳气闭藏，生机潜伏的自然景象。

[16] 坼（chè）：裂开、分裂。

[17] 亟（qì）夺：亟，多次、频数之意。夺，耗夺、剥夺。

[18] 痿厥：指四肢枯萎、软弱无力的痿病和四肢逆冷的厥病。吴崑注："痿者，肝木主筋，筋失其养，而手足痿弱也。厥，无阳逆冷也。"

【按语】

四季中如何养生？本节指出应当顺应四季气候的变化而为。由于自然界的阴阳消长变化，所产生了春温、夏热、秋凉、冬寒的四时气候变化，形成了春发陈、夏蕃秀、秋容平、冬闭藏的物候状态及春生、夏长、秋收、冬藏的物候特点，人们就要顺应四时阴阳的生化规律来调摄精神情志及起居活动。具体做到春志舒畅愉快、夏志活泼欢畅、秋志安逸恬静、冬志含蓄宁静，春季夜卧早起、夏季夜卧早起、秋季早卧早起、冬季早卧晚起。本节不仅强调了只有做到顺应自然才能保持身体健康，并指出每一季节的摄养还关系到下一季节健康状况，若违逆之则容易产生下一个季节性疾病，这不仅是《素问·上古天真论》中"法于阴阳"思想的具体运用，而且体现了下文"不治已病治未病"的预防医学思想。

（二）

【原文】夫四时阴阳者，万物之根本也。所以圣人春夏养阳，秋冬养阴[1]，以从其根，故与万物沉浮于生长之门[2]。逆其根，则伐其本，坏其真[3]矣。故阴阳四时者，万物之终始也，死生之本也。逆之则灾害生，从之则苛疾[4]不起，是谓得道[5]。道者，圣人行之，愚者佩[6]之。从阴阳则生，逆之则死，从之则治，逆之则乱。反顺为逆，是谓内格[7]。是故圣人不治已病治未病，不治已乱治未乱，此之谓也。夫病已成而后药之，乱已成而后治之，譬犹渴而穿井，斗而铸锥，不亦晚乎！

【校注】

[1] 春夏养阳，秋冬养阴：春夏季节顺应生长之气蓄养阳气，秋冬季节顺应收藏之气蓄养阴气，即春养生、夏养长、秋养收、冬养藏。

[2] 与万物沉浮于生长之门：人同自然万物一样，在生长收藏生命过程的同一规律中运动发展。沉浮，犹言降升，意为运动。门，门径、道路，此指规律。

[3] 真：此乃"身"之义。《淮南子·本经训》高注："真，身也。"

[4] 苛疾：严重的疾病。

[5] 得道：指掌握了养生之道，并能身体力行。

[6] 佩：通"悖"，违背、违逆。

[7] 内格：此指人体脏腑气血活动与自然阴阳变化不相协调。王冰注："格，拒也。谓内性格拒于天道也。"

【按语】

何谓"春夏养阳，秋冬养阴"？此乃本节以"四时阴阳者，万物之根本"为理论依据，所提出的养生原则，是《内经》养生思想中重要观点之一。其义是指春夏养阳，即养生养长，秋冬养阴，即养收养藏。春夏阳气生长，养生应助养阳气；秋冬阳气收藏，养生应蓄养阴精。所以言此，实乃根据"四时阴阳者，万物之根本"的理论原则，旨在强调人与自然界的四时阴阳保持协调统一的重要性。具体养生方法如起居作息要适合四季的昼夜长短，春夏要多室外活动，秋冬要安居少出；精神情志也要顺应四时，春夏要欢快活泼，秋冬要恬静内藏等。

后世医家对《内经》"春夏养阳，秋冬养阴"的养生思想有所发挥，主要有以下三种不同的认识：一是以王冰为代表，从阴阳互制而论，认为春夏阳盛，宜食寒凉以制其阳，"全阴则阳气不极"；秋冬阴盛，宜食温热以抑其阴盛，"全阳则阴气不穷"。养，即制也，通过互制，达到互养，使阴阳不偏，平衡协调。二是以张介宾为代表，从阴阳互根而论，认为阳为阴之根，养春夏之阳是为了养秋冬之阴，故春夏应避风凉生冷，以免伤其阳气而患疟泻等病；阴为阳之基，养秋冬之阴是为了养春夏之阳，故秋冬应忌纵欲过热，以免伤其阴气而患火证。三是以张志聪为代表，从阴阳虚盛而论，认为"春夏之时，阳盛于外而虚于内；秋冬之时，阴盛于外而虚于内。故圣人春夏养阳，秋冬养阴，以从其根而培养也。"其意以内为根，春夏人的阳气内虚，故养阳为从其根；秋冬人的阴气内虚，故养阴以从其根。

"春夏养阳，秋冬养阴"的养生原则，不仅用于指导养生，后世亦常应用于疾病的治疗上，主要是指春夏治病要注意加用升浮药，秋冬治病要加用沉降药。如李时珍在《本草纲目·卷一》据此提出了顺应四时用药方法，云："升降浮沉则顺之，寒热温凉则逆之。故春月宜加辛温之药，薄荷、荆芥之类，以顺春升之气；夏月宜加辛热之药，香薷、生姜之类，以顺夏浮之气……秋月宜加酸温之药，芍药、乌梅之类，以顺秋降之气；冬月宜加苦寒之药，黄芩、知母之类，以顺冬沉之气，所谓顺时气而养天和地。"此外，近人根据对文义的不同理解，又提出许多新的观点。如冬病夏治，夏病冬治；春夏温补阳气，秋冬滋养阴液；春夏调理肝心，秋冬调理肺肾；春夏顾护六腑，秋冬调补五脏；或依据体质偏颇补救等。

何谓"不治已病治未病"？所谓"治未病"，包括未病先防、既病防变两方面，本篇所论侧重于前者，并以"渴而穿井，斗而铸锥"的形象比喻，提出了这一重要的预防学思想。指出治未病最根本的方法是顺应四时阴阳以养生调神，使体内阴阳与自然界的阴阳协调一致。除本篇外，"治未病"思想还见于《内经》许多篇章中。

《内经》预防医学思想影响深远，得到后世医家倡导及发扬。例如《金匮要略》云："夫治未病者，见肝之病，知肝传脾，当先实脾。"葛洪说："是以圣人消未起之患，治未病之疾，医之于无事之前，不追于既逝之后。"朱震亨也说："与其救疗于有疾之后，不若摄养于无疾之先，盖疾成而后药者，徒劳而已。是故已病而后治，所以为医家之法；未病而先治，所以明摄生之理。夫如是，则思患而预防之者，何患之有哉？此圣人不治已病治未病之意也"。明代医家徐春甫在批评不知治病于微者时指出："今人治已病不治未病，盖谓病形未着，不加慎防，直待病势已着，而后求医以治之，则其微之不谨，以至于着，斯可见矣。"

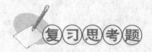
复习思考题

1. 请试据原文说明顺四时阴阳养生的指导思想、原则和方法。
2. 你对"春夏养阳、秋冬养阴"的含义及其意义如何理解？
3. 何谓"治未病"？其实践意义怎样？

生气通天论篇第三（节选）

要点导航

1. 生命本源于自然界阴阳二气，与天地存在着同源、同律、同道的整体关系，故而与自然界息息相通。

2. 人体阳气具有温煦滋养、固护卫外以及消长循环的生理作用，是养生防病的重要依据。

3. 阴精静守于内，依赖阳气的固摄镇守作用，阳气运行于表，依靠阴精的不断供给滋养，形成整体合一、动静结合、互根互用的关系，而阳气是起主导作用的一方。

4. 阳气失常有着各种各样的病理变化与病证表现。

【题解】

本篇重点阐发了人体阴阳二气与自然界阴阳二气的消长感应、相互贯通，故名。

（一）

【原文】 黄帝曰：夫自古通天者，生之本，本于阴阳。天地之间，六合[1]之内，其气九州[2]、九窍、五藏、十二节，皆通乎天气。其生五[3]，其气三[4]，数犯此者，则邪气伤人，此寿命之本也。苍天之气，清净则志意治，顺之则阳气固，虽有贼邪，弗能害也，此因时之序[5]。故圣人传精神[6]，服天气[7]，而通神明[8]。失之则内闭九窍，外壅肌肉，卫气解散，此谓自伤，气之削也。

【校注】

[1] 六合：有指四方言，亦有指四时言，结合上下文当指前者。王冰注："六合，谓四方上下也。"

[2] 九州：积阴为地，地分九州。九为单数之最，故古时行政划分以九为数。

[3] 其生五：指阴阳二气衍生木、火、土、金、水五行。其，即阴阳二气。

[4] 其气三：三谓天、地、人三气。张琦注："其气三，天气、地气、人气也。"

[5] 因时之序：顺应四时阴阳二气的变化节律。因，依据、随顺。

[6] 传精神：抟聚精气与神志。俞樾《内经辨言》注："传，读为抟（抟），聚也。"

[7] 服天气：顺应自然界阴阳二气之变化规律。

[8] 通神明：使人体之阴阳二气与自然界阴阳二气消长变化贯通感应，协调一致。

【按语】

何谓"生气通天"？即人体的阴阳二气与自然界的阴阳二气消长感应，相互贯通。

本篇以"生气通天"为命题,对人体生命之起源、运动以及规律,作了深刻的分析和阐述。首先,"生之本,本于阴阳。"即生命本源于自然界阴阳二气。在中国古代哲学"气一元论"看来,气是宇宙及万物之本原,即构成宇宙及万物的共同基原物质,也是构成人体生命的基原物质。气之所以能够化生宇宙及万物,乃在于气本为一,内涵阴阳,阴阳二气的交感、氤氲衍生万物及人。正如《素问·宝命全形论》云:"人以天地之气生,四时之法成","天地合气,命之曰人。"而且,人体生命运动又依赖于自然阴阳二气来维持,人类需要不断地从自然界获得赖以生存的物质、能量和信息,以延续生命的存在和繁衍等。有如《素问·六节藏象论》所云:"天食人以五气,地食人以五味。"其二,生命运动和过程与自然界阴阳二气相互通应,即所谓"天地之间,六合之内,其气九州、九窍、五脏、十二节,皆通乎天气。"天地阴阳二气的交感和合,不仅是化生人类的内在动力,而人在长期的演化过程中,自然界阴阳交替消长变化之规律影响到人体内部的一切,因此人体生命活动和过程形成了与自然界阴阳二气消长变化相一致的节律和特征,表现出人体生命与自然界以气相通、以时相应、节律一致的生息关系。如人体有阴阳二气的昼夜节律、五脏随四时的主旺节律以及脉象的四时特征等。故《灵枢·岁露》云:"人与天地相参,与日月相应。"其三,抟精神、服天气、通神明是寿命之本。由于人是自然界长期进化的生物,自然界是人体生命生存最基本、最重要的惟一外环境,其阴阳二气的一切变化都影响甚至决定着生命的存亡。因此,自然规律是人体生命活动和过程所要遵循的基本法则,人必须"因时之序"主动、自觉、积极地顺应自然界的一切变化,使人体阴阳之气与自然界阴阳之气交互感应、和谐一致,才能维系生命的健康、延续和繁衍。张介宾云:"人能法天道清静,则志意治而不乱,阳气固而不衰,弗失天和,长有天命。"(《类经·疾病类》)反之,阴阳失和,邪气侵袭,导致内闭九窍,外壅肌肉,阳气不固,疾病丛生。

总而言之,人作为自然界之生命体,起源于自然、演化于自然和生存于自然,与天地存在着同源、同律和同道之整体同一关系,故人与自然和则生、逆则死,顺应自然界是保障生命之根本。

(二)

【原文】阳气者,若天与日,失其所则折寿而不彰[1],故天运当以日光明。是故阳因而上[2],卫外者也。

因于寒,欲如运枢[3],起居如惊[4],神气乃浮[5]。因于暑,汗,烦则喘喝[6],静则多言[7],体若燔炭[8],汗出而散。因于湿,首如裹[9],湿热不攘[10],大筋緛短,小筋弛长[11],緛短为拘,弛长为痿。因于气[12],为肿。四维相代[13],阳气乃竭。

阳气者,烦劳则张[14],精绝,辟[15]积于夏,使人煎厥[16];目盲不可以视,耳闭不可以听,溃溃乎若坏都[17],汩汩乎不可止[18]。阳气者,大怒则形气绝,而血菀于上[19],使人薄厥[20]。有伤于筋,纵,其若不容[21]。

汗出偏沮[22]，使人偏枯。汗出见湿，乃生痤痱。高粱之变，足生大丁[23]，受如持虚[24]。劳汗当风，寒薄为皶[25]，郁乃痤。阳气者，精则养神，柔则养筋[26]。开阖不得，寒气从之，乃生大偻[27]；陷脉为瘘，留连肉腠；俞气化薄[28]，传为善畏，及为惊骇；营气不从，逆于肉理，乃生痈肿[29]；魄汗未尽[30]，形弱而气烁，穴俞以闭，发为风疟[31]。

故风者，百病之始也。清静[32]则肉腠闭拒，虽有大风苛毒[33]，弗之能害，此因时之序也。故病久则传化，上下不并[34]，良医弗为。故阳畜积病死，而阳气当隔。隔者当泻，不亟正治，粗[35]乃败之。故阳气者，一日而主外。平旦人气生，日中而阳气隆，日西而阳气已虚，气门乃闭。是故暮而收拒[36]，无扰筋骨，无见雾露，反此三时[37]，形乃困薄[38]。

【校注】

[1] 失其所则折寿而不彰：人体阳气不能在表卫外，生命则易夭折消亡。《太素》"所"作"行"，亦可，但据下文"阳因而上，卫外者也"义，前解义胜。彰，昭著，不彰则消。

[2] 阳因而上：人体阳气顺应自然界阳气上升外达，运行于表而卫外。

[3] 欲如运枢：喻人体阳气犹如转动的户枢一样司腠理开阖。

[4] 起居如惊：此言生活劳作失于规律，如同受到惊吓后之慌乱失常。

[5] 神气乃浮：阳气耗散。神气，此指阳气。张志聪注："神气，神藏之阳气也。"《素问吴注》将"欲如运枢，起居如惊，神气乃浮"三句移至"卫外者也"句下，将"因于寒"移至"体若燔炭，汗出而散"句上，可参。

[6] 烦则喘喝：暑热内盛，气机逆乱，而出现烦躁、气促、喘息喝喝有声。

[7] 静则多言：暑伤心神，导致神昏、谵语或狂言。张介宾注："盖暑热伤阴，精神内乱，故言无伦次也。"

[8] 体若燔炭：壮热不退，如燃烧之炭火。燔，燃烧。

[9] 首如裹：头部沉重昏蒙，如有物蒙裹。

[10] 攘：清除、排除。

[11] 大筋緛短，小筋弛长：此为互文，即大小筋脉或收缩拘挛，或松弛软长。緛，同"软"；短，收缩；弛，松弛。

[12] 气：此指风邪。高世栻注："气，犹风也。"

[13] 四维相代：指风寒暑湿四种邪气更替伤人。代，交替。

[14] 烦劳则张：过度劳作而使阳气亢盛。烦劳，同义复词。《广雅·释诂一》："烦，劳也。"张，鸱张、亢盛。

[15] 辟：同"襞"，衣裙褶，此乃累积之义。

[16] 煎厥：古病名。由于过劳导致阳气炽盛，煎熬阴精，阴精竭绝，阳亢无制，亢逆于上而出现昏厥的一种病证。

[17] 溃溃乎若坏都：洪水波涛汹涌破堤而出。喻发病突然，变化迅速。溃，横流决堤。都，堤坝。

[18] 汩汩乎不可止：洪水奔流、来势汹涌所发出的震声，势不可挡。喻病势凶险，迅速恶化。

[19] 血菀于上：血逆妄行，郁积于上焦。菀，同"宛"，郁积。

[20] 薄厥：古病名。由于大怒，使气血上逆于心胸及头面，脏腑经络气阻不通所致的昏厥证。

[21] 其若不容：肢体不能受意识支配而随意运动。《释名·释姿容》："容，用也。"

[22] 汗出偏沮（jǔ）：汗出偏侧而湿润。《广雅·释诂三》："沮，润渐濡湿也。"

[23] 高梁之变，足生大丁：言过食肥甘厚味，易发皮肤疔疮一类病变。高，通"膏"，肥肉。梁，通"粱"，精米。变，危害。足，能够、可以。丁，同"疔"。

[24] 受若持虚：形容患病之易，犹如手持空虚之器皿而受施予。杨上善注："如持虚器受物，言易得也。"

[25] 寒薄为皶：过劳汗出，腠理疏松，风寒入侵，气滞寒凝，多发粉刺。皶，粉刺。

[26] 精则养神，柔则养筋：当作"养神则精，养筋则柔"解。阳气具有温养功能，养神则神清气爽，思维敏捷；养筋则筋脉柔和，运动灵活。

[27] 大偻：躯体弯曲畸形，不能直立行走。

[28] 俞气化薄：寒邪之气，入于背腧，内迫脏腑。俞，同"腧"，腧穴；薄，通"迫"，逼近。

[29] 营气不从，逆于肉理，乃生痈肿：楼英《医学纲目》云："'营气'以下十二字，应移在'乃生大偻'句后。夫阳气因失卫而寒气从之谓痿，然后荣气逆而痈肿；痈肿失治，然后脉陷为瘘，而留连肉凑焉。"可参。

[30] 魄汗未尽：自汗不止。

[31] 风疟：疟疾的一种。因汗出不止，复感风寒，腠理闭塞，风寒内留，郁而为疟。

[32] 清静：此指人体阳气清明不乱，则能卫外拒邪。与前文"苍天之气，'清净'"同义。清净、清静，皆正常不乱之义。

[33] 大风苛毒：泛指各种大小病邪。

[34] 不并：失于交感、交通。并，合、交也。

[35] 粗：此指诊疗技术低劣的医生。

[36] 暮而收拒：日暮之后，人的阳气内藏，故应清静安卧，以免阳气耗散。

[37] 三时：平旦、日中、日西。

[38] 形乃困薄：谓形体憔悴虚损。《广雅·释言》："困，悴也。"《吕氏春秋》高诱注："薄，犹损也。"

【按语】

为什么说"阳气者，若天与日"？此乃《内经》根据"天人相应"的思想，应用取象比类的方法，旨在表明人身阳气的重要性。原文将人体之阳气比作自然界的太阳，在自然界天体的运行、万物的生长与繁衍等，都要依靠太阳的运行和照耀；在人体，其生命活动和过程，亦依赖于阳气的运行、护卫和温养。若阳气虚损或失去正常的运行规律，就会使体力衰弱，抗病能力下降，外感内伤诸邪侵犯人体，发生诸多疾病，轻者折损寿命，重者倾刻毙命。因而，保持阳气的充沛与正常运行，对于养生防病具有重要的意义。这些认识也为后世重阳学派提供了理论依据，如明清时期以张介宾为代表的医家把重阳思想发展到新的阶段，其在《类经附翼·大宝论》中高度概括为："天之大宝，只此一丸红日；人之大宝，只此一息真阳。"人是自然的产物，得阳则生，无阳则死。

阳气有哪些生理功能？本篇揭示出有温养、护卫与消长循环三大生理作用。首先，是气化温养作用，即如经云："阳气者，精则养神，柔则养筋。"人体阳气能够温煦濡养脏腑、经络、肌肉及全身上下，推动脏腑经络等功能活动，并把从外界吸收的清气、水谷之气等化生为精微物质，输送、运行和充养于全身，维持人体生命活动和过程。人之神得阳气之温养，才能保持正常的神智心理活动；人之筋得阳气温养，才能弛张自如，使肢体运动灵活，矫健有力。临床上阳气虚损的病人，常见神气不振，精神萎靡，形容憔悴，昏昏欲睡，思维呆滞，反应迟钝等，此乃阳气不能温养神明之象；亦有阳气虚损不能温养形体，出现肢冷畏寒，形体蜷缩，面色㿠白等；不能温养脏腑，则最易导致气血运行失常，危及生命。其二，卫外防御作用，原文所谓："卫外者也。"阳气轻清、上升、布于体表，司开阖以固护肌肤，以使腠理密闭，开阖适度，从而发挥抗御病邪的作用。"虽有大风苛毒，弗之能害。"若阳气虚衰，卫外防御功能减低，则易导致病邪的入侵而发病。其三，昼夜消长运动。由于"生气通天"，人体阳气与自然界阴阳升降消长变化有着相同的节律。在昼夜之间，平旦阳气生发，日中阳气隆盛，日西阳气内敛，夜间阳气潜藏。正是阳气日节律运动的重要生理功能，维持了人体的昼精夜寐的生理常态。在病理状态下，阳气昼夜消长节律被破坏，便会出现"旦慧、昼安、夕加、夜甚。"（《灵枢·顺气一日分为四时》）的病理现象。这种人体阳气与自然阴阳之气消长同步的认识，已经成为辨证论治、预后判断和养生防病的重要指导原则。原文所谓："暮而收拒，无扰筋骨，无见雾露。"就是要求是按照人体自身阴阳消长的节律来调节起居。傍晚阳气收敛，腠理闭拒，就要减少活动，避免过度活动耗伤阳气，以致诸病由生，而"形乃困薄。"

阳气失常的病理变化有哪些？本节指出有七个方面。

阳气失固：阳失卫外作用，易致时令外邪乘虚侵入而病。由于四时邪气不同，所致疾病亦不相同。寒为阴邪、最易困伤阳气，而易致神气耗散；暑为阳邪、炎热、发散、易伤津扰神，故壮热不退、多汗心烦、气喘有声、神识昏乱，甚则神昏谵语等；湿为阴邪、重浊黏滞、易困遏清阳阻滞气机，故可现头部重胀昏蒙，或湿郁化热，湿热交并，阻滞筋脉气血，筋脉失养而现拘挛短缩、或松弛废用；风邪犯肺，肺失通调水道，水湿聚上而不下，可致头面浮肿，有如《素问·平人气象论》所云："面肿曰风。"所以然者，皆因邪之性质与致病特征不同之故。因此，或以散寒温阳，或以清暑、养阴、宁神，或以化湿通阳、清热利湿、疏通气血，或以祛风宣肺、发汗利水，总在审证求因、辨证论治而为之。

阳亢阴竭：由于烦劳过度，致使阳气亢盛、煎灼阴精，若累积至夏，气候炎热，阴精耗竭愈甚，阳亢无制愈炽，终致气逆而昏厥。其症可见耳鸣耳聋、视物昏花、昏仆倒地、不省人事等，而且发病突然、变化迅速、甚至恶化，其后又有半身不遂、口眼㖞斜、汗出一侧等。叶桂《临证指南医案·痉厥》所谓："夫劳动阳气弛张，以阴精不可留恋其阳，虽有若无，故曰绝。积之既久，逢夏季阳正开泄，五志火动风生，若煎熬者然，斯为昏厥耳。治法以清心益肾，使肝胆相火、内风不为暴起，然必薄味静养为稳。"深得经旨之义。

阳气逆乱：大怒伤肝，肝气逆上，肝失藏血，血随气逆，郁积于上而致昏厥。临床可见面红耳赤、络脉怒张、神情激愤、继而昏厥；由于肝主筋，气血逆上，经筋失养，还可导致筋脉弛纵、四肢失用、甚至半身不遂，即所谓"有伤于筋，纵，其若不容。"张锡纯《医学衷中参西录·内外中风方》所谓："盖肝为将军之官，不治则易怒，因怒生热，煎耗肝血，遂致肝中所寄之相火，掀然爆发，挟气血而上冲脑病，以致昏厥……即知其为肝风内动，以致脑充血也。"实得经旨，其所采取育阴平肝、镇惊熄风之法，并创制镇肝息风汤以治，实为有效。

阳气偏阻：阳气不足，运行不畅，以致气虚血淤，不能温养全身，出现汗出见于肢体的一侧、半身不遂、运动障碍、语謇等。验之临床，中风病人早期所出现半身的麻木、不温、汗出等特征，常常是中风的先兆；而中风后遗症出现偏瘫、汗出一侧者亦屡见不鲜，可用补阳还五汤等益气活血之法。

阳热滞积：因膏粱厚味多脂肪或过于精细的食物，易于生热助湿生痰，生热则使体内阳热蓄积；痰湿又易阻滞气机或阻遏阳气，郁积化热而发大疔疮疡。

阳气郁遏：劳作时阳气动而疏泄，汗孔开张而汗出。若骤遇湿气、冷风之类，以致阳气猝然凝滞，汗孔闭合，汗泄不畅，结于肌腠，而发疖、汗疹、粉刺之类的皮肤病。

阳虚邪恋：阳气开合失司，外邪入侵，久留不去，损伤阳气，则易致阳虚邪恋的诸种病证。如寒邪入侵，筋失温养而拘急，可致背曲不能直立的大偻病；寒邪凝滞，使营卫失调，凝阻于肌肉之间，可发为痈肿；寒邪深陷经脉，经脉败漏，积久发为溃疡，形成瘘管，脓水时漏，久不收口；寒邪留恋肉腠，由腧穴内传五脏，脏病神失所主，可见种种情志症状；阳气素虚，卫表不固，汗出不止，风寒乘虚而入，正虚邪陷，不能外达，则可发为风疟之病等等。

怎样理解"阳蓄积病死"，"隔者当写"的临床意义？简言之，阳气闭阻不通则病重而危，治之通阳开闭为重为务。阳气失常，若治疗不及时，或治不得法，发展到气机闭阻不行，则有"阴阳离绝"之虞，经文之所以"上下不并"、"阳蓄积病死"、"阳气当隔"，三次指出这同一病机，则意在提示预后不佳，也从病理角度证明"失其所则折寿而不彰"的重要性。须急以通泻之法，散邪通阳，使人体上下通利，阳气运行恢复正常以期转危为安。此即"隔者当写"之义。如《伤寒论》中邪热入里，结于中焦，气机怫郁，阻遏阳气流通，出现热深厥深，甚至神昏谵语者，即属此类，治当通里攻下，以交通阴阳，则阳回厥除，可望向愈。而叶桂"通阳不在温，而在利小便"，亦属深得经旨之说。

（三）

【原文】岐伯曰：阴者藏精而起亟[1]也，阳者卫外而为固也。阴不胜其阳，则脉流薄疾[2]，并乃狂[3]。阳不胜其阴，则五藏气争[4]，九窍不通。是以圣人陈阴阳[5]，筋脉和同，骨髓坚固，气血皆从。如是则内外调和，邪不能害，耳目聪明，气立如故[6]。

风客淫气，精乃亡，邪伤肝也。因而饱食，筋脉横解[7]，肠澼为痔[8]。

因而大饮，则气逆。因而强力[9]，肾气乃伤，高骨[10]乃坏。

凡阴阳之要，阳密乃固[11]。两者不和，若春无秋，若冬无夏。因而和之，是谓圣度[12]。故阳强不能密，阴气乃绝。阴平阳秘[13]，精神乃治，阴阳离决，精气乃绝[14]。

【校注】

[1] 阴者藏精而起亟（qì）：阴精藏于内，不断化气以补在外阳气之所需。张介宾注："亟，即气也。"

[2] 脉流薄疾：经脉中气血流动急迫，脉象疾数。

[3] 并乃狂：阳邪入于阳分，阳热亢盛，而导致神志狂乱。

[4] 五藏气争：五脏气机紊乱，功能失常。高世栻注："争，彼此不和也。"

[5] 陈阴阳：协调阴阳。

[6] 气立如故：脏腑经络气机运行如常。

[7] 筋脉横解：谓筋脉弛纵不收。横，放纵；解，同"懈"，松弛。

[8] 肠澼为痔：指便下脓血和痔疮。

[9] 强力：自持而房劳无度。王冰注："强力，谓强力入房也。"

[10] 高骨：腰间脊柱棘突。

[11] 阴阳之要，阳密乃固：阴阳之关键，在于惟有阳气致密于外，阴精才能固守于内。

[12] 圣度：治疗与养生最根本的法则和境界。

[13] 阴平阳秘：《读古医书随笔》认为："平、阳二字误倒，当乙转。"即"阴阳平秘"与下文"阴阳离决"为对文，可从。阴精清静宁谧，阳气固守致密。张介宾注："平，静也；秘，固也。"

[14] 阴阳离决，精气乃绝：阴阳互不化生与交感，则精气随之而竭尽。

【按语】

阴阳何以互根互用？原文不仅用"藏精"和"卫外"，分别概括了阴精和阳气的主要功能；更以"起亟"和"为固"说明了两者互根互用的关系。《素问·阴阳应象大论》亦指出："阴在内，阳之守也；阳在外，阴之使也。"阴藏精于内，但须阳气的气化而盈，又为化生阳气提供物质和能量；阳致密在外，乃须阴精的化生而旺，又为产生阴精给予气化和固卫。二者，互根互用，阴为阳之基，阳为阴之用，以保证阴阳的协调，维持正常的生命活动。诚如张介宾所说："阴阳之理，原自互根，彼此相须，缺一不可，无阳则阴无以生，无阴则阳无以化"（《景岳全书·本神论》），"阴不可以无阳，非气无以成形也；阳不可以无阴，非形无以载气也。故物之生也生于阳，物之成也成于阴"（《类经附翼·求正录》）；若阴阳互根互用之关系失常，则会导致阴损及阳、阳损及阴的阴阳互损的病理变化，甚则"阴阳离决，精气乃绝"，而危及生命。

阴阳何以对立制约？原文以"阳不胜其阴"及"阴不胜其阳"为例，从病理方面阐述了阴阳之间的相互制约关系。阴能敛阳，不使其亢；阳能暖阴，不使其凝，这是维持阴阳协调的重要保障。倘若"阴不胜其阳"，即阴虚不能制约阳气，可形成阳热内盛，使脉流疾速，甚则热邪并入阳分而发狂乱之症。反之，"阳不胜其阴"，即阳虚不能制约阴气，可形成阴寒内盛，五脏气机升降失调的病变。至于《素问·阴阳应象大论》中所谓："阴胜则阳病，阳胜则阴病。"则显然属于制约太过的病理变化。

在阴阳关系中起主导作用的是什么？原文以"凡阴阳之要，阳密乃固"，强调了阳气在阴阳关系中所起的主导作用。在生理情况下，阳气致密于外，阴气才能固守于内，从而保持阴阳的协调。若"阳强不能密"，则"阴气乃绝"，阴阳的协调关系就会遭到破坏。此亦是本篇重视阳气思想的再次体现。

阴阳协调有哪些重要性？原文从生理、病理以及诊治与养生等方面，充分阐释了阴阳协调的重要性。人之生理状态，即"阴平阳秘，精神乃治"。只有阴精宁静不耗，阳气固密不散，二者互根互用的协调，才能使人精神旺盛，生命活动正常。任何一方出现偏盛偏衰，即"两者不和"，则为病态；倘若发展到"阴阳离绝"的地步，就会导致"精气乃绝"的严重后果。故诊断疾病，"善诊者，察色按脉，先别阴阳"(《素问·阴阳应象大论》)；而治疗和养生的根本法则，就在于恢复或保持阴阳的协调，即所谓"因而和之，是谓圣度。"

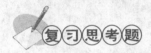

1. 为什么说"生气通天"？
2. 人体阳气有哪些生理功能？
3. 怎样理解阴阳之间的关系？
4. 阳气失常的主要病理有哪些？

阴阳应象大论篇第五（节选）

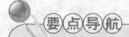

要点导航

1. 阴阳是构成天地万物的物质基础，具有升降、交感、和合等特性；其运动规律又是天地万物运动变化的基本规律，从而成为分析问题、把握本质、概括提纲、治病求本等的基本法则。

2. 阴阳学说在生理、病理、诊治与养生中的具体运用。

3. 六淫邪气侵袭人体有着不同的致病特征；且除即时发病外，亦可延时发病，并且有一定的发病规律。

4. 早期诊断与治疗的重要性，以及"因势利导"治疗理念的具体运用。

5. 药食有气味之分，气味又可分阴阳，分别对人体有着不同的治疗作用。

【题解】

本篇主要论述了人体与自然万物在阴阳关系与现象上的息息相通、相互感应，故名；又因内容广泛，篇幅较长，故曰"大论"。

（一）

【原文】黄帝曰：阴阳者，天地之道[1]也。万物之纲纪[2]，变化之父母[3]，生杀之本始[4]，神明之府[5]也。治病必求于本[6]。

故积阳为天，积阴为地[7]；阴静阳躁；阳生阴长，阳杀阴藏[8]；阳化气，阴成形[9]。寒极生热，热极生寒；寒气生浊，热气生清[10]。清气在下，则生飧泄；浊气在上，则生䐜胀[11]。此阴阳反作，病之逆从[12]也。

故清阳为天，浊阴为地；地气上为云，天气下为雨；雨出地气，云出天气[13]。故清阳出上窍，浊阴出下窍[14]；清阳发腠理，浊阴走五藏[15]；清阳实四支，浊阴归六府[16]。

【校注】

[1] 天地之道：宇宙及万物运动变化的总规律。道，规律。

[2] 万物之纲纪：归纳和分析万物变化的法则。徐灏《说文解字注笺》："总持为纲，分系为纪。如网罟，大绳其纲也，网目其纪也。"纲，引申为归纳。纪，引申为分析。

[3] 变化之父母：万物发生发展之本源。父母，喻指本源、来源。

[4] 生杀之本始：万物新生与消亡之根本。王冰注："万物假阳气温而生，因阴气寒而死，故知

生杀本始，是阴阳之所运为也。"

[5] 神明之府：万物的内部变化与外部显象都源自于阴阳。《淮南子·泰族训》云："其生物也，莫见其所养而物长；其杀物也，莫见其所伤而物亡，此之谓神明。"

[6] 治病必求于本：药物之气味、用针之左右、察色按脉，皆不出阴阳之规律。本，此指阴阳。

[7] 积阳为天，积阴为地：阳气轻清上升而为天；阴气重浊下降而为地。

[8] 阳生阴长，阳杀阴藏：四时春夏秋冬之变化，万物生长收藏之规律，皆为阴阳二气交替消长、相互作用之结果。

[9] 阳化气，阴成形：阳主气化，阴主成形。张介宾注："阳动而散，故气化；阴静而凝，故成形。"

[10] 寒气生浊，热气生清：寒气凝重下降而生浊阴，热气轻清上升而生清阳。张介宾注："寒气凝滞，故生浊阴；热气升散，故生清阳。"

[11] 䐜胀：腹部膨胀胀满。《广韵》："䐜，肉胀也。"

[12] 逆从：偏义复词，此取"逆"义。指阴阳升降失常。

[13] 雨出地气，云出天气：雨虽为天气所下，却源于地气之上升；云虽为地气所升，却赖于天气之蒸腾。以此说明阴阳互根互化与相感相交。

[14] 清阳出上窍，浊阴出下窍：水谷之精气上奉于头面五官，饮食化生后之糟粕经下窍二阴排出体外。

[15] 清阳发腠理，浊阴走五藏：卫气敷布于皮肤肌肉，精血津液归藏于五脏。

[16] 清阳实四支，浊阴归六府：水谷精气充养于四肢及躯体，水谷及其糟粕传化在六腑。

【按语】

为什么说"阴阳者，天地之道也"？原文"阴阳者，天地之道也，万物之纲纪，变化之父母，生杀之本始，神明之府也。"即对阴阳作为"天地之道"的含义作了高度的概括性说明。中国古代哲学及《内经》理论均认为气是构成宇宙的原初物质，"阴阳虽是两个字，然却是一气之消息，一进一退，一消一长"（《朱子语类》）。正因为宇宙万物皆由阴阳二气的交互作用所生成，由此决定了宇宙万物无不包含着阴阳的对立统一。所以，阴阳既是宇宙万物之本源及其发展变化之动力，又是宇宙万物中存在的普遍规律，从而成为认识宇宙万物的纲领。《素问·阴阳离合论》所谓："阴阳者，数之可十，推之可百；数之可千，推之可万。万之大，不可胜数，然其要一也。"就强调宇宙空间变化万千的事物和现象无一不是阴阳对立统一的展开和体现。而《素问·四气调神大论》所谓："阴阳四时者，万物之始终也，生死之本也。"从时间角度，强调万物的产生和消亡，自始至终贯穿着阴阳的对立统一。从而表明阴阳对立统一无处不在、无时不在的思想。

"治病必求于本"有何意义？本篇在论述了阴阳的基本含义之后，用"治病必求于本"一语，将阴阳直接引入到医学领域，其目的在于指导临床对疾病的诊治。由于阴阳是自然界事物运动变化的基本规律和普遍法则，认识万物之纲领，事物发生、发展和衰退、消亡的根本，而疾病变化又是万事万物变化现象之一，自然也遵循阴阳对立统一的法则。所以，医生在临床诊治疾病时，就必须寻求疾病变化的阴阳之本。具体如药物之气味，用针之左右，诊别色脉，引越高下，皆不出乎阴阳之理。至于历代医家对"本"的理解虽各有不同，如朱震亨《丹溪心法》认为"不离于阴阳二邪"，张介宾《景岳全书》认为本于表里寒热虚实六变，李中梓《医宗必读》认为本于脾肾，其他尚有肾阴肾阳为本、脾胃为本等，皆是具体的运用与发挥。从临床实践来看，病机是中医学对疾病的本质认识，包含了病因、病性、病位、邪正关系诸要素，也包含着病原体、体质、机体反应性等因素，皆当为本之所指。因为，从根本上讲，治病求本是以病因病机为核心、以基本治则为基础，这是中医治疗疾病最基本的治疗观。

怎样理解阴阳之属性与作用？本节从自然界与人体的阴阳升降运动及状态中，阐述了阴阳的属性与作用。就阴阳的基本属性而言，第一是阴静阳躁。躁即躁动之义。"静者为阴，动者为阳"（《素问·阴阳别论》）。第二是阳升阴降。所谓"积阳为天，积阴为地。"虽言天地乃阴阳二气长期演化生成，但亦说明阳气清轻主升，阴气重浊主降；并又以云雨形成为例，还阐述了升中有降，降中有升，才能构成阴阳交泰、互根转化之理。此外本文还以自然界阴阳升降运动为天然模型，以此推论出人体阴阳的升降运动。如生理上的清阳出上窍、发腠理、实四肢，浊阴出下窍、走五脏、归六腑；病理上的"阴阳反作"等。第三是阴阳似水火。火性炎热、升腾、活动、善于化气，水性寒冷、下降、沉静、善于凝聚，二者集中反应了阳与阴的特性。是以"水为阴，火为阳"，"水火者，阴阳之征兆也"。借助水和火的特性，来理解阴阳这对抽象概念的含义，就更为直观，而水火已被借用为形象表达阴阳的代称。就阴阳的基本作用而言，乃化气与成形。"阳无形，故化气；阴有质，故成形"（《内经知要·阴阳》）。阳能把有形之物化为无形之气，阴能将无形之气聚为有形之物，正是"化气"与"成形"，完成了事物物质与能量的交换，推动了万物的新陈代谢，从而决定了事物的发生发展生生不息。至于"阳生阴长，阳杀阴藏"，则是言阴阳的成形与化气，必须在互存互用的前提下才能发挥。原因就在于阴阳皆以对方的存在为前提，离开了任何一方，另一方就不能单独存在而发挥作用。正如张介宾所说："盖阳不能独立，此得阴而后成，如发生赖于阳和，而长养由乎雨露，是阳生阴长也；阴不能自专，必因阳而后行，如闭藏因于寒冽，而肃杀出乎风霜，是阳杀阴藏也。此于对待之中，而复有互藏之道，所谓独阳不生，独阴不成也"（《类经·阴阳类》）。

（二）

【原文】水为阴，火为阳。阳为气，阴为味[1]。

味归形，形归气[2]；气归精，精归化[3]；精食气，形食味[4]；化生精，气生形[5]。味伤形，气伤精[6]；精化为气，气伤于味[7]。

阴味出下窍；阳气出上窍[8]。味厚者为阴，薄为阴之阳[9]；气厚者为阳，薄为阳之阴[10]。味厚则泄，薄则通[11]。气薄则发泄，厚则发热[12]。

壮火之气衰，少火之气壮[13]。壮火食气[14]，气食少火[15]；壮火散气，少火生气。

气味，辛甘发散为阳，酸苦涌泄为阴。

【校注】

[1] 阳为气，阴为味：药食之气为阳，药食之味为阴。

[2] 味归形，形归气：药食五味化生精血以养人之形体，形体又化生人体之气。

[3] 气归精，精归化：药食四气可化生精气，精气又不断产生气化。

[4] 精食气，形食味：此与上文："气归精"、"味归形"同义。食，通"饲"，供养，补给。即"精饲于气，形饲于味。"

[5] 化生精，气生形：气化产生精气，元气温养形体。

[6] 味伤形，气伤精：五味太过则易伤形，四气太过则易伤精。

[7] 精化为气，气伤于味：阴精能不断化生人体之气，人体之气又常因药食气味太过所伤。

[8] 阴味出下窍，阳气出上窍：药食之味重浊沉降，多走下窍；药食之气轻清升发，多出上窍。

[9] 味厚者为阴，薄为阴之阳：药食之味有厚薄之分，味厚者属阴中之阴，薄者为阴中之阳。

[10] 气厚者为阳，薄为阳之阴：药食之气亦有厚薄之分，气厚者为阳中之阳，薄者为阳中之阴。

[11] 味厚则泄，薄则通：味厚纯阴之品多具有泄泻作用，味薄者多具有行气疏通之效。

[12] 气薄则发泄，厚则发热：气薄之品多具有发汗解表之效，气厚之品都具有助阳生热之作用。

[13] 壮火之气衰，少火之气壮：气之纯阳和味之纯阴之品易耗伤人体之气，气阳中之阴和味阴中之阳滋壮人体之气。张志聪注："五味太过则有伤于气，而阴火太过，亦有伤于气矣。"壮火，指气之纯阳或味之纯阴；少火，指气之阳中之阴或味之阴中之阳。

[14] 壮火食气：食，通"蚀"，侵蚀、消耗。即"壮火散气"。

[15] 气食少火：食，通"饲"，饲养、补给。即"气食于少火"。

【按语】

药食气味怎样分阴阳？本节所示，乃以阴阳理论为原则、以药食气味的性质与作用为依据，进行划分。从总体而言，任何药食皆有气、味之分。气无形轻清上升，多作用于人体的上部，故为阳；味有形重浊下行，多作用于人体的下部，故为阴。然阴阳之中可再分阴阳，气虽为阳，气厚者则为阳中之阳，气薄者则为阳中之阴；味虽为阴，味厚者又为阴中之阴，味薄者又为阴中之阳。气厚者有助阳增热作用，如附子之属；气薄者有发汗解表作用，如麻黄之属；味厚者有泄泻通下作用，如大黄之属；味薄者有淡泄通利作用，如猪苓之属等。从具体而言，所谓气，即寒热温凉四气；所谓味，辛甘酸苦咸五味，亦可以再分阴阳。凉寒之药食，善能泻阳除热，故属阴；温热之药食，长于温阳散寒，故属阳。五味之中，辛能发散行气活血，甘能缓急补中，其作用多趋于发散，故属阳；苦能泻热降火，酸能收敛固涩，咸能软坚散结，其作用多趋于内敛，故属阴。

药食气味在人体内是怎样转化的？药物饮食进入人体之后，其气与味分别转化为人体的精、形，而精、形与气、化之间又相互依赖、相互转化。这种关系也反映了阴阳互根、转化的辩证关系。其具体转化可归纳如下。

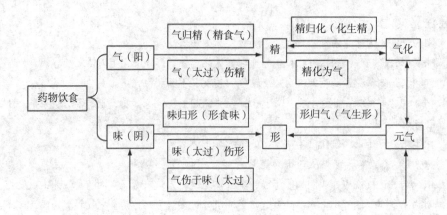

本节所述精气互化的理论，对后世养生与治疗均有重要的指导意义。如孙思邈《千金要方·食治》所云："精以食气，气养精以荣色；形以食味，味养形以生力……精顺五气以为灵也，若食气相恶，则伤精也；形受味以成也，若食味不调，则损形也。是以圣人先用食禁以村性，后制药以防病也。"张介宾《景岳全书·传忠录》所云："善治精者，能使精中生气；善补气者，能使气中生精"等即是。

什么是药食气味作用的双重性？乃指药食气味，用之得当，可滋养人体；而气味太过，则可伤害人体。《素问·至真要大论》所谓："久而增气，物化之常也；气增而久，夭之由也。"就指出了药食气味对人体所具有的双重性作用。而本节原文所示，同为药食，属少火之柔和者，可促进人体正气的生成；而属壮火之猛烈者，过用则会耗伤人体的正气，与之义合。至于后世不少医家将少火解释为生理之火，即脏腑正常之阳气；而将壮火解释为病理之火，即阳热亢盛的实火，虽与上下文义不合，但对临床实践亦有重要的指导意义，可视为对《内经》理论的发挥与发展。

（三）

【原文】阴胜则阳病，阳胜则阴病[1]。阳胜则热，阴胜则寒[2]。重寒则热，重热则寒[3]。

寒伤形，热伤气[4]；气伤痛，形伤肿[5]。故先痛而后肿者，气伤形也；先肿而后痛者，形伤气也。

风胜则动[6]，热胜则肿[7]，燥胜则干[8]，寒胜则浮[9]，湿胜则濡泻[10]。

天有四时五行，以生长收藏，以生寒暑燥湿风。人有五藏化五气，以生喜怒悲忧恐。故喜怒伤气，寒暑伤形[11]。暴怒伤阴，暴喜伤阳[12]。厥气上行，满脉去形[13]。喜怒不节，寒暑过度，生乃不固。故重阴必阳，重阳必阴[14]。故曰：冬伤于寒，春必温病；春伤于风，夏生飧泄；夏伤于暑，秋必痎疟；秋伤于湿，冬生咳嗽。

【校注】

[1] 阴胜则阳病，阳胜则阴病：阴寒偏盛伤害阳气使之为病，阳热亢盛耗损阴精使之为病。

[2] 阳胜则热，阴胜则寒：阳热亢盛而为热证，阴寒偏盛而为寒证。

[3] 重寒则热，重热则寒：寒证或热证，发展至甚可转化为热证或寒证。

[4] 寒伤形，热伤气：寒邪易伤人形体，热邪易伤人气分。

[5] 气伤痛，形伤肿：气伤则气机阻滞，故痛；血伤则瘀阻稽留，故肿。

[6] 动：肢体动摇震颤。

[7] 肿：此指痈肿。

[8] 干：皮肤窍道干燥。

[9] 浮：此指浮肿。

[10] 濡泻：大便稀薄，甚至泻下如水。

[11] 喜怒伤气，寒暑伤形：七情过激为病，从内而发，易伤脏腑气机；六淫从外而入，先伤皮毛形体。喜怒，此指七情；寒暑，此指六淫。

[12] 暴怒伤阴，暴喜伤阳：大怒伤肝，肝失藏血，血属阴，故伤阴；大喜伤心，心气涣散，气属阳，故伤阳。

[13] 满脉去形：气血逆乱致经脉盛满，神气浮越而致神志晕迷或不省人事。王冰注："逆气上行，满于经络，则神气浮越，去离形骸矣。"

[14] 重阴必阳，重阳必阴：秋冬时节感受阴邪，春夏时节感受阳邪；或阳邪伤人阳气，阴邪伤人阴气，必然转化为相反的病机或证候。张介宾注："重者，重叠之义。谓当阴时复感于寒，阳时而复感于热，或以天之热气伤人阳气，天之寒气伤人阴气，皆谓之重。盖阴阳之道，同气相求，故阳伤于阳，阴伤于阴。然而重阳必变为阴证，重阴必变为阳证。"

【按语】

怎样理解阴阳偏盛的病机及临床表现？据本节经文所示，偏胜乃以阴或阳自身的过及为病理本质，并表现出与自身性质相关的证候，同时又可伤及对方而出现相应的证候。如阳偏胜，因其温煦、兴奋功能亢进，表现出身热、喘促、烦躁，或燥热内结而腹胀满等实热之症，即所谓"阳胜则热"；而当阳热耗伤阴精津液，又可出现口干舌燥、形体消瘦等阴虚之症，即所谓"阳胜则阴病"。阴偏胜，因其抑制功能过强，机体气化不及，表现出形寒肢冷、甚至寒战等实寒之症，即所谓"阴胜则寒"；而当阴寒损伤阳气，又可出现下利清谷、小便清长等阳虚之症，即所谓"阴胜则阳病"。从而揭示了阴阳对立与互制关系在病理中的具体运用。

怎样理解外邪不同的致病特征？不同的邪气有着不同的性质，受邪机体对其反应必然不同，从而表现出不同的病机变化与症状表现，决定着各种邪气所独具的致病特征。风性善行数变，易致肢体抽搐震颤而具"动"。热邪易于腐败血肉，常致疮疡而多"肿"。燥邪最能伤津耗液，以致形体失濡而具"干"。寒邪最易困伤阳气，以致水湿气化不利而多"浮"。湿邪常使脾气困阻，以致水湿不运而多"濡泻"。此论也为中医学审证求因、病因辨证奠定了基础。

怎样理解《内经》的"伏邪"发病？所谓"伏邪"发病，乃指六淫邪气侵袭人体，不即时发病，而是留恋体内延时发病。如冬天感受寒邪，来年春季阳气发越，产生温病；春季感受风邪，留恋至夏克伐脾土，产生飧泄；夏季感受暑邪，延至秋季新凉外束，产生疟疾；秋季感受湿邪，至冬寒邪外袭乘肺，产生咳嗽。《素问·生气通天论》亦有类似记载。何以言此？从文义分析，本节承上文"重阴必阳，重阳必阴"，而言感受外邪后的病机变化。冬为阴季，寒为阴邪，冬感寒邪是谓重寒，温病为阳热之病，正是重阴必阳之证。春为阳季，风为阳邪，重阳必阴，故夏生洞泄寒中之阴病。夏为阳季，暑为阳邪，重阳必阴，则秋生痎疟。吴崑注："痎，亦疟也。夜病者谓之痎，昼病者谓之疟"。夜发者其性属阴可知。秋为阴季，湿为阴邪，重阴必阳，则伤上焦之肺气，故冬生咳嗽。既知此理，则当注意四时调摄，勿受外邪侵犯，防其寒暑过度，以固正气。

不仅如此，本节之论更已成为后世医家"伏气"温病的理论根据，伏气说在温病学发展中占有重要的地位。其以部分温热病，初起即见里热（营分、血分）症状为临床依据。虽在邪伏的"部位"上各有歧见，但"伏气温病"却是肯定的。

（四）

【原文】故曰：天地者，万物之上下也；阴阳者，血气之男女也；左右者，阴阳之道路也[1]；水火者，阴阳之征兆也；阴阳者，万物之能始也[2]。故曰：阴在内，阳之守也[3]；阳在外，阴之使也[4]。

帝曰：法阴阳[5]奈何？岐伯曰：阳胜则身热，腠理闭，喘麤为之俛仰[6]，汗不出而热，齿干，以烦冤[7]，腹满，死，能[8]冬不能夏；阴胜则身寒，汗出身常清[9]，数栗而寒，寒则厥，厥则腹满死，能夏不能冬。此阴阳更胜之变，病之形能[10]也。

【校注】

[1] 左右者，阴阳之道路也：古人观测太阳运动，面南背北而立，太阳东升而西落。因此，阳气从左而升，阴气从右而降，是谓阴阳升降之轨道。

[2] 阴阳者，万物之能始也：阴阳及其相互作用是万物发生的本源。能，通"胎"。能始，同义复词，本源。

[3] 阴在内，阳之守也：阴精静守于内，是因为阳气的固摄镇守作用。

[4] 阳在外，阴之使也：阳气运行于外，是因为阴气的驱使。上下二句旨在说明阳以阴为基，阴以阳为用。

[5] 法阴阳：遵循阴阳法则，用以辨别疾病。法，遵循。

[6] 喘麤为之俛仰：呼吸困难，喘息粗大，头为之前俯后仰。麤，同"粗"。俛，同"俯"。

[7] 烦冤：心胸烦闷不安。冤，《甲乙经》作"闷"；《太素》作"悗"，悗，通"闷"，义同。

[8] 能：通"耐"。下同。

[9] 清：同"凊"（qìng），寒冷。《广雅·释诂》："凊，寒也。"

[10] 病之形能：疾病之表现及转化。能，通"态"，形态、态势。

【按语】

阴阳的对立互根何以体现？本节通过诸如天地、上下、血气、男女、左右、水火等事物，以及"内"、"守"与"外"、"使"的现象，进一步阐明了阴阳及其属性的对立所在，揭示了阴阳互根互用的相互关系。所谓天动地静、上下相反、血内气外、男刚女柔、左升右降、火热水寒，无一不是相互对立而存在。然而天气下为雨、地气上为云，上下左右、升降相因，血以载气、气以帅血，男女相交、繁衍不息，水火既济、成形化气，又无一不是互为根基、互为用使。至于"内"、"守"与"外"、"使"，同样是在借天地云雨而说明人体血与气所存在着一致的互根为用关系，从而揭示出了天地与人体在阴阳关系上的一致性。

怎样理解疾病与四时的关系？本节不仅承上文具体阐述了"阳胜则热"、"阴胜则寒"的病理表现，更指出了人体的病理变化及其转归，必受四时气候变化的影响，深刻的反应了《内经》"天人相应"观念在病理上的具体运用。自然界四季之阴阳更迭变换，以冬阴寒、夏暑热最为突出。而"人以天地之气生，四时之法成"（《素问·宝命全形论》），故天地之四时阴阳盛衰，必然影响人体之阴阳变化。在病理状态下，体内阴阳本已失调，阳胜之病阴已衰，再感天地之阳热，其病必剧；阴盛之病阳已虚，再受天地之阴寒，病必危殆。相反，阳亢与阴虚者得天地阴气相抑与相滋，阳虚与阴寒者得天地阳气之相助与相制，可使体内阴阳失调状态，得到相对缓解，故有"能冬不能夏"、"能夏不能冬"之论。此论的理论意义不仅在于强调人与自然相统一，同时还提示在诊治与养生时，应重视疾病与自然的关系，以因时而治、因时而养，惟法天之纪、用地之理，方可免除灾害。为使本节取法于自然界阴阳的运动规律，而阐明寒热证候的病机、病证及预后等内容更加清晰，特归纳如下。

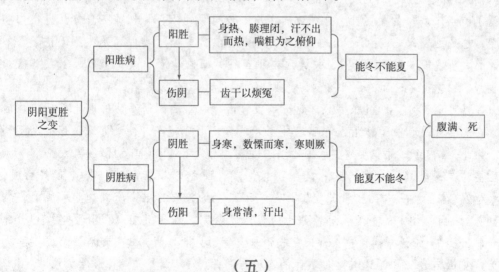

（五）

【原文】故邪风[1]之至，疾如风雨。故善治者治皮毛，其次治肌肤，其次治筋脉，其次治六府，其次治五藏。治[2]五藏者，半死半生也。

故天之邪气，感则害人五藏；水谷之寒热，感则害于六府；地之湿气，感则害皮肉筋脉。

故善用针者，从阴引阳，从阳引阴[3]；以右治左，以左治右[4]；以我知彼，以表知里[5]，以观过与不及之理，见微得过，用之不殆。

善诊者，察色按脉，先别阴阳。审清浊[6]而知部分；视喘息，听音声，而知所苦；观权衡规矩[7]，而知病所主；按尺寸[8]，观浮沉滑涩而知病所生。以治无过，以诊则不失矣。

【校注】

[1] 邪风：此泛指六淫邪气。

[2] 治：《千金方》作"至"，亦可。

[3] 从阴引阳，从阳引阴：凡治病必察阴阳，病在阳治其阴，从阴调阳；病在阴治其阳，从阳调阴，即阴阳互根之理。

[4] 以右治左，以左治右：病在左刺其右，从右引左；病在右刺其左，从左引右，即针治之缪刺法。

[5] 以我知彼，以表知里：以医生的正常状态来测度病人的异常状态，通过疾病外部表现来推断内在的病理本质。杨上善注："谓医不病，能知病人。"

[6] 清浊：面部五色，明润光泽者为清，晦暗呆滞者为浊。

[7] 权衡规矩：此指四时正常脉象。

[8] 尺寸：尺，指尺肤诊；寸，指寸口脉。

【按语】

"治五藏者，半死半生也"说明了什么？其义有二，指出了外感疾病的变化规律，强调了"治未病"的重要性。外邪致病由皮毛或口鼻而入，先伤外在形体，再伤内在脏腑，总是由表入里、由浅入深的发展变化，这在《内经》其他篇章亦不乏论述。然而外邪之所以能够入里、渐深，关键还在于正气的日益虚衰，失于抗邪，以致邪气长驱直入、猖獗泛滥；而一旦五脏受伤，则各种生理功能不能发挥、气血精津不能化生，生命岌岌可危。可见，病邪越深，病情越重、治疗越难。因而高明的医生必然抓住时机，在病邪轻浅时便予施治，治疗越早疗效越著；治疗越晚，待到邪深，疗效必定不佳。为此，《内经》不仅要求在诊断上要"见微得过"（《素问·阴阳应象大论》），治疗上要"早遏其路"（《素问·离合真邪论》），更把"救其萌芽"与"守其已成"（《灵枢·官能》），作为衡量"上工"与"下工"的重要标准。所有这些已成为《内经》"治未病"学说的重要内容，并为历代医家所宗。如张机在《金匮要略》中开宗明义即云："上工治未病何也？师曰：夫治未病者，见肝之病，知肝传脾，当先实脾"，实为"见微得过"、"早遏其路"具体的运用与发挥。

怎样理解"从阴引阳"、"从阳引阴"？由于阴阳之间有着对立、互根、消长、转化的关系，所以，在诊治疾病时，既要辨阴阳各自的盛衰而阳病治阳、阴病治阴；又要注意相互之间的影响而阴阳互治。关于针刺治疗的阴阳相引，大致有四种。其一，经脉阴阳相引。即阴经病证针刺与其相表里的阳经，阳经病证针刺与其相表里的阴经。其二，脏腑俞募阴阳相引。即五脏有病，而脏属阴，治则取其在阳分的背俞穴针刺治疗，如心绞痛取心俞或厥阴俞，肾绞痛取肾俞等；六腑有病，而腑属阳，治则取其在阴分胸腹部的募穴针刺治疗，如胃病取中脘，大肠病取天枢等。其三，上下阴阳相引。即如《灵枢·终始》所谓："病在上者下取之，病在下者高取之，病在头者取之足，病在腰者取之腘。"其四，左右阴阳相引。即本节原文所云："以右治左，以左治右。"即病在左者取之右，病在右者取之左。如治疗面瘫，古人有"喎左泻右以师正，喎右泻左莫令斜"之说，即属此例。关于药物治疗的阴阳相引，也就是本篇后文所谓"阳病治阴，阴病治阳"。由于阴阳对立制约的原因，因而病变的一方，常常是另一方的失调所致，如虚热证，虽表现为阳热偏盛，却是阴虚不能制约所引起，因此治疗的重点当滋补阴液以制阳。再如虚寒证，虽表现为阴寒偏盛，然由阳虚不能温化所导致，因此治疗重点当温补阳气以化阴。王冰《素问·至真要大论》注："壮水之主，以制阳光；益火之源，以消阴翳。"则是最好的说明。

　　如何看待"善诊者，察色按脉，先别阴阳"？人体之所以发生疾病，是由于各种致病因素作用于人体，破坏了人体阴阳的相互协调；因此，诊断疾病无论是察色、按脉，抑或是问所苦、听声音等，皆必须辨明阴阳盛衰之所在，方可抓住疾病的本质给予正确的治疗。这与本篇"治病必求于本"的精神一脉相承，也是阴阳学说在医学上具体运用的重要内容。此外，本节还指出了诊病惟有望、闻、问、切，全面检查，综合分析，才能保证"以治无过，以诊则不失"，即四诊合参的诊法原则与重要意义。

（六）

【原文】故曰：病之始起也，可刺而已[1]；其盛，可待衰而已[2]。故因其轻而扬之[3]，因其重而减之[4]，因其衰而彰之[5]。形不足者，温之以气[6]；精不足者，补之以味[7]。其高者，因而越之[8]；其下者，引而竭之[9]；中满者，泻之于内[10]。其有邪者，渍形以为汗[11]；其在皮者，汗而发之；其慓悍者，按而收之[12]；其实者，散而泻之[13]。审其阴阳，以别柔刚[14]；阳病治阴，阴病治阳；定其血气，各守其乡[15]。血实宜决之[16]，气虚宜掣引之[17]。

【校注】

[1] 病之起始也，可刺而已：发病之初始，正气未大衰，邪气不太盛，宜全力以攻邪气。

[2] 其盛，可待衰而已：邪气亢盛之时，不宜攻邪，否则损伤正气，宜待病邪衰退之后，再宜施治。

[3] 因其轻而扬之：病邪在表者，宜用宣气发散之法。

[4] 因其重而减之：病邪深重在里，宜用通泻之法。

[5] 因其衰而彰之：正气不足，或气血虚衰者，宜补益之法。彰，昭著之义，此引申为补益治法。

[6] 形不足者，温之以气：阳气不足者，宜用气厚之品温补。

[7] 精不足者，补之以味：阴精虚损证候，宜用厚味之品补之。

[8] 其高者，因而越之：病邪在上焦者，宜用涌吐之法。

[9] 其下者，引而竭之：病邪在下焦者，宜用疏通、泻下、导下之法。

[10] 中满者，泻之于内：中焦痞满者，宜用消导疏泄之法。

[11] 其有邪者，渍形以为汗：邪在肌表者，亦可用浸浴发汗之法。渍形，指用药汤等浸浴躯体。

[12] 其剽悍者，按而收之：腠理不固，卫阳耗散之证，宜用固摄收敛之法。

[13] 其实者，散而泻之：实证有表里之别，表实证宜发散，里实证宜导泻。

[14] 审其阴阳，以别柔刚：证候辨阴阳，脉色分阴阳，药物气味亦有阴阳。张介宾注："柔者属阴，刚者属阳，知柔刚之化者，知阴阳之妙用矣，故必审而知之。"

[15] 定其血气，各守其乡：判断病邪或在气分，或在血分，分别采用适宜之法。张介宾注："病之或在血分，或在气分，当各察其处，而不可乱。"

[16] 血实宜决之：瘀血阻滞之实证，宜用逐瘀放血之法。

[17] 气虚宜掣引之：气虚证宜用益气升提之法。

【按语】

何谓因势利导的治则思想？所谓因势利导，本节提示一切具体治法必须根据邪正的虚实强弱、病位的上下表里、病势的盛衰进退等的不同，辨证而立、顺势而为，以期及时、就近的祛逐邪气、保护正气。本节由此提出了若干具体的治法，现按虚实两纲归纳如下。

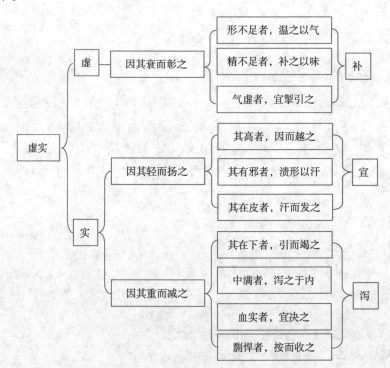

"因势利导"，原本是中国古代兵法的术语，如《史记·孙子吴起列传》云："善战者，因其势而利导之。"《内经》虽未直接引用此语，但在多篇所论治则治法的内容中，却明显的反映了"因势利导"的思想。其主要有两方面的含义：一是"因"邪气的性质和部位所造成的"势"，随其性而"导"之，就其近而除之，使邪气从最简捷的途径、以最快的速度排除体外，以免邪气深入而过多的损伤正气。所谓"因其轻而扬之，因其重而减之"、"其高者因而越之，其下者引而竭之，中满者泻之于内，其有邪者渍形以为汗，其在皮者汗而发之"等即是。二是根据邪正盛衰的情势而择时治疗，以避过邪气猖獗势头，在其既衰之际击之，如"其盛可待衰而已"及《素问·疟论》"方其盛时必毁，因其衰也事必大昌"等即是。此外，《内经》对于升降出入反常，有顺应人体升降出入挽病理为生理，助势引导的治法，也可归为这种治疗法则，如《素问·至真要大论》"高者抑之"、"下者举之"、"散者收之"等。

　　《内经》因势利导的治则思想不仅指导后世至今的中医学确立了不少基本治法，其所具有的临床理论思维形式和方法论内涵，还启发着历代医家临证救危难、起沉疴，得到了广泛的运用与发挥。第一，据此确立了汗、吐、下以及固涩、降逆、升举等基本治疗方法。如东汉·张机《伤寒杂病论》创制汗吐下诸方剂，并对其做了详细辨析；金元·张从正《儒门事亲》将汗吐下三法广泛应用于临床，并对其原理进行了深刻探讨；清·程国彭《医学心悟》则厘定汗吐下三法的应用规范，标志着三法的临床应用趋于成熟。此外，金元·李杲《脾胃论》从脾主升清之生理本能提出补中益气、升举清阳以止精气下陷诸证，并创制了益气升阳类方剂，使因势利导治疗大法作为临床常规治法也更加全面、完善。第二，深入开展了因势利导治法原理的研究。认为中医药治疗作用的实质是从整体功能方面进行宏观、动态的综合调节，而因势利导则是从一个侧面对这种调节方式和手段的概括和规范。它根据机体抗病力趋势加以助势引导，其要点是，机体抗邪之力趋势向外者宜散、向上者宜越、向下者宜下；机体护正之力趋势向内者宜收、向下者宜降、向上者宜升。

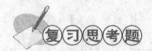

复习思考题

1. 为什么说"阴阳者，天地之道也"？
2. 怎样理解"治病必求于本"？
3. 请简析药食气味的特征、作用方式以及在体内的转化过程？
4. 请简析外邪致病的特征？
5. 怎样理解"因势利导"的治则思想？

灵兰秘典论篇第八

要点导航

1. 十二脏腑各自主要的生理功能。

2. 心是十二脏腑的核心主宰，在其调节作用下，相互间协调促进，构成一个整体。

3. 十二脏腑之间的协调与否，关系着生命的存亡。

【题解】

本篇论述了十二脏腑主要的生理功能，及其相互间协调的整体性，因其极为重要，须当作秘典藏于黄帝藏书之所"灵台兰室"，故名。

【原文】黄帝问曰：愿闻十二藏之相使[1]，贵贱[2]何如？岐伯对曰：悉乎哉问也，请遂言之。心者，君主之官[3]也，神明出焉。肺者，相傅之官，治节[4]出焉。肝者，将军之官，谋虑出焉。胆者，中正之官，决断出焉。膻中[5]者，臣使之官，喜乐出焉。脾胃者，仓廪[6]之官，五味出焉。大肠者，传道之官，变化出焉。小肠者，受盛之官，化物出焉[7]。肾者，作强[8]之官，伎巧[9]出焉。三焦者，决渎[10]之官，水道出焉。膀胱者，州都[11]之官，津液藏焉，气化[12]则能出矣。

凡此十二官者，不得相失[13]也。故主明则下安，以此养生则寿，殁世不殆[14]，以为天下则大昌。主不明则十二官危，使道[15]闭塞而不通，形乃大伤，以此养生则殃，以为天下者，其宗大危[16]，戒之戒之！

至道在微，变化无穷，孰知其原？窘乎哉，消者瞿瞿，孰知其要？闵闵之当，孰者为良？恍惚之数，生于毫氂，毫氂之数，起于度量，千之万之，可以益大，推之大之，其形乃制。黄帝曰：善哉，余闻精光之道，大圣之业，而宣明大道，非斋戒择吉日，不敢受也。黄帝乃择吉日良兆，而藏灵兰之室，以传保焉。

【校注】

[1] 十二藏之相使：十二脏腑的功能及相互关系。十二藏，指六脏（包括心包络）六腑。

[2] 贵贱：指脏腑功能的主要、次要之分。

[3] 官：此指职能，引申为功能。下同。

[4] 治节：治理调节。张介宾注："肺主气，气调则营卫藏府无所不治，故曰治节出焉。"

[5] 膻中：此处指心包络。

[6] 仓廪：贮藏粮食的仓库。《礼记·月令》："谷藏曰仓，米藏曰廪。"

[7] 受盛之官，化物出焉：指小肠的功能是接纳胃中水谷而分别清浊。张介宾注："小肠居胃之下，受盛胃中水谷而分清浊，水液由此而渗于前，糟粕由此而归于后，脾气化而上升，小肠化而下降，故曰化物出焉。"

[8] 作强：强于所用，指体力。

[9] 伎巧：伎，同"技"。伎巧，精巧多能，指智力。

[10] 决渎：疏通水道。

[11] 州都：本义指水中可居之地，此处可理解为水液汇聚之处。

[12] 气化：指肾气对膀胱所藏津液的蒸化和升清降浊的功能。

[13] 相失：彼此失去正常的协调关系。

[14] 殁（mò）世不殆：终身没有危险。殁，通"没"。殁世，终身之意。殆，危也。

[15] 使道：相使之道，即十二脏腑相互联系的通道。

[16] 其宗大危：以国家政权不稳，天下大乱，比喻人体脏腑关系不协调的危害。宗，宗族、宗庙，引申为国家的统治地位。

【按语】

"十二藏"各有何功能？本节以古代朝廷官员的各种职能作比喻，借以阐述了十二脏腑各自的主要生理功能。所谓心主整个的生命活动与精神活动，肺主气助心行血、宣降营卫，肝主筋爪以御外侮、主怒性刚，胆能决断、参与精神活动，心包护卫心主、代君行令，脾胃运化水谷、转输精微，大肠传化糟粕，小肠分别清浊，肾藏精主骨、司身体强健与智力精巧，三焦疏通水道、运行水液，膀胱藏泄小便、在肾的气化下能开阖等，均与本论有关，从而成为藏象学中最核心的内容。

心作为"君主之官"有何重要性？本节强调了心在十二脏腑协调配合中的主导作用。所谓"主明则下安"，"主不明则十二官危"，其一是指十二脏腑以心为中心，在心的主宰调节下，实现相互间"不得相失"的整体协调，即物质上的为用、功能上的促进。其二是指心主神明，即主精神活动，而精神活动的正常与否，对脏腑功能的协调有着明显的影响。在临床上许多身心疾病的发生，均可追溯到心神情志失调的开端；在治疗中，药物治疗并非是万能的，有时心理治疗甚至优于药物；至于"恬惔虚无，真气从之，精神内守，病安从来"（《素问·上古天真论》）的养生意义更是不言而喻。这就是《内经》在诊治与养生中，重视精神调摄始终如一的意义所在。

十二官"相失"有何危害？本节指出十二脏腑各自虽有独特的生理功能，但彼此间不是孤立的，而是分工合作，密切配合，"不得相失"，整体生命活动才得以维持；一旦脏腑间的整体协调被破坏，就会影响人的健康，导致疾病、甚至危及生命。这也是以此养生"则寿"、"则天"的另一层含义。

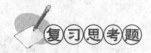 复习思考题

1. 如何理解十二脏腑"相使"的含义？
2. 各脏腑有何主要的生理功能？
3. 怎样理解"主明则下安"、"主不明则十二官危"？

六节藏象论篇第九（节选）

要点导航

1. 藏象的概念是指脏腑藏于内不可见，但其生理功能的征象表现于外而可见。

2. 藏象的内容以五脏为中心，分别与六腑、形体的经脉气血、五体五华等相合，由此形成机体五大系统；五大系统之间不仅相互紧密联系，并与四时相通应，从而构成了机体内部及其与自然界外部，两个统一的整体观。

【题解】

本篇首论天度，天以六六之节而成一岁，继论藏象，故名。

【原文】 帝曰：藏象何如？岐伯曰：心者，生之本，神之变也；其华在面，其充在血脉；为阳中之太阳[1]，通于夏气。肺者，气之本，魄[2]之处也；其华在毛，其充在皮；为阳中之太阴[3]，通于秋气。肾者，主蛰[4]，封藏之本[5]，精之处也；其华在发，其充在骨；为阴中之少阴[6]，通于冬气。肝者，罢极之本[7]，魂[8]之居也；其华在爪，其充在筋；以生血气，其味酸，其色苍[9]；此为阳中之少阳[10]，通于春气。脾、胃、大肠、小肠、三焦、膀胱者，仓廪之本，营之居也，名曰器[11]，能化糟粕转味而入出者也；其华在唇四白，其充在肌；其味甘，其色黄[12]；此至阴[13]之类，通于土气。凡十一藏，取决于胆也。

【校注】

[1] 阳中之太阳：前"阳"，指部位，即膈以上；后"阳"，指功能特性以及所应季节阴阳之气的多少。下同。心居膈上阳位，其性属火，通于夏气，夏为太阳之气，故心为阳中之太阳。

[2] 魄：指与生俱来的本能活动和感觉，如屈伸、啼哭、吸吮、痛痒等。

[3] 阳中之太阴："太阴"，《甲乙经》、《太素》及《新校正》均作"少阴"，为是。肺居膈上阳位，其性收敛、肃降，应于秋气，秋为少阴之气，故为阳中之少阴。

[4] 蛰：冬季动物伏藏不出谓"蛰"。此指肾藏精的功能，亦有生机内藏之意。

[5] 封藏之本：肾应冬藏之气，其脏所藏之精为人体生长、发育和生殖的物质基础，宜藏不宜妄泄，故称肾为封藏之本。

[6] 阴中之少阴："少阴"，《甲乙经》、《太素》及《新校正》均作"太阴"，为是。肾居膈下阴位，功能藏精，应于冬气，冬为太阴之气，故为阴中之太阴。

[7] 罢（pí）极之本：指肝具有任劳勇悍的特性。

[8] 魂：指与神相随的低级意识活动，诸如幻觉、恍惚、梦境、夜游之类。

[9] 其味酸，其色苍：《新校正》云："详此六字当去。"与上下文例不合、文义不接，可从。

[10] 阳中之少阳：《甲乙经》、《太素》及《新校正》均作"阴中之少阳"，为是。肝居膈下阴位，主升发，应与春气，春为少阳之气，故为阴中之少阳。

[11] 器：容器。比喻胃、肠、三焦、膀胱等为空腔器官，形似容器。

[12] 其味甘、其色黄：《新校正》云："详此六字当去。"与上下文例不合、文义不接，可从。

[13] 至阴：脾属土，土为阴，主运水湿，故为至阴。至，极也。亦谓脾居中焦，在阳位至阴位之间；脾主长夏，四季由阳至阴，故称至阴。至，到也。可合参。

【按语】

何谓藏象及藏象学说？藏象，就是脏腑藏于内不可见，但其生理功能的征象表现于外而可见。通过对外在征象的观察与分析，以探求、了解内在脏腑的物质结构与生理功能及其与经脉形体、气血精神，以及自然联系的学术理论，就是藏象学说。而以外测内、以象测脏的方法，则是《内经》研究人体最基本的方法。千百年来，《内经》的藏象学说理论一直广泛地、直接地指导着中医的临床实践，是中医学理论的核心，具有极其重要的理论价值和实践价值。

《内经》藏象学说的整体观是什么？即以五脏为中心的机体内环境及其与自然外环境的协调统一。《内经》认为，人是由五脏系统所组成的有机统一体，在每一个系统中，以一个脏为中心，包含着三个生理结构即脏、腑、形体组织，它们依靠本系统的生理功能所化生、贮藏的精气血津的滋养而成形，通过征象（神）显示于外，并以经脉为联系的通道构成一个完整的系统，进而构成整个的人体结构和生命活动。所以一个完整的脏腑系统绝不是各组织与物质结构上简单的连接、功能上简单的叠加，而是有着共同物质基础的结构体系和生理协同作用的功能体系。同时，每一个系统分别通过对自然界的物质需求及其特征的相似性，而与自然变化有着对应的紧密联系，正所谓"嗜欲不同，各有所通"（《素问·六节藏象论》）。而在五脏系统中又存在着以心为主宰，在心的支配、调节下相互促进、协调的整体性。这种人体内环境及其与外环境的两个协调统一，构成了《内经》藏象学说的基本原理和独特的整体观念。

如何理解"凡十一藏，取决于胆"？对此之解，从古至今各陈己见，尚无定论。如王冰、马莳等以《灵兰秘典论》为据，从中正、决断立论，参与精神情志活动为说。大量的临床实践也证明，胆与精神情志及气机调节有密切关系，胆病失于决断，可引起许多精神情志方面的疾病，如《灵枢·邪气脏腑病形》说："胆病者……心下淡淡，恐人将捕之"，《素问·奇病论》将"数谋虑不决"归于"胆虚"。《中藏经》认为："胆者，中精之府也，号将军，决断出于此焉……实则伤热，热则惊怖，精神不安，卧起不宁"。李杲从天人相应观点入手，从胆木应春之升发立论，认为"胆者，少阳春生之气，春气升则万化安，故胆气春升，则余藏从之"。张志聪《素问集注》亦持此说。张介宾则以通达阴阳立论，其在《类经》云："足少阳为半表半里之经，亦曰中正之官，又曰奇恒之腑，所以能通达阴阳，而十一脏皆取乎于此也。"皆因其经位于"半表半里"，能奉心阳而下达，领肾气而上贯，外可通肌表，内可及脏腑，从而有提上下升降之机，掌内外出入之途，即"通达阴阳"的功能。《素问·阴阳离合论》所谓"少阳为枢"，义犹如此。

今人有从校勘角度，认为本句非经文原有，纯系后人所增或所注窜入。近年来，较多学者认为"十一"乃"土"字之误，"凡十一藏，取决于胆也"即"凡土藏取决于胆也"。古书乃竖列传抄，疑将"土"字一分为二。观原上下文，本句紧接"此至阴之类，通于土气"之后，所谓"至阴之类"则是上文所确指的脾与传化五腑；"通于土气"，则寓指均具有"化糟粕转味而入出"的功能。既然此者皆"通于土气"，因此，统称其为"土脏"符合逻辑。而"土得木而达"（《素问·宝命全形论》），即须赖肝胆之疏泄，方使传化之畅达。而《灵枢·四时气》："邪在胆，逆在胃，胆液泄则口苦，胃气逆则呕苦"，《灵枢·邪气藏府病形》："胆病者，善太息，口苦，呕宿汁"等，也从病理角度反证了胆泄胆汁于肠胃以"化水谷"，以促进腑气通降以"行化物"的功能。从临床实践看，凡胆病总或多或少地兼见胃、肠、膀胱、三焦等气机逆滞的证候，而治疗胆病所常用的大小柴胡汤、蒿芩清胆汤、茵陈蒿汤、胆道排石汤等著名方剂，俱是在调理（肝）胆之气的同时，兼有疏通、畅达"土脏"气机的作用。如蒿芩清胆汤，虽以清泻胆热为主，但同时又能降逆和胃、疏利膀胱；而用大柴胡汤加减治疗热淋、石淋亦屡见报道。这均可视为是"凡土藏取决于胆"理论的具体运用。

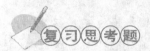

1. 如何理解生之本、气之本、封藏之本、罢极之本、仓廪之本，及其临床意义？
2. 五脏的生理特性在临床上有何意义？
3. 藏象学说的整体观有哪些内容？

五藏别论篇第十一

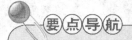

要点导航

1. 五脏的主要功能是"藏精气而不写",具有"满而不实"的特点。

2. 六腑的主要功能是"传化物而不藏",具有"实而不满"的特点。

3. 奇恒之腑因"藏而不写"的功能特点与六腑相反,又不在五脏之列,故名。

4. 气口,属手太阴肺经,因脾胃化生的水谷精微须仰赖肺的宣发以布散全身,故可以反映全身脏腑精气的盛衰变化。

【题解】

本篇所论内容和论述方法与《内经》其他有关讨论藏象的文章有别,故名。

(一)

【原文】黄帝问曰:余闻方士,或以脑髓为藏,或以肠胃为藏,或以为府。敢问更相反[1],皆自谓是。不知其道,愿闻其说。岐伯对曰:脑、髓、骨、脉、胆、女子胞[2],此六者,地气之所生也,皆藏于阴而象于地[3],故藏而不写[4],名曰奇恒之府[5]。夫胃、大肠、小肠、三焦、膀胱,此五者,天气之所生也,其气象天,故写而不藏。此受五藏浊气[6],名曰传化之府[7]。此不能久留,输写者也。魄门亦为五藏使[8],水谷不得久藏。所谓五藏者,藏精气而不写也,故满而不能实[9]。六府者,传化物而不藏,故实而不能满[10]也。所以然者,水谷入口,则胃实而肠虚;食下,则肠实而胃虚。故曰:实而不满,满而不实也。

【校注】

[1] 敢问更相反:冒昧地提出相反的观点。敢,自谦词,即冒昧。

[2] 女子胞:即子宫。

[3] 藏于阴而象于地:指奇恒之腑蓄藏阴精的作用与大地载藏万物相似。两"于"是音节助词,无义。阴,阴精。

[4] 写:通"泻",传泻、输泻的意思。下同。

[5] 奇恒之府:与常腑不同的腑。奇,异也。恒,常也。

[6] 此受五藏浊气:传化之腑具有接受五脏气化后废物的功用。浊气,指五脏气化程中产生的废物。

[7] 传化之府:饮食物消化传导的场所。王冰注:"言水谷已入,糟粕变化而泄出,不能久久留

住于中，但当化已输泻令去而已，传泻诸化，故曰传化之府也。"

[8] 魄门亦为五藏使：指肛门的启闭功能受五脏之气的支配。魄，通"粕"。肛门排泄糟粕，故称魄门。使，役使。

[9] 满而不能实：指五脏贮藏精气的特点是保持盈满，但不能壅滞不畅。张介宾注："精气质清，藏而不泻，故但有充满而无积实。"

[10] 实而不能满：指六腑传化水谷的基本特点是虚实更递，不能满滞不行。

【按语】

脏、腑，其划分标准是什么？本节指出脏藏腑泻的功能特点是脏腑划分的标准。五脏禀受于地气，属阴，象大地以载藏化育万物，藏而不泻，其特点是五脏贮藏的精气贵在盈满，但不可壅塞不畅，故曰"满而不能实"。五脏所贮藏的精气，是供养脏腑组织器官与形体，维持人体生命活动的基本物质，不可无故丢失。五脏精气充盈，身体强健；五脏失藏，精气不足，就会产生各种虚证，临床治疗用补益的方法以助其恢复。如《难经》说："损其肺者，益其气；损其心者，调其营卫；损其脾者，调其饮食，适其寒温；损其肝者，缓其中；损其肾者，益其精"。需要指出的是补益不可壅滞，故在用党参、黄芪、白术、地黄、芍药等补益之品的同时，常佐以木香、陈皮、香附等理气之药。六腑禀受于天气，属阳，象天主施泻一样，泻而不藏。其传化特点是"胃实而肠虚"，"肠实而胃虚"，不能肠胃同时皆实，否则即为"满"，故曰"实而不能满也"。六腑不断消化饮食物，同时将消化后的糟粕排出体外，以通为用。因此，通腑导滞，以恢复其"传化"功能是为常用之治法，后世所谓"六腑以通为补"即由此而来。当今临床上用通腑攻下的方法治疗急性阑尾炎、急性肠梗阻等急腹症取得显著疗效，便是此理论临床应用的具体实例。

如何认识脏藏腑泻的理论？本节经文所述脏藏腑泻的功能特点只是相对而言，五脏主藏精，藏中也有泻；六腑传化物，泻中也有藏。五脏的泻，首先体现在五脏将所藏之精输布于周身以资其养。如脾气散精，将水谷精微转输于肺；肺将水谷精气似"雾露之溉"敷布于全身；心主运行血脉，将血液输送到全身；肝之藏血，则根据身体对血的需要进行调控；肾满乃溢泻。显而易见，五脏如若不泻，周身不得其养，是必失养而衰，故五脏藏中寓泻。又如五脏不输精于六腑，六腑失养，则传导失常。故临床有胃阴不足、肠液枯涸等虚证，治疗可虚则补其脏，用滋阴润燥增液之法，可选何首乌、地黄、玄参、麦冬等补精养液之品。五脏的"泻"，还表现为五脏气化后所产生之浊气，泻之六腑由其输泻而出。若六腑传导异常，五脏的浊气不能及时排出体外，就会产生五脏实证。因此，临床上可用通腑法治疗五脏实证，如治疗心火亢盛的导赤散、用木通利水导心火从小便而出，而泻青丸则是通过大黄、栀子使肝火从大小便而出。六腑的藏，主要体现在协同完成饮食物的受纳、消化、吸收和糟粕排泄过程中，水谷在胃肠中有足够的停留时间才能分清泌浊。否则，水谷入口即出，则滑泻无度，故六腑并非只泻不藏，只是"不得久藏"。

何谓奇恒之腑？奇恒之腑是《内经》有关内脏分类中的一类，因其有别于一般所称的五脏与六腑而名。本节指出奇恒之腑属阴而静，其功能特点是"藏而不写"；六腑属阳而动，其功能特点是"写而不藏"，两者恰恰相反。然而，奇恒之腑虽可藏蓄阴精，却不化生阴精，故也不能划归于五脏之列，故而单列于脏与腑之外。事实上，从"或以脑髓为藏，或以肠胃为藏，或以为府"来看，说明当时脏腑概念还较混乱，本篇将人体内脏分为三类也只是当时的一家之言，《内经》论奇恒之腑也仅见于本篇。其理论意义在于强调脑、髓、骨、脉、胆、女子胞在人体生命活动中的重要作用；至于临床意义，则因骨、髓、脑属于肾，脉属于心，女子胞隶属于肝肾，胆又为六腑，故治疗则从相关脏腑着手。

如何理解"魄门亦为五藏使"？旨在揭示大便虽由肛门排泄，却要受五脏的支配，属于整体观念在生理上的一种体现。正常情况下，肛门启闭功能，受心神的主宰，肝气的条达，脾气的升提，肺气的宣降，肾气的固摄，方能不失常度。因此，肛门的功能不仅反映了消化道功能正常与否，还反映了五脏的功能状况。五脏功能失调，可导致肛门启闭异常而见泄泻、便秘等病证。故临床上便秘、泄泻等病证多与五脏功能失调有关，治疗以调五脏而畅大便。如情绪抑郁，肝失疏泄，可致泄泻或便秘，治疗时香附、柴胡、芍药等疏肝解郁之药可用；肾阳亏虚，温煦无权，可出现五更泄泻或寒结便秘，治疗时附子、补骨脂、吴茱萸可选。反之，大便排泄失常也可影响五脏的气机升降，故五脏的病证亦可以通腑泻浊的方法来取效。如治疗肝炎重症及肾功能衰竭，常用大黄荡涤肠胃贯穿治疗始终；急、慢性支气管炎、阻塞性肺气肿，或痰浊蒙蔽心窍的癫狂等疾病，在辨证用药的基础上加清泻大肠、开通魄门的大黄、芒硝、枳实等，其效常佳。

（二）

【原文】帝曰：气口[1]何以独为五藏主？岐伯曰：胃者水谷之海，六府之大源也。五味入口，藏于胃，以养五藏气，气口亦太阴[2]也。是以五藏六府之气味，皆出于胃，变见[3]于气口。故五气入鼻，藏于心肺，心肺有病，而鼻为之不利也。

凡治病必察其下[4]，适其脉，观其意志，与其病也。拘于鬼神者，不可与言至德[5]；恶于针石者，不可与言至巧[6]；病不许治者，病必不治，治之无功矣。

【校注】

[1] 气口：指腕部桡骨内侧脉动之处，是诊脉部位，又称脉口、寸口。张介宾注："气口之义，其名有三：手太阴，肺经脉也，肺主气，气之盛衰见于此，故曰气口；肺朝百脉，脉之大会聚于此，故曰脉口；脉出太渊，其长一寸九分，故曰寸口。是名虽三，而实则一耳。"

[2] 气口亦太阴：气口本在手太阴肺经之上，此处用"亦"，当指足太阴。张介宾注："然则胃气必归于脾，脾气必归于肺，而后行于藏府营卫，所以气口虽为手太阴，而实即足太阴之所归，故曰气口亦太阴也。"

[3] 见：通"现"，显现之意。

[4] 必察其下：《太素》作"必察其上下"，可从。上察"鼻"等，下察"魄门"，乃整体审察之义。

[5] 至德：医学道理最为科学。

[6] 至巧：针石治病最为巧妙。

【按语】

为什么切寸口脉动可以诊全身疾病？主要因为寸口脉既可反映脾胃功能的强弱，也可反映五脏六腑、全身气血的盛衰。本段经文指出胃是水谷之海，饮食五味入口，经脾胃的共同作用化生为精微物质，营养五脏六腑；寸口脉虽为手太阴肺经所过，但肺宣发布散的水谷精微却来源于脾胃所化之精微，因此，寸口部位也反映着脾胃功能的盛衰。同时，五脏六腑精气都源于脾胃，脾胃功能强弱及脏腑精气盛衰变化状况都能反映于寸口，故从寸口脉象变化可判断五脏的病变。加之寸口部位乃肺经的经穴"经渠"和输穴"太渊"所在，太渊是肺经的输穴又代原穴、原穴能够反映元气的盛衰，经穴是经脉之气流经最旺盛的地方，故寸口部位气血的变化最显著，从而更能敏感的反映脏腑病变。此论实乃后世诊脉独取寸口的理论依据之一。

如何理解"拘于鬼神者，不可与言至德"？本节不仅强调了诊病必须要上下、脉神等整体审察，即四诊合参，体现了《内经》一贯的诊法原则，更反映了《内经》鲜明的反对鬼神的态度与唯物思想。事实上，迷信鬼神之人，就会对疾病的发生与防治产生错误的认识，由此而拒绝正确的治疗，斯时若强行施治，其效必因其不配合而不显。对此，只有从思想认识上转变态度，回到科学的认识上来，才会接受与配合医生的诊治。也只有如此，医学的科学作用才得以显示，此即本节意义之所在。

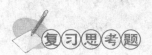
复习思考题

1. 何为脏、腑、奇恒之腑，其分类的基本依据与临床意义是什么？
2. 如何理解"魄门亦为五藏使"，及其辨证与治疗的指导意义？
3. 为什么气口可以"独为五藏主"？

异法方宜论篇第十二

【题解】

本篇论述了由于五方地理气候、风俗习惯等不同，导致了体质上的差异与发病特点上的不同，治疗上必须因地制宜，各有所适，故名。

【原文】黄帝问曰：医之治病也，一病而治各不同，皆愈，何也？岐伯对曰：地势使然也。

故东方之域，天地之所始生[1]也，鱼盐之地，海滨傍水，其民食鱼而嗜咸，皆安其处，美其食[2]。鱼者使人热中[3]，盐者胜血[4]，故其民皆黑色疏理[5]，其病皆为痈疡，其治宜砭石[6]。故砭石者，亦从东方来。

西方者，金玉之域，沙石之处，天地之所收引[7]也，其民陵居而多风，水土刚强，其民不衣而褐荐[8]，其民华食而脂肥[9]，故邪不能伤其形体，其病生于内，其治宜毒药[10]。故毒药者，亦从西方来。

北方者，天地所闭藏之域[11]也，其地高陵居，风寒冰冽，其民乐野处而乳食，藏寒生满病，其治宜灸焫[12]。故灸焫者，亦从北方来。

南方者，天地所长养[13]，阳之所盛处也，其地下，水土弱，雾露之所聚也，其民嗜酸而食胕[14]，故其民皆致理[15]而赤色，其病挛痹，其治宜微针[16]。故九针者，亦从南方来。

中央者，其地平以湿，天地所以生万物[17]也众，其民食杂而不劳，故其病多痿厥寒热，其治宜导引按蹻[18]。故导引按蹻者，亦从中央出也。

故圣人杂合以治，各得其所宜，故治所以异而病皆愈者，得病之情，知治之大体也。

【校注】

[1] 始生：太阳由东而升，带来阳光和温暖，万物才会生长繁荣，所以古人认为阳气生发从东方开始。

[2] 安其处，美其食：久居此地而已适应其居住与饮食习惯；亦指其地物产丰富，故居处安宁、食物味美。

[3] 热中：热积于内。

[4] 盐者胜血：盐味咸，咸入血，少则养，过则害。过多食盐则伤血。

[5] 疏理：皮肉腠理疏松。

[6] 砭（biān）石：上古的治疗工具，用石头制成的尖石、石针或扁而有刃的石块。

[7] 收引：此指风急气冷。太阳由西而降，气温变冷，所以古人认为阳气收敛于西方。收，收敛；引，劲急。

[8] 不衣而褐荐：不讲究穿衣，只披着兽皮或麻草编织的短衣。不衣，指不穿棉、绸之类的衣服。褐，兽毛或粗麻制成之短衣。荐，草席。

[9] 华食而脂肥：指吃鲜美的酥酪、肉类食物，而致形体肥胖。华，鲜美。

[10] 毒药：此泛指能治病的所有药物。

[11] 北方者，天地所闭藏之域：北方气候寒冷，万物收藏，所以古人认为北方是阳气闭藏的地方。

[12] 灸焫（ruò）：用艾炷灸治。

[13] 南方者，天地所长养：南方气候炎热，万物生长较快，常年繁茂，所以古人认为南方是阳气长养的地方。

[14] 胕：胕，通"腐"。此指经过发酵的食物，如豉、酢、酱之类，也指熟食。

[15] 致理：腠理致密。亦谓乃"疏理"之误。王冰注："酸味收敛，故人皆肉理密致。"张琦注："致理疑误。"西、北属阴，病生"于内"、"藏寒"，皆在体内；东、南属阳，病为"痈疡"、"挛痹"，皆在形体。以此推理，可从。

[16] 微针：指下句中的九针。九针，古代用于针刺治疗的九种针具，详见《灵枢》的《九针十二原》、《九针论》等篇。

[17] 中央者，其地平以湿，天地所以生万物：中央地区气候温和，最适宜万物的生长、繁殖，所以古人认为中央是阳气化生的地方。

[18] 导引按跷：古代用来保健和治病的方法，如气功、按摩、健身操之类。

【按语】

如何理解"杂合以治，各得其所宜"？其基本精神就在于因地、因人、因病的不同，全面掌握，综合分析，区别对待，治之以适宜的疗法，才能取得最佳的疗效。就发病而言，本篇指出地理有五方高低之分，气候有寒热燥湿之异，各地居民也有着自己的生活习惯、偏爱嗜好，因此其体质特征，发病种类各不相同。从整体上比较，各地域的发病特点也就是其发病的普遍规律，而成其为该地域的地方病、多发病、常见病。如北方气候寒冷，地势较高，咳嗽、哮喘等发病率较高；南方气候潮湿，地势较低，著痹、湿疹等病则很常见。从具体上讲，即使是相同的疾病，不同地域的病人由于其发病及其病机特点各不相同，其具体的表现也不尽相同。从治疗上讲，或砭石、或毒药、或灸焫、或微针、或按跷，都必须根据地域的气候特点、生活习惯、具体体质、发病特点等的不同，而采取最适宜的治疗措施。即使是药物，亦因此而异。如北方人感冒，多因风寒，常用麻黄、桂枝等辛温药物；南方人感冒，多因风热，常用银花、连翘等辛凉药物。又如以长江流域论，四川在西，以附子为常用食品，医家用乌、附动辄数两，用麻黄、柴胡动辄数钱；江苏在东，用乌、附罕见，用麻黄、柴胡也仅以分计。这不仅体现了《内经》因地、因人、因病施治的辨证论治精神，而且对后世体质学说的形成与发展也产生了深远影响。此外，还要求医生尽量掌握各种不同的治病方法和治疗手段，在临床中才能根据病情需要，或药、或针、或灸，或以一法为主、参以他法，灵活选用最适合病人病情的治疗；对于病情复杂的重症痼疾，还要采取多种治法相互结合的综合疗法，以提高疗效，加速病人的康复。只有"得病之情，知治之大体"，才能成为"圣人"。可见"杂合以治"是《内经》的辩证法思想在治疗学中的一大体现，更是中医治病必须坚持的一个重要原则。

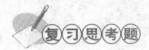 复习思考题

1. 怎样理解五方地域的地理、气候及人们的生活习惯对人体的生理与发病的影响？
2. 请试述"杂合以治，各得其所宜"的临床运用？

汤液醪醴论篇第十四（节选）

要点导航

1. 神气在疾病的治疗和转归中有着重要意义。汤液醪醴、毒药、砭石、针艾等只是治疗的手段、工具和方法，能否产生治疗作用，关键在于病人神的盛衰。

2. 形成内伤水肿的直接成因是"津液充郭"、即水液积聚，而导致水液积聚的内在病机是"五藏阳以竭"，其治则是"平治于权衡"和"去宛陈莝"，具体的治疗方法为"缪刺"、"开鬼门"、"洁净府"，护理时要注意"温衣"、"微动四极"。

【题解】

汤液和醪醴都是古代由五谷制成的酒类，其中清稀淡薄者为汤液，稠浊甘甜者为醪醴。本篇首先论述了汤液醪醴的制作方法和治疗作用，故名。

（一）

【原文】帝曰：形弊血尽而功不立[1]者何？岐伯曰：神不使[2]也。帝曰：何谓神不使？岐伯曰：针石，道也[3]。精神不进，志意不治，故病不可愈[4]。今精坏神去，营卫不可复收。何者？嗜欲无穷，而忧患不止，精气弛坏，荣泣卫除[5]，故神去之而病不愈也。帝曰：夫病之始生也，极微极精，必先入结于皮肤。今良工皆曰：病成名曰逆，则针石不能治，良药不能及也。今良工皆得其法，守其数[6]，亲戚兄弟远近[7]音声日闻于耳，五色日见于目，而病不愈者，亦何暇不早乎？岐伯曰：病为本，工为标，标本不得[8]，邪气不服，此之谓也。

【校注】

[1] 形弊血尽而功不立：形体败坏，气血竭绝，治疗无效。弊，败坏。尽，耗竭。

[2] 神不使：神气衰败，对各种治疗都不能作出反应。

[3] 针石，道也：毫针和砭石是治疗疾病的工具，其中蕴含着深刻的道理和规律。

[4] 精神不进，志意不治，故病不可愈：《甲乙经》无三个"不"字。《新校正》云："按全元起本云：'精神进，志意定，故病可愈。'"可参。

[5] 精气弛坏，荣泣（sè）卫除：泣，同"涩"。精气败坏，营卫之气运行凝涩，丧失了正常功能。

[6] 守其数：遵循治病的规律与法则。

[7] 远近：偏义复词，此言其近。

[8] 病为本，工为标，标本不得：病人的机体为本，医生的治疗措施为标，如果病人神机衰败，则不能使医生的治疗发挥应有的作用。

【按语】

神气在疾病的治疗和转归中有何意义？本节指出汤液、醪醴、毒药、砭石、针艾等只是治疗的手段、工具和方法，是否能产生治疗作用，关键在于病人神的盛衰。事实上，在临床中有时会遇见虽然辨证准确，处方恰当，治疗无误，但没有见到疗效，究其原因，就是"神不使"造成的。对此，张介宾阐述颇详："凡治病之道，攻邪在乎用针药，行药在乎神气。故治施于外，则神应于中，使之升则升，使之降则降，是其神之可使也。若以药剂治其内而藏气不应，针艾治其外而经气不应，此其神气已去，而无可使矣，虽竭力治之，终成虚废已尔，是即所谓不使也。"显而易见，一切治疗措施作用于人体，而起反应者在于神，神存则效，神败罔效。是以《灵枢·本神》云："是故用针者，察观病人之态，以知精神魂魄之存亡，得失之意，五者已伤，针不可以治之也"，故"凡刺之法，先必本于神"。这种重视神气的学术思想在其他篇章中也反复提及，如《灵枢·天年》云："失神者死，得神者生"，《素问》的《移精变气论》、《本病论》云："得神者昌，失神者亡。"可见，神气在疾病的治疗和转归中有着重要的意义。

如何理解"病为本，工为标"？古今医家大致有三种解释。其一，病人的神机为本，医生的治疗措施为标。程士德等持此观点。其二，病人为本，医生为标，"标本不得"指病人和医生不配合。王冰、吴崑、张介宾等持此观点。其三，疾病为本，医生的治疗手段为标。杨上善等持此观点。以上各有道理，结合上下文意，此处当以第一种观点义胜，意在强调神气在疾病的治疗和转归中的重要作用。

（二）

【原文】帝曰：其有不从毫毛而生，五藏阳以竭[1]也。津液充郭，其魄独居[2]，孤精于内，气耗于外[3]，形不可与衣相保[4]，此四极急而动中[5]，是气拒于内，而形施于外[6]，治之奈何？岐伯曰：平治于权衡[7]，去宛陈莝[8]，微动四极，温衣，缪刺[9]其处，以复其形。开鬼门，洁净府[10]，精以时服[11]，五阳已布[12]，疏涤五藏。故精自生，形自盛，骨肉相保，巨气乃平[13]。帝曰：善。

【校注】

[1] 其有不从毫毛而生，五藏阳以竭：有的水肿不是由外感邪气所致，而是由五脏阳气被阻遏所致。竭，阻遏。

[2] 津液充郭，其魄独居：郭，同"廓"。水液充满胸腹，泛溢肌肤，患者阳气阻遏，水液独盛体内。津液、魄，此均指水液。

[3] 孤精于内，气耗于外：水液独盛于体内，阳气耗散于体外。精，此指水液。

[4] 形不可与衣相保：水肿的身体与原有的衣服不相称。保，适合、相称。

[5] 四极急而动中：四肢极度浮肿而中气喘动。四极，四肢。

[6] 气拒于内，而形施于外：水气格拒于体内，而形体浮肿变易于外。拒，格拒。施，通"易"，变易。

[7] 平治于权衡：调节阴阳的偏盛偏衰而使之平衡协调。平，调节、调理。权衡，平衡、协调。

[8] 去宛陈莝（cuò）：祛除郁积于体内的陈腐水液。莝，本义为斩草、锄草，引申为铲除。宛，通"郁"，郁积、郁结。陈，陈腐。

[9] 缪刺：病在左而刺右，病在右而刺左的刺络法。

[10] 开鬼门，洁净府：发汗、利小便的治疗方法。鬼门，汗孔。净府，膀胱。

[11] 精以时服：精气恢复正常运行。服，行。

[12] 五阳已布：五脏的阳气得以正常的布散。

[13] 巨气乃平：人体的正气恢复正常。巨气，即正气。

【按语】

内伤水肿何以产生？本节指出，由于"五藏阳以竭"，即阳气被遏，不能气化和布散水液，以致"津液充郭"，即水液积聚，泛溢肌肤，发为水肿。

内伤水肿如何治疗？本节提出其基本原则是"平治于权衡"与"去宛陈莝"。前者旨在协调阴阳，以针对导致水液积聚的内在病机，属于治本。后者旨在排除陈积的水液，以针对水液积聚、即水肿的直接成因，属于治标。如此标本兼顾，自然可使"五阳已布"，水去肿消。具体的治法，则外用"缪刺"，内用"开鬼门"、"洁净府"的方法。所谓"缪刺"以及"温衣"、"微动四极"，都意在疏通阳气，恢复气化，属于"平治于权衡"的体现。而"开鬼门"、"洁净府"，则意在祛水消肿，属于"去宛陈莝"的体现。后世对此多有发挥，如张机在《金匮要略》中云："腰以下肿，当利小便；腰以上肿，当发汗乃愈。"皆在视水聚之处，就近外除。实与《素问·阴阳应象大论》所谓"其高者，因而越之；其下者，引而竭之"，即因势利导的原则一脉相承。临床上，根据寒热虚实辨证论治，如属风热犯肺、以头面先肿或甚之阳水者，用越婢汤宣肺清热、疏散水湿；属脾、肾阳虚，以腰以下先肿或甚之阴水者，用实脾饮、真武汤之类温补脾、肾、利水消肿等，都是在此指导下的具体运用。此外，"温衣"以保暖顾护阳气，"微动四极"以助行阳气，亦可视为护理上的要求，对后世水肿病的护理，亦有着重要的影响。

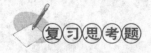
复习思考题

1. 如何理解"神不使"在治疗中的重要性？
2. 请试述内伤水肿的病机与治疗？

脉要精微论篇第十七（节选）

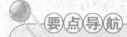

> 1. 诊病的两个基本原则：平旦诊脉，诸诊合参。
> 2. 切脉、望色、察目、闻声、问疾、观形等，诊病的原理与具体的应用。
> 3. 脉象随四时阴阳消长而变化的原理、表现与重要性。

【题解】

本篇论述了望、闻、问、切四种诊察疾病的方法及要领，重点论述了脉诊精深的原理和微妙的诊法，故名。

（一）

【原文】黄帝问曰：诊法[1]何如？岐伯对曰：诊法常以平旦。阴气未动，阳气未散[2]，饮食未进，经脉未盛，络脉调匀，气血未乱，故乃可诊有过之脉[3]。

切脉动静，而视精明[4]，察五色，观五藏有余不足，六府强弱，形之盛衰，以此参伍[5]，决死生之分。

夫脉者，血之府[6]也。长则气治[7]，短则气病[8]，数则烦心[9]，大则病进[10]，上盛则气高，下盛则气胀[11]，代则气衰[12]，细则气少[13]，涩则心痛[14]，浑浑革至如涌泉[15]、病进而色弊[16]，绵绵其去如弦绝，死[17]。

【校注】

[1] 诊法：律以下文，此指脉诊。

[2] 阴气未动，阳气未散：二句可作互文理解。平旦初醒，未食与劳，亦无过激的情志变化，人体阴阳未被扰动和耗散，处于相对安定状态。

[3] 有过之脉：即有病之脉。马莳注："盖人之有病，如事之有过误，故曰有过之脉。"

[4] 精明：指眼睛和眼神。

[5] 参伍：彼此相参互证。张介宾注："参伍之义，以三相较谓之参，以五相类谓之伍。盖彼此反观，异同互证，而必欲搜其隐微之谓。"

[6] 脉者，血之府：经脉是血气的汇聚和流通之处。

[7] 长则气治：脉来体长、超过本位，表示气血平和而无病。长，长脉。治，正常平调。

[8] 短则气病：脉来体短、不及本位，主气血不足之病。短，短脉。

[9] 数（shuò）则烦心：脉来疾快、一息六至，主病为热，热则心烦不安。数，数脉。

[10] 大则病进：脉来满指粗大，说明疾病正在发展。大，大脉。

[11] 上盛则气高，下盛则气胀：寸部脉搏过盛，表示气逆于上所致的喘满之症；尺部脉搏过盛，表示气滞于下所致的腹胀之症。张介宾注："上为寸，上盛者，邪壅于上也；气高者，喘满之谓；关尺为下，下盛者，邪滞于下，故腹为胀满。"

[12] 代则气衰：脉来缓弱而有规则的间歇，主脏气衰弱。代，代脉。

[13] 细则气少：脉来细小如丝，主诸虚劳损、血气衰少。细，细脉。

[14] 涩则心痛：脉来涩滞不利，主气滞血瘀，故见心痛之症。涩，涩脉。

[15] 浑浑革至如涌泉：脉来滚滚而急，如泉水急促上涌，盛于指下。浑浑，即滚滚，水流盛大貌。革，急也。《甲乙经》、《脉经》均作"浑浑革革，至如涌泉"。可参。

[16] 色弊：气色败坏。

[17] 绵绵其去如弦绝，死：脉来微细软弱、似有似无、消失突然如弓弦断绝，为脏气衰竭、生机已尽，故主死。王冰注："绵绵，言微微似有，而不甚应手也。如弦绝者，言脉卒断，如弦之绝去也。"

【按语】

临床上如何诊病？本节提出诊病的两个基本原则：平旦诊脉，诸诊合参。前者之意，乃因平旦之时人睡刚醒，尚未劳作和进食，亦未过激的情志变化，阴阳、气血、脏腑等，没有受到除疾病外其他因素的干扰，机体内外环境处于相对平静的状态，所诊察出的脉象能如实地反映出病气对脏腑经脉气血的影响，有利于疾病的正确诊断。当然，在临床实际中，全部要求平旦诊脉不太现实。其实，"诊法常以平旦"的精神实质，在于强调一个"静"字，即在诊脉时既要有相对安静的内环境，即病人要平静保持"气血未乱"；也要有相对安静的外环境，即就诊环境，病人才能保持平静。而对医生来讲，更要排除杂念，心平气和，全神贯注。只有尽可能排除非疾病因素对病人以及医生的影响，才能获取准确的病情资料。后者之意，旨在要求全面诊察，充分运用诊者的眼、耳、口、鼻、手等器官，多层次、多角度、广泛地收集临床资料，彼此相参互证，才能全面掌握病情，把握病势，判断预后。正如清代医家李延昰所说："望闻问切，犹人有四肢也。一肢废不成其为人，一诊缺不成其为医。"皆因望闻问切各有长短，切不可偏执一诊。

脉诊的基本原理是什么？本节指出"夫脉者，血之府也"，简明扼要地指出脉诊察病的原理。脉既是气血汇聚之处，也是气血运行的道路，而气血的盈虚通滞又与脏腑功能密切相关，故而脏腑功能之常异、气血之盛衰通滞等变化，皆可通过脉象反映出来，从而为诊察疾病提供可靠的依据。

临床上如何运用脉诊？本节例举了十余种脉象的特点及其临床意义。其中，长脉主气血充盛，为平脉；短、数、大、上、下、代、细、涩等为病脉；浑浑革至如涌泉、绵绵其去如弦绝等为死脉。由此提示医生在脉诊时，一要注意脉动的频率快慢，如"数则烦心"；二要注意脉动的节律齐差，如"代则气衰"；三要注意脉象的体态，如上、下、长、短是论脉位的不同，浑浑、绵绵是论脉势的强弱，大脉、细脉是论脉体的阔狭，涩脉是论流利的程度等。所有这些，对为后世脉诊的发展有着重要的启迪。

（二）

【原文】夫精明五色者，气之华也[1]。赤欲如白裹朱[2]，不欲如赭[3]；白欲如鹅羽，不欲如盐；青欲如苍璧[4]之泽，不欲如蓝[5]；黄欲如罗裹雄黄[6]，不欲如黄土；黑欲如重漆色[7]，不欲如地苍[8]。五色精微象见矣，其寿不久也[9]。

夫精明者，所以视万物，别白黑，审短长。以长为短，以白为黑，如是则精衰矣。

【校注】

[1] 精明五色者，气之华也：两目神气和面部五色，为五脏精气表露于外的征象。姚止庵注："精明以目言，五色以面言。言目之光彩精明，面之五色各正，乃元气充足，故精华发见于外也。"

[2] 白裹朱：形容面部隐然红润而不外露。白，通"帛"，白色的丝织物。朱，朱砂。

[3] 赭：代赭石，其色赤而晦暗不泽。

[4] 苍璧：青色的玉石，碧绿明润有光泽。

[5] 蓝：蓝草，干后变暗蓝色，可加工成靛青，作染料。

[6] 罗裹雄黄：喻指为黄中透红之色。罗，丝织物的一种。

[7] 重漆色：漆器反复上漆，黑而明亮。重，反复。

[8] 地苍：青黑色的土地，黑而枯槁。张介宾注："地之苍黑，枯暗如尘。"

[9] 五色精微象见矣，其寿不久也：五脏之真脏色外露，败象显现，故预后不良。见，同"现"。

【按语】

面色目神反映了什么？经文指出"夫精明五色者，气之华也"，表明颜面之色泽与两目之神采，是脏腑气血精华反映于外的征象。《灵枢·邪气藏府病形》云："十二经脉，三百六十五络，其血气皆上于面而走空窍，其精阳气上走于目而为睛。"《灵枢·大惑论》谓："五藏六府之精气，皆上注于目而为之精。"因此，观察面目的神色变化，可以测知人体脏腑气血的盛衰及预测疾病的顺逆，是中医望诊的主要内容之一。

望色诊病的要领及意义如何？本节通过具体实物的颜色对比，形象地阐明了望面部五色"欲"与"不欲"的要领，及其在疾病预后转归中的重要意义。提示大凡润泽光亮、隐然含蓄者为善色，说明气血尚充，脏腑精气内守尚未大衰，预后良好；晦暗枯槁、彰然外露者为恶色，说明气血衰败，脏腑精气衰极失守外脱，预后不良。如临床上不少慢性消耗性疾病或内脏器质性病变如肝硬化、癌肿等，在末期均表现晦滞枯槁的肤色，为难治或不治之征；至于五色突然彰然外露，俗称"回光返照"，更是危在旦夕。

察目诊病的要领及意义如何？经文指出，察目主要是诊察目之形神及视觉功能状态，是判断精气盛衰与否的重要指征。由于眼睛的神采及其视物功能与脏腑精气关系密切，故两目有神，视物清晰，辨色准确，表示脏腑精气未大衰，虽病也属轻证，预后良好；而两目无神，视物不清，长短不分，黑白不辨，提示脏腑精气衰败，病情多属危重，预后不良。

（三）

【原文】五藏者，中之守也[1]。中盛藏满[2]，气胜伤恐者[3]，声如从室中言[4]，是中气之湿[5]也。言而微，终日乃复言者，此夺气也[6]。衣被不敛，言语善恶[7]不避亲疏者，此神明之乱也。仓廪不藏者，是门户不要也[8]。水泉不止[9]者，是膀胱不藏也。得守[10]者生，失守者死。

夫五藏者，身之强也[11]。头者，精明之府[12]，头倾视深[13]，精神将夺矣。背者，胸中之府[14]，背曲肩随，府将坏矣[15]。腰者，肾之府，转摇不能，肾将惫[16]矣。膝者，筋之府[17]，屈伸不能，行则偻附[18]，筋将惫矣。骨者，髓之府，不能久立，行则振掉[19]，骨将惫矣。得强则生，失强则死[20]。

【校注】

[1] 五藏者，中之守也：五脏在内，为精神藏守之处，并各有功能职守。中，体内。守，固守、职守。

[2] 中盛藏满：腹中邪盛，气机壅滞以致脏气胀满。中，体内。藏满，内脏之气胀满。

[3] 气胜伤恐者：气机壅盛，善伤于恐。诸注不一，张琦认为"气胜五字衍文"，待考。

[4] 声如从室中言：指言语声重浊不清。

[5] 中气之湿：中焦之气为湿邪所困，气机上下交通受阻，故出现上述诸症。

[6] 言而微，终日乃复言者，此夺气也：语声低微，气不接续，很长时间才能说下一句话，是气被劫夺所致。

[7] 善恶：偏义复词，偏"恶"义，此指胡言乱语。

[8] 仓廪不藏者，是门户不要也：脾胃不能藏纳水谷，门户失去约束，大便泄泻不止。仓廪，此喻脾胃。门户，指幽门、阑门、魄门等。"要"，通"约"。张介宾注："幽门、阑门、魄门皆仓廪之门户，门户不能固，则肠胃不能藏，所以泄利不禁，脾藏之失守也。"

[9] 水泉不止：喻指小便失禁。

[10] 得守：指五脏能够藏守精、神，发挥正常的功能，即忠于职守。得，能够。

[11] 五藏者，身之强也：五脏是身体强健之本。

[12] 头者，精明之府：五脏六腑之精气皆上注于头目而有目之精光神气，故云头为精明之府。府，会聚的地方。高世栻注："人身精气，上会于头，神明上出于目，故头者精明之府。"

[13] 头倾视深：头低垂不能举，目光深陷无神。视，用作名词，指眼睛。

[14] 背者，胸中之府：背是心肺所居之处。胸中，指居于胸中之脏。张志聪注："心肺居于胸中，而俞在肩背，故背为胸中之府。"

[15] 背曲肩随，府将坏矣：随，同"垂"。背曲不能直，肩垂不能举，是脏气精微不能营于肩背，心肺失强之象。

[16] 惫：同"败"，败坏、衰败。

[17] 膝者，筋之府：膝关节为众多筋汇聚之处。张介宾注："筋虽主于肝，而维络关节以立此

身者，惟膝之筋为最，故膝为筋之府。"

[18] 偻附：身体屈曲不伸，必依附于他物而行。偻，曲也。附，依附。

[19] 振掉：震颤摇摆。

[20] 得强则生，失强则死：五脏精气旺盛，则身体强健，故生；五脏精气衰败，则身形败坏，故死。

【按语】

闻声问疾的理论依据是什么？本节指出"五藏者，中之守也"，是闻诊、问诊的理论依据。人以五脏为本，五脏主藏精气、舍神明而居守于内，为生命活动的内在基础。人体生命活动的种种外在表现，都是五脏所藏之精气神反映于外的征象。五脏精足、气充、神旺，藏而勿失，则语声、二便等功能活动正常，故曰"得守者生"；若五脏精亏、气虚、神衰，不能内守而妄泄，则语声、二便等失常，提示疾病预后不良，故曰"失守者死"。

具体如何闻声问疾？原文以举例的方法，提示了闻声问疾诊法的具体运用。闻声上，通过列举三种不同类型的音声示例，说明语音变化反映不同的病情。如声音重浊，为脾脏失守，中土壅滞，水湿不运；声低息微，言不接续，为气被劫夺，肺脏失守；衣被不敛，言语善恶不避亲疏，为神明之乱，多为心神失守。问诊上，主要以问二便为例加以阐发，如泄利不止、大便失禁，是门户不固，脾及肠胃失守；遗尿、小便失禁，为膀胱失约，肾脏失守。这种通过闻声、问症诊断五脏精气神存亡的方法有着重要的临床意义。

观形为什么可以诊病？本节指出"夫五藏者，身之强也"，这是望形体诊病的理论依据。五脏藏精气为身形强壮之根本。头、背、腰、膝、骨是代表人体形体动态的五个重要部位，是心、肺、肝、肾等五脏精气聚集之处，被称为"五府"，因此，通过观察"五府"的动静状态可以了解五脏精气的盛衰，如头垂不举、目陷无光，为五脏精气已衰、神气将失；背曲肩垂，为心肺精气衰败、不能上营；腰痛转侧困难、或不耐久立、行则摇摆振颤，为肾气将败；膝关节屈伸不利、走路弯腰扶物，为肝气败坏。这些均为五脏"失强"的体征，是脏腑精气衰竭的外在表现，预后多属不良，故谓"得强则生，失强则死"。

（四）

【原文】帝曰：脉其四时动奈何？知病之所在奈何？知病之所变奈何？知病乍在内奈何？知病乍在外奈何？请问此五者，可得闻乎？岐伯曰：请言其与天运转大也[1]。万物之外，六合[2]之内，天地之变，阴阳之应，彼春之暖，为夏之暑，彼秋之忿[3]，为冬之怒[4]，四变之动，脉与之上下[5]，以春应中规[6]，夏应中矩[7]，秋应中衡[8]，冬应中权[9]。是故冬至四十五日，阳气微上，阴气微下[10]；夏至四十五日，阴气微上，阳气微下[11]。阴阳有时，与脉为期[12]，期而相失，知脉所分，分之有期[13]，故知死时。微妙在脉，不可不察，察之有纪[14]，从阴阳始，始之有经[15]，从五行生，生之有度[16]，四时为宜。补写勿失，与天地如一，得一之情[17]，以知死生。是故声合五音，色合五行，脉合阴阳。

【校注】

[1] 其与天运转大也：此言脉象的变化与天体运转的规律相应，有同样广博精深的道理。其，指脉。大，广博精深。

[2] 六合：指上、下、东、南、西、北六个方位。

[3] 忿：喻指秋气肃杀劲急之势。

[4] 怒：喻指冬寒凛冽，北风怒号之势。

[5] 四变之动，脉与之上下：春夏秋冬四时气候的变化，脉象也随之发生相应变化。上下，指脉象的浮沉变化。

[6] 春应中规：形容春脉流畅圆滑，如规之象。规，作圆之器，取其圆滑之象。中，合也，下同。张介宾注：“规者所以为圆之器。春气发生，圆活而动，故应中规。而人脉应之，所以圆滑也。”

[7] 夏应中矩：形容夏脉洪大来盛去衰，如矩之象。矩，作方之器，喻棱角分明。马莳注：“矩者所以为方之器也。夏脉洪大滑数，如矩之象，方正而盛，故曰夏应中矩也。”

[8] 秋应中衡：形容秋脉浮毛微涩而散，如衡之象，有取平之意。衡，秤杆。马莳注：“秋脉浮毛，轻涩而散，如衡之象，其取在平，故曰秋应中衡也。”

[9] 冬应中权：形容冬脉沉石内伏，如权之状，呈下沉之势。权，秤锤。张介宾注：“冬气闭藏，故应中权，而人脉应之，所以沉石而伏于内也。凡兹规矩权衡者，皆发明阴阳升降之理，以合乎四时脉气之变象也。”

[10] 冬至四十五日，阳气微上，阴气微下：冬至一阳生，故冬至后四十五日至立春，自然界阳气逐渐盛旺，阴气逐渐消减。

[11] 夏至四十五日，阴气微上，阳气微下：夏至一阴生，故夏至后四十五日至立秋，自然界阴气逐渐盛旺，阳气逐渐消减。

[12] 期：合也。

[13] 分之有期：判断脉象变化有一定的尺度、标准。期，度也。吴崑注：“阴阳有时，有四时也。与脉为期，谓春规、夏矩、秋衡、冬权相期而至也。期而相失，谓规矩衡权不合乎春夏秋冬也。知脉所分，言病至之时，知脉之所分，肝病在春，心病在夏，肺病在秋，肾病在冬，脾病在四季，是所分者有期，故知病死之时。”

[14] 纪：纲领、要领。

[15] 经：法则，义理。

[16] 度：计算长短的标准和器具。此引申为标准。

[17] 得一之情：掌握了人与天地如一之理。

【按语】

脉何以能应四时而动？实为人与天地相参在脉象上的反映。本节从天人相应的整体观出发，根据四时阴阳的消长变化规律，阐述了脉应四时的机制及其意义。人生活在自然界中，与自然息息相关。自然界的各种变化，对人体有着十分重要的影响。随着自然界四时阴阳的消长变化，人体之脉亦随之发生着相应的改变。自然界四时阴阳的变化规律，以冬至和夏至为两个转折点，冬至一阳生，"冬至四十五日，阳气微上，阴气微下"；夏至一阴生，"夏至四十五日，阴气微上，阳气微下"。阴阳消长，四时更迭，从而有春温、夏热、秋凉、冬寒的气候特征，"四变之动，脉与之上下"，脉象规矩权衡，相期而至。

脉应四时反映了人体内外环境的和谐统一，其在说明生理、阐释病理、指导临床诊治及判断预后等方面均具有重要的意义。在生理方面，"阴阳有时，与脉为期"，脉象随四时阴阳的变化规律而呈现出周期性的正常变化。在病理情况下，如果"期而相失"，脉象与阴阳之气在四季的时间规律上不能相应而出现错乱，就可通过错乱之脉而诊知发病的脏腑部位，即"知脉所分"。同时强调诊断时要"分之有期"，即根据"规矩权衡"的四时生理脉象的标准来分析判断病理脉象的变化，以指导治疗，推测疾病预后吉凶，充分体现了《内经》天人相应的思想和因时制宜的原则。

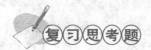复习思考题

1. "平旦诊脉"的机制和意义是什么？
2. 辨色、察目的理论依据及要点是什么？
3. 五脏"失守"与"失强"的临床表现与意义是什么？
4. 你对脉应四时的关系是怎样理解的？

平人气象论篇第十八（节选）

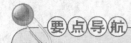

要点导航

1. 呼吸与脉搏的关系，平人脉息的至数为一呼一吸四至五次。

2. "以不病调病人"的诊脉方法，以及脉息至数的异常变化所反应的病脉、死脉及相应的疾病。

3. 脉以胃气为本，脉有胃气则为平脉，胃气少则为病脉，无胃气则为死脉；判定四时五脏平脉、病脉、死脉的要点，在于胃气的盛衰有无。

【题解】

本篇主要讨论了无病之人的脉气动象，故名。

（一）

【原文】黄帝问曰：平人[1]何如？岐伯对曰：人一呼脉再动，一吸脉亦再动，呼吸定息[2]，脉五动，闰以太息[3]，命曰平人。平人者不病也。常以不病调病人，医不病，故为病人平息[4]，以调之为法。

人一呼脉一动，一吸脉一动，曰少气[5]。人一呼脉三动，一吸脉三动而躁，尺热曰病温[6]；尺不热脉滑曰病风[7]；脉涩曰痹[8]。人一呼脉四动以上曰死；脉绝不至曰死[9]；乍疏乍数曰死[10]。

【校注】

[1] 平人：阴阳协调、气血平和、气脉正常的健康人。

[2] 呼吸定息：一呼一吸谓之息，一息既尽到换息之时为呼吸定息。张介宾注："出气曰呼，入气曰吸，一呼一吸，总名一息……呼吸定息，为一息既尽，而换息未起之际也。"

[3] 闰以太息：脉搏有余不尽而又复动一次，即"脉五动"。张志聪注："闰，余也。太息者，呼吸定息之时，有余不尽而脉又一动，如岁余之有润也。"

[4] 平息：呼吸均匀平静。

[5] 少气：一呼一吸，脉各一动，则一息二至，减于常人之半。此正气虚衰不足所致。

[6] 尺热曰病温：尺肤发热，是温热邪气壅滞于内，故可诊为温病。

[7] 尺不热脉滑曰病风：脉数滑而尺肤不热，非温热而风邪盛，故可诊为风证。

[8] 脉涩曰痹：涩为气血不调，故当病痹。

[9] 脉绝不至曰死：脉至即绝，复不再来，为脉气断绝，是五脏之精气绝竭，神气已去，故易死。

[10] 乍疏乍数曰死：数，快也。疏，慢也。脉来忽快忽慢，为阴阳衰竭、后天化源已绝，故为

死脉。高世栻注："乍疏乍数，则脉错乱之极，故死。"

【按语】

平人呼吸与脉速的关系是什么？本节提出健康人的脉律均匀，而脉速是一呼一吸脉来四次；若呼吸定息之间，脉搏又来一次则为五次，说明呼吸与脉搏的正常比率应该是1：4或1：5，同现代关于每分钟呼吸16~20次、脉搏每分钟65~85次之比的认识基本一致。这种以脉搏与呼吸比率来判断平脉、病脉、死脉的诊脉方法较易掌握，是诊脉的基本要求。历代诊脉虽有多种，如浮、沉、迟、数、大、小、缓、急、短、长、弦、滑、涩、紧、疾等，除迟、缓、数、疾之外，其他亦有迟、数之分。它不仅是辨别寒热病因与病性，也是判定阴阳盛衰之大纲，并因于它极易掌握，故一直为后世遵循，沿用至今。

临证平息调脉的基本方法是什么？本节指出医生应"为病人平息，以调之为法。"即医生通过平调自己的呼吸去测定病人脉搏的频率、节律等，这一方法历经二千多年的应用，至今不失为简便、可行和有效的方法。其依据就是"以不病调病人"，而"医不病"。显而易见，是以健康人的表现作为标准，去衡量病人的表现，这是有着科学依据与事实基础的。因为，任何异常都是正常的改变，而正常的改变必然导致相应的异常。这正是《内经》"知常达变"方法，在诊法上具体的体现与运用。当然，医生的呼吸息数，必须符合常人呼吸一息与脉率4~5动的标准，否则所测之病人的脉率就会出现相对快与慢的差误；至于医生正患喘促等病，此法之用则为不宜。

（二）

【原文】 平人之常气禀于胃[1]，胃者[2]平人之常气也，人无胃气曰逆[3]，逆者死。

春胃微弦曰平[4]，弦多胃少曰肝病[5]，但弦无胃曰死[6]。胃而有毛曰秋病[7]，毛甚曰今病[8]。藏真散于肝[9]，肝藏筋膜之气也。夏胃微钩[10]曰平，钩多胃少曰心病，但钩无胃曰死。胃而有石曰冬病，石甚曰今病。藏真通于心[11]，心藏血脉之气也。长夏胃微耎弱[12]曰平，弱多胃少曰脾病，但代[13]无胃曰死。耎弱有石曰冬病[14]，弱甚曰今病[15]。藏真濡于脾[16]，脾藏肌肉之气也。秋胃微毛[17]曰平，毛多胃少曰肺病，但毛无胃曰死。毛而有弦曰春病，弦甚曰今病。藏真高于肺[18]，以行荣卫阴阳也。冬胃微石[19]曰平，石多胃少曰肾病，但石无胃曰死。石而有钩曰夏病，钩甚曰今病。藏真下于肾[20]，肾藏骨髓之气也。

【校注】

[1] 平人之常气禀于胃：正常人的脉象应具有胃气。常气，正常的脉气。张介宾注："无太过，无不及，自有一种雍容和缓之状者，便是胃气之脉。"

[2] 胃者："胃"字下疑脱"气"字。《玉机真藏论》王冰注引有"气"字，可从。

[3] 人无胃气曰逆：人的脉象没有了胃气，是很危险的逆象。王冰注："逆，谓反平人之候也。"

[4] 春胃微弦曰平：春季的正常脉象应是有胃气而略带弦脉之象。弦脉，为春时肝主脉象。吴崑注："弦，脉引而长，若琴弦也。胃，冲和之名。春脉宜弦，必于冲和之中微带弦，是曰平调之脉。"以下"夏胃微钩"等，仿此例。

[5] 弦多胃少曰肝病：春季脉象见弦急而少柔和从容之象，为胃气衰少，肝气偏盛，故曰肝病。张介宾注："弦多者，过于弦也；胃少者，少和缓也。是肝邪之盛，胃气之衰，故曰肝病。"以下"钩多胃少"等，仿此例。

[6] 但弦无胃曰死：春季脉象只见弦急而毫无柔和从容之象，为胃气已绝，肝之真脏脉现，故预后不良。张介宾注："但有弦急而无冲和之气者，是春季胃气已绝，而肝之真藏见也，故曰死。"以下"但钩无胃"等，仿此例。

[7] 胃而有毛曰秋病：春季脉象虽来柔和，但出现了秋季的毛脉，预示秋季将会发病。张介宾注："毛为秋脉属金，春时得之，是为贼邪，以胃气尚存，故至秋而后病。"以下"胃而有石曰冬病"等，仿此例。

[8] 毛甚曰今病：春季不仅出现毛脉，而且特别明显，则不至秋季，现在就会发病。王冰注："木受金邪，故今病。"吴崑注："若脉来毛甚，则无胃气，肝木受伤已深，不必至秋，今即病矣。"二注相补，当合参。以下"石甚曰今病"等，仿此例。

[9] 藏真散于肝：春时肝木主气，故五脏真气布散于肝。脏真，五脏真元之气，即五脏精气。

[10] 钩：钩脉，即洪脉，浮盛隆起，前曲后倨，为夏时心主脉象。吴崑注："钩，前曲后倨，如带钩状也。"张琦注："钩，即洪也，浮盛隆起，中虚而圆滑，故曰钩。"二注相补，当合参。

[11] 藏真通于心：夏时心火主气，故五脏真气贯通于心。

[12] 耎弱：耎，同"软"，耎弱，此非指虚弱，乃指柔和而不劲急的脉象。为长夏脾主脉象。吴崑注："耎弱，脾之脉也。长夏属土，脉宜耎弱，必于冲和胃气之中微带耎弱，谓之平调之脉。"

[13] 代：脉来极为软弱。代脉之义，诸注不一。如王冰注："谓动而中止，不能自还也。"此与病脉之代脉相混，不可。高世栻注："代，软弱之极也。软弱极而无胃气，则曰死脉。"以本篇论四时五脏平脉言，为是。张介宾注："代，更代也。脾主四季，脉当随时而更，然必欲兼和耎，方得脾脉之平。若四季相代，而但弦、但钩、但毛、但石，是但代无胃，见真藏也，故曰死。"从脾不主时而旺四季看，可参。

[14] 耎弱有石曰冬病：长夏脉象本耎弱，但软弱之中又出现了冬季的石脉，则预示冬季将会发病。张介宾注："石为冬脉属水，长夏阳气正盛，而见沉石之脉，以火土气衰，而水反乘也，故至冬而病。"

[15] 弱甚曰今病：长夏脉象软弱特别明显，现在就要发病。王冰注："弱甚为土气不足，故今病。"弱甚，《甲乙经》、《千金方》均作"石甚"。张介宾注："弱，当作石。长夏石甚者，火土大衰，故不必至冬，今即病矣。"可参。

[16] 藏真濡于脾：长夏脾土主气，故五脏真气润泽于脾。

[17] 毛：毛脉，脉来轻浮微涩，如循羽毛，为秋时肺主脉象。吴崑注："毛，脉来浮涩，类羽毛也。秋脉宜毛，必于冲和胃气之中，脉来微毛，是曰平调之脉。"

[18] 藏真高于肺：秋时肺金主气，而肺位最高，故五脏之真气上升于肺。

[19] 石：石脉，脉沉有力，如石沉水。为冬时肾主脉象。吴崑注："石，脉来沉实也。冬脉宜石，必于冲和胃气之中，脉来微石，是曰平调之脉。"

[20] 藏真下于肾：冬时肾水主气，而肾居下焦，故五脏真气下达于肾。

【按语】

脉以胃气为本的意义是什么？"胃气"是脾胃功能的集中概括，而脉之胃气则是脾胃功能反映在脉象上的一种表现。由于脾胃为后天之本，脏腑气血生化之源，因而胃气的衰旺可决定着脏腑经脉气血的盛衰，亦可反应脏腑功能的强弱，从而关系着人的生死存亡，此即"平人之常气禀于胃，胃者平人之常气也，人无胃气曰逆，逆者死"之义。其理由有三：首先，胃气与人的生命息息相关。人之生命，靠谷气为养，谷气入胃，化生精微以养五脏气，故胃气为脏腑之本，正如《素问·玉机真藏论》所说："五藏者，皆禀气于胃，胃者五藏之本也。"其次，脉与气血相关。脉是气血汇聚流行的地方，正如《素问·脉要精微论》所云："夫脉者，血之府也。"而脾胃为气血生化之源，又如《灵枢·决气》所述："中焦受气取汁，变化而赤，是谓血。"表明气血之盛衰与胃气密切相关。第三，脉象形成机制。脏真之气必依赖胃气的涵养，才能行于经脉之中，如果胃气败绝，脏真就会暴露而出现真藏之死脉，《素问·五藏别论》："胃者水谷之海，六府之大源也。五味入口，藏于胃以养五藏气，气口亦太阴也。是以五藏六府之气味，皆出于胃，变见于气口"，《素问·玉机真藏论》："藏气者，不能自致于手太阴，必因于胃气，乃至于手太阴也。"等皆是此义。故而脉贵有胃气。

什么叫有胃气之脉象？简言之，不拘何脉，其来均应具有"柔和"之象。即如《素问·玉机真藏论》："脉弱以滑，是有胃气。"弱，柔和之意。其与《灵枢·终始》所谓："谷气来也，徐而和。"义皆相同。而本节所谓春肝"微弦"、夏心"微钩"、长夏脾"微耎弱"、秋肺"微毛"、冬肾"微石"等亦皆属此义。所谓"微"，正如张介宾所注："无太过，无不及，自有一种雍容和缓之状者"。当今中医诊断学界，多界定为凡脉来和缓、不浮不沉、不大不小、节律整齐、应手柔和有力，此乃蕴含生机之象，便是有胃气之脉。

怎样鉴别平脉、病脉、死脉？本节指出：其鉴别的关键在于脉来胃气的有无和多少，有胃气为平，胃气少为病，胃气绝则死。四时五脏之平脉均以胃气为本，各脏所主时令的平脉必兼胃气；如果本脏之气偏盛，脉象明显，而和缓从容之胃气较少，则为病脉；若只见本脏之脉，而毫无和缓从容之胃气，是胃气已竭、五脏精气外泄不藏的严重证候，故为死脉。这种脉以胃气为本的理论及其鉴别的方法，对后世脉学的发展有十分深远的影响，历代医家在运用中无不以此为宗。事实上，在临床中如西医学的心脑血管疾病，就常见弦、紧、促、结等脉象，全身虚弱则易见细小弱微等脉象；病情越重、其脉越显；而在高血压危象、心律严重失常、全身衰竭时，上述脉象则极其的坚硬、疾乱、或微弱，均无本篇所说"柔和"之征象，显而易见《内经》脉"以胃气为本"之论，确实源于坚实的临床实践。至于本节从四时五脏脉象的应至不至、不应而至、至而太过、至而不及等脉象表现，以推测发病及其预后情况，则是根据五行生克乘侮关系进行推理的，这在临床上有一定的指导意义。

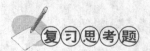复习思考题

1. 平息调脉的方法有何意义？
2. 脉以胃气为本的意义何在？

玉机真藏论篇第十九（节选）

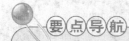

要点导航

1. 诊察脉象要重视胃气，真脏脉是胃气衰败的表现。
2. 辨别疾病的易治、难治，可以从形体、气色、脉象等多方面综合判断。
3. 脉合逆时与脉证相反的表现。
4. "五实"、"五虚"的表现与转归。

【题解】

玉机，古代观测天象的仪器。本篇主要阐述了真脏之气盛衰的诊断学意义，犹如用玉机窥测天象一般重要，故名。

（一）

【原文】黄帝曰：见真藏曰死，何也？岐伯曰：五藏者，皆禀气于胃。胃者五藏之本也。藏气者，不能自致于手太阴[1]，必因于胃气，乃至于手太阴也。故五藏各以其时，自为而至于手太阴也[2]。故邪气胜者，精气衰也。故病甚者，胃气不能与之俱至于手太阴，故真藏之气独见。独见者，病胜藏[3]也，故曰死。帝曰：善。

黄帝曰：凡治病，察其形气色泽，脉之盛衰，病之新故，乃治之，无后其时。形气相得[4]，谓之可治；色泽以浮[5]，谓之易己；脉从四时，谓之可治；脉弱以滑，是有胃气，命曰易治，取之以时[6]。形气相失，谓之难治；色夭不泽[7]，谓之难已；脉实以坚，谓之益甚；脉逆四时，为不可治。必察四难[8]，而明告之。

所谓逆四时者，春得肺脉，夏得肾脉，秋得心脉，冬得脾脉，其至皆悬绝沉涩[9]者，命曰逆四时。未有藏形[10]，于春夏而脉沉涩，秋冬而脉浮大，名曰逆四时也。病热脉静，泄而脉大，脱血而脉实，病在中脉实坚，病在外脉不实坚者，皆难治。

【校注】

[1] 手太阴：此指手太阴肺经上的寸口脉。

[2] 五藏各以其时，自为而至于手太阴也：五脏之气各按其当旺之时，随同胃气自行出现于手太阴寸口脉，而呈现弦、钩、毛、石的变化。

[3] 病胜藏：邪气胜而脏腑之精气衰。

[4] 形气相得：形体强弱与正气盛衰相一致。马蒔注："气盛形盛，气虚形虚，谓之相得，其病可治。"

[5] 色泽以浮：气色润泽明亮。张介宾注："泽，润也。浮，明也。颜色明润者，病必易已也。"

[6] 取之以时：根据不同时令选择相应的治疗方法。

[7] 色夭不泽：颜色枯槁晦暗。王冰注："夭，谓不明而恶。不泽，谓枯燥也。"

[8] 四难：即上文"形气相失"、"色夭不泽"、"脉实以坚"、"脉逆四时"。

[9] 悬绝沉涩：皆指无胃气的脉象。悬，虚浮在外而无根。绝，突然断绝而不至。沉，深沉在内而不显。涩，特别涩滞而不畅。

[10] 未有藏形：谓不见五脏主时应有之脉象，如春不见弦，夏不见钩之类。

【按语】

何谓真脏脉？真脏脉就是脉来毫无胃气，惟见脏腑真气暴露于外的脉象，正如《素问·平人气象论》所云："所谓无胃气者，但得真藏脉，不得胃气也。"寸口脉象是五脏精气盛衰在手太阴脉上的反映，由于胃为五脏之本，"五藏六府之气味，皆出于胃，变见于气口"（《素问·五藏别论》）。脉象的形成离不开胃气的滋养作用，五脏精气只有在胃气的资助下，才能按其当旺的时令与胃气共同到达手太阴寸口脉，而表现为微弦、微钩、微毛、微石的正常脉象。若真脏脉出现，脉象完全失去柔和滑利之象征，即如《素问·平人气象论》中所谓的"但弦"、"但钩"、"但毛"、"但石"之类，则意味着邪气猖盛而精气衰竭、胃气败亡，所以预后不佳。其与《素问·平人气象论》同义，皆强调了胃气在脉诊中的重要意义，两篇当合参。

如何判断疾病预后？本节指出辨别疾病治疗之难易，必须全面诊察，从形态、气色、脉象等多方面综合分析判断，以确保诊断的正确性，也是四诊合参、整体审察等原则的具体体现。若病人形体强弱与正气盛衰一致、气色明润、脉象与季节气候相顺应、脉象柔滑有胃气，其预后较好、也容易治疗；反之，若"形气相失"、"色夭不泽"、"脉实以坚"、"脉逆四时"，则多为难治、预后不佳。皆因前者五脏精气尚未大衰、邪气亦不十分强盛；后者其病理本质恰好相反之故。

脉证相反为何也属难治之证？其根本原因还是邪胜正衰。春夏阳气升发、旺盛，其脉当相对浮大，而今反沉涩，实乃邪胜内闭以致正虚不达；秋冬阳气收敛、潜藏，其脉当相对弱沉，如今反见浮大，皆因正气衰极以致外泄不藏。至于"热病"、"泄"、"脱血"、"病在中"、"病在外"等，皆以阴阳的性质来判断疾病与脉象的关系而预后。一般说来，热、实、表证属阳，阳证当见阳脉，如实、洪、大、数、浮之类；寒、虚、里证属阴，阴证当见阴脉，如虚、弱、细、迟、沉之类，是谓脉证相符，表示正气未大衰或邪气已退，故治疗较易、且预后良好。而阳证反见阴脉，阴证反见阳脉，则属脉证相反，表示正气大衰、甚至外脱，或邪气猖盛、或留恋不去，故治疗较难、且预后不良。此外，在治疗上，本节提出了"无后其时"的早期治疗思想。

（二）

【原文】黄帝曰：余闻虚实以决死生，愿闻其情。岐伯曰：五实死，五虚死。帝曰：愿闻五实五虚。岐伯曰：脉盛，皮热，腹胀，前后不通，闷瞀[1]，此谓五实。脉细，皮寒，气少，泄利前后[2]，饮食不入，此谓五虚。帝曰：其时有生者，何也？岐伯曰：浆粥入胃，泄注止，则虚者活；身汗得后利，则实者活。此其候也。

【校注】

[1] 闷瞀：心胸烦闷，眼目昏花。
[2] 泄利前后：二便失禁。

【按语】

　　如何判断疾病的虚实？本节提出实者由于邪盛，虚证因为正虚，其与《素问·通评虚实论》所论："邪气盛则实，精气夺则虚"完全一致，实为临床辨别虚证、实证的纲领。所谓"五实"，是邪气亢盛，充斥于五脏的临床表现。"前后不通"，说明邪气没有出路，猖盛于体内，一旦正气难以支撑、五脏气机闭阻，就会危及生命，所以说"五实死"。所谓"五虚"，是人体正气衰败的临床表现。"饮食不入"、"泄利前后"，说明虚衰的气血津液既不断流失，又得不到及时补充，精气竭绝而危及生命，所以说"五虚死"。皆以提示大实、大虚的病证，预后不佳。

　　"五实"、"五虚"的转机有何临床意义？祛邪以出外，扶正以存内，至为关键。本节指出"五实"证好转的征象是"身汗得后利"，说明实证的转机在于给邪气以出路，使在表之邪随汗而逐，在里之邪随二便而出，邪既已逐则正气可存、生机恢复有望。"五虚"证的转机在于"浆粥入胃，泄注止"。浆粥尚能入胃，则表明胃气尚存，人体就可得到水谷精微的资助补充；泄利停止，说明气血津液不再继续流失耗散，如此五脏精气有望恢复。可见，疾病的预后转归，取决于病势发展的顺逆，对于邪气亢盛为主的病证要及时驱邪，开通邪气的出路，例如采用汗、吐、攻下、放血等治法；对于脏腑精气虚衰的病证，要及时补充精气来源，减少气血津液的流失，尤其要重视后天之本脾胃的资生作用，以恢复胃气为前提。

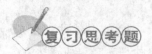复习思考题

　　1. 何谓真脏脉、一旦出现为何预后不良？
　　2. 疾病难治与易治的道理是什么？
　　3. "五实"、"五虚"为何会死、又何以可生？

经脉别论篇第二十一（节选）

要点导航

1. 饮食的运化、吸收以及精微的输布与糟粕的排泄过程。
2. 寸口脉在诊断中的意义。

【题解】

本篇虽以论述经脉病变为主，却非专论经脉的循行，与一般常论不同，故名。

【原文】食气入胃，散精于肝，淫^[1]气于筋。食气入胃，浊气归心，淫精于脉，脉气流经；经气归于肺，肺朝百脉，输精于皮毛；毛脉合精，行气于府^[2]；府精神明^[3]，留于四藏^[4]，气归于权衡，权衡以平，气口成寸，以决死生。

饮入于胃，游溢精气，上输于脾；脾气散精，上归于肺，通调水道，下输膀胱；水精四布，五经并行，合于四时五藏阴阳，揆度以为常也。

【校注】

[1] 淫：过甚、浸溢的意思，此指将满盈的精气输送出去。
[2] 府：此指血脉。
[3] 神明：此指血脉中气血的流行变化正常不乱。
[4] 四藏：具体所指何脏，前人争论不一。综观全文之义，以泛指所有的脏腑为是。

【按语】

饮食的运化、吸收及其精微的输布与糟粕的排泄是怎样的过程？总体上讲，由多个脏腑分工合作，共同完成。本节指出饮食物进入人体，经过胃的腐熟、脾的运化后，再经脾的转输而输向有关脏腑。具体转输有三条途径，其中一部分精微由脾直接布散于肝而营养于筋；而精微中的稠厚者则入归于心，然后通过经脉到肺，在肺朝百脉、主治节的作用下，宣散到全身的脉络与形体的内外，并使气血相合，实现全身气血的协调；而津液部分，经脾上输到肺后，在肺通调水道的作用下，布散全身，终至膀胱。具体如图所示。此论的意义在于，其一，气血津液的代谢虽然各脏腑功能有所侧重，如稠厚的精微以脾、心、肺为主，津液以脾、肺、肾为主，但却是多个脏腑分工合作、相互促进、协调完成。这也是《内经》整体观念，在藏象学说中的一种反映。临证治疗就必须辨清主次，并兼顾其他。其二，"合于四时五藏阴阳"，又阐明了人体内外环境统一协调的重要性。人与自然界息息相应，其五脏阴阳与生理活动及及其物质代谢等，都必须随四时寒暑的变迁，而作出适当的调节，以保证内外环境的协调统一，才不容易发生疾病。这是《内经》"天人相应"观念，在生理上的一种反映，临证治疗也就必须因时而制宜。

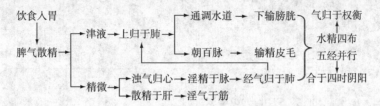

为何"气口成寸，以决死生"？实由"寸口"部位的特殊性所决定。《素问·五藏别论》云：气口"独为五脏主"，其之所以能主五脏，决死生，是由于寸口的部位在肺的经脉上，而肺"主治节"、"朝百脉"。同时，寸口处在肺经的经渠、太渊穴处，而经渠是肺经的经穴，太渊是肺经的输穴又代原穴。均是气血行经流注旺盛之所在。此外，手太阴肺经起于中焦，而"脾气散精，上归于肺"，不仅肺与脾胃关系密切，更因"五藏六府之气味，皆出于胃，而变见于气口"（《素问·五藏别论》），所以气口脉动之变化，可以反映五脏六腑、全身气血的变化，而能决死生。这也是后世诊脉"独取寸口"的理论依据之一。

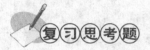 复习思考题

1. 请简述饮食在体内的代谢过程。
2. 如何理解"气口成寸，以决死生"？

太阴阳明论篇第二十九

 要点导航

1. 太阴和阳明（阴经和阳经），因其阴阳属性、循行部位、四时虚实逆从等的不同，所以其疾病的虚实变化、发病部位、证候、名称等都各自有别。

2. 胃中的水谷精微必须依赖脾的转输，才能布散到四肢百骸，充养形体。当脾病不能转输，四肢失却水谷精微的充养，则不能随意活动。

3. 脾分旺四季，以长养它脏，而不单独主某一个季节。

【题解】

本篇论述了足太阴脾与足阳明胃的生理功能、病理变化及其相互关系，故名。

（一）

【原文】黄帝问曰：太阴阳明为表里，脾胃脉也，生病而异者何也？岐伯对曰：阴阳异位[1]，更虚更实，更逆更从[2]，或从内，或从外，所从不同，故病异名也。

帝曰：愿闻其异状也。岐伯曰：阳者，天气也，主外；阴者，地气也，主内[3]。故阳道实，阴道虚[4]。故犯贼风虚邪者，阳受之；食饮不节，起居不时者，阴受之。阳受之则入六府，阴受之则入五藏。入六府则身热，不时卧[5]，上为喘呼。入五藏则瞋满闭塞，下为飧泄，久为肠澼。故喉主天气，咽主地气[6]。故阳受风气，阴受湿气[7]。故阴气从足上行至头，而下行循臂至指端；阳气从手上行至头，而下行至足。故曰：阳病者，上行极而下；阴病者，下行极而上[8]。故伤于风者，上先受之；伤于湿者，下先受之。

【校注】

[1] 阴阳异位：足太阴经循身之阴分、由下而上；足阳明经循身之阳分、由上而下。位，循行的部位和走向。

[2] 更虚更实，更逆更从：此指太阴阳明与四时的关系。春夏为阳，秋冬为阴，而阳明属阳，太阴属阴。故春夏阳明气实、太阴气虚为从，反之为逆；秋冬太阴气实、阳明气虚为从，反之为逆。更，交替不同。

[3] 阳者，天气也，主外；阴者，地气也，主内：阳经和六腑属阳，如同天气而主外；阴经和

五脏属阴，如同地气而主内。

[4] 阳道实，阴道虚：属阳的六经六腑多感外邪而多实证，属阴的阴经五脏多受内伤而多虚证。

[5] 不时卧：《甲乙经》作"不得眠"。即不能按时而入睡。

[6] 喉主天气，咽主地气：喉外连于鼻、内通于肺，吸入天空之清气；咽上连于口、下通于胃，纳入大地之五味。主，此指接受。

[7] 阳受风气，阴受湿气：风为阳邪、由上而下，人体头面与阳分最先最易感受；湿为阴邪、由下而上，人体下部与阴分最先最易感受。此与后文"伤于风者，上先受之；伤于湿者，下先受之"同义。

[8] 阳病者，上行极而下；阴病者，下行极而上：此言邪随经气循行而传变。阳经受邪而病，手经从手上传至头、足经从头下传到足；阴经受邪而病，手经从胸下传到手，足经从足上传到腹胸。马莳注："足从三阴，从足上行至腹，以至于头；而手之三阴，从藏以至于手。是以凡阴经受病者，自下行之极而复上行也。手之三阳，从手上行至头，而足之三阳，从头下至足。是以凡阳经受病者，自上行之极，而复下行也。"

【按语】

　　阴经与阳经在发病上有何不同？本节以足太阴脾经和足阳明胃经为例，阐明了整个阴经和阳经因其阴阳属性、循行部位和四时虚实逆从等的不同，所以其疾病的虚实变化、发病部位、证候、名称等都各自有别。一般而言，由于阳经和六腑属阳、主外，故贼风虚邪等致病多伤阳经和六腑，而多实证，即"阳道实"，常出现身热、不得卧、喘呼等症；阴经和五脏属阴、主内，故食饮不节、起居不时等致病多伤阴经和五脏，而多虚证，即"阴道虚"，常出现胀满、飧泄、肠澼等症。此外，因为同气相求之理，所以为阳邪之风易伤上、伤阳、伤胃；为阴邪之湿易伤下、伤阴、伤脾。至于疾病的发展趋向，本节指出一是经脉与脏腑相传，即阳经受邪传之所属之腑，阴经受邪传之所属之脏；二是经脉自身的传变，邪气则随着阴经或阳经循行部位与走向相传。掌握疾病的传变趋向，则可"早遏其路"（《素问·离合真邪论》），不令猖獗泛滥，缩短治疗过程，提高临床疗效有重要意义。

　　"阳道实，阴道虚"有何重要意义？除指阳经与六腑、阴经与五脏一般性病理特点外，还精辟地指出了胃与脾的病理特点。胃为腑，属阳，阳明经多气多血，既病多从热化、燥化，而以热证、实证居多；纵然是虚证，亦因津液易伤，而多津亏、阴虚。脾为脏，属阴，太阴经气血相对不足，既病多从寒化、湿化，而以寒证、虚证居多；纵然是实证，常因阳被湿困，而多寒湿。后世如《伤寒论》中阳明病以白虎汤、承气类为要，太阴病以理中汤、建中类为主，以及温病学派中的中焦阳明燥化证、太阴湿化证等，显然与本论有关。

（二）

【原文】帝曰：脾病而四支不用[1]，何也？岐伯曰：四支皆禀气于胃，而不得至经[2]，必因[3]于脾，乃得禀也。今脾病不能为胃行其津液[4]，四支不得禀水谷气，气日以衰，脉道不利，筋骨肌肉，皆无气以生，故不用焉。

帝曰：脾不主时[5]，何也？岐伯曰：脾者土也，治中央，常以四时长[6]四藏，各十八日寄治，不得独主于时也[7]。脾藏者，常著胃土之精也[8]。土者，生万物而法天地，故上下至头足，不得主时也。

帝曰：脾与胃以膜相连耳，而能为之行其津液，何也？岐伯曰：足太阴者，三阴[9]也，其脉贯胃属脾络嗌，故太阴为之行气于三阴[10]。阳明者，表也，五藏六府之海也，亦为之行气于三阳[11]。藏府各因其经而受气于阳明，故为胃行其津液。四支不得禀水谷气，日以益衰，阴道不利，筋骨肌肉无气以生，故不用焉[12]。

【校注】

[1] 不用：此指不能随意活动。

[2] 不得至经：胃虽能腐熟水谷，却不能把其精微输到经脉。《太素》作"径至"，可参。

[3] 因：依赖、依靠之意。

[4] 津液：此泛指水谷精微。

[5] 脾不主时：脾不能只主某一个时令。

[6] 长：同"掌"，主也，此乃滋养之义。

[7] 各十八日寄治，不得独主于时也：肝主春、心主夏、肺主秋、肾主冬，由于脾不单独主某一个季节，而在四时之中各旺十八日。寄，借贷、依附之义。四时本为他脏所主，故谓寄。

[8] 脾藏者，常著胃土之精也：胃土中的水谷精微，要依靠脾气的转输才能布散出去，与上文"必因于脾"，下文脾"能为之行其津液"同义。著，昭著、显示，此乃使之昭著、显示之义。

[9] 三阴：此指足太阴。

[10] 太阴为之行气于三阴：脾将胃中水谷精微转输到厥阴、少阴、太阴经。之，指胃。

[11] 亦为之行气于三阳：脾也将胃中的水谷精微转输到少阳、阳明、太阳经。

[12] 四支不得禀水谷气……故不用焉：与上文重复，疑为衍文。

【按语】

为什么"脾病而四肢不用"？经文指出根本在于脾失转输精微、以致四肢失养之故。脾胃在结构上以膜相连，在经脉上相互联络，互为表里。胃虽能受纳、腐熟水谷，却不能自行布散水谷之精微；必须通过"脾气散精"（《素问·经脉别论》）的作用，才能把水谷精微转输到四肢百骸，充养全身上下。因此，当"脾病不能为胃行其津液"之时，四肢失却水谷精微的充养，以致不能随意活动。此论不仅指出了脾与胃的密切关系，也揭示了脾具有转输、升清的生理功能、脾主四肢的原理，其在临床上的指导意义重大。如肌肉枯萎、功能丧失之痿病、以及西医学所说的重症肌无力病之类，根据本论治以健脾、益气、升清的补中益气汤方类，常获良效即是。

为什么"脾不主时"？实乃脾主运化、转输水谷精微，形体无时无刻不需其滋养之故。脾者，"仓廪之官，五味出焉"（《素问·灵兰秘典论》），如同能生万物之土，而能化生水谷之精微，凡人之脏腑形体、也无论春夏秋冬，须臾离不开水谷精气的充养，故必"以四时长四藏",而不能专主某一个时令。《素问·玉机真藏论》所谓:"脾脉者,土也,孤藏以灌四傍者也。"其义与此相同。至于"各十八日寄治",实乃从五行角度,将一年五分之而言,无须拘泥。

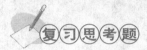

复习思考题

1. 请简述阴经与阳经各自在发病上的特点?
2. 如何全面理解"阳道实,阴道虚"?
3. 如何理解"脾病而四支不用"、"脾不主时"?

热论篇第三十一

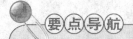

要点导航

1. 外感热病的命名与热病六经传变的规律及其临床表现。

2. 外感热病的治疗大法："各通其藏脉"、"未满三日者，可汗"、"已满三日者，可泄"，以及"治遗"的原则与治暑的禁忌。

3. 热病的护理要点：热甚不可"强食"，病热少愈不可"食肉"。

4. 伤寒成温的分类。

【题解】

本篇对热病的概念、病因病机、传变规律、六经证候、治则、预后、饮食禁忌等方面作了专门的系统阐述，故名。

（一）

【原文】 黄帝问曰：今夫热病者，皆伤寒[1]之类也，或愈或死，其死皆以六七日之间，其愈皆以十日以上者，何也？不知其解，愿闻其故。岐伯对曰：巨阳者，诸阳之属[2]也。其脉连于风府[3]，故为诸阳主气[4]也。人之伤于寒也，则为病热，热虽甚不死，其两感[5]于寒而病者，必不免于死。

【校注】

[1] 伤寒：病名，此为外感四时邪气所致热病的总称。寒，此泛指四时六淫之邪。

[2] 巨阳者，诸阳之属：此指太阳统率诸阳。巨阳，即太阳。

[3] 风府：穴位名，位于后项正中、入发际一寸处，属于督脉。

[4] 为诸阳主气：是所有阳气的统率，与"诸阳之属"义同。杨上善注："诸阳者，督脉、阳维脉也。督脉，阳脉之海，阳维，维诸阳脉，总会风府，故属于太阳，故足太阳脉为诸阳主气。"张介宾注："太阳经脉覆于巅背之表，故主诸阳之气分。"可合参。

[5] 两感：互为表里的两经同时受邪而俱病。即后文中的巨阳与少阴俱病、阳明与太阴俱病、少阳与厥阴俱病。

【按语】

外感热病就是伤寒吗？本篇开首即云："今夫热病者，皆伤寒之类也。"明确指出一切外感热病皆属于伤寒的范畴。由于人体感受了以寒为主的六淫邪气，正气奋起抗邪，正邪交争，阳气郁遏不通，故而发热；至于单独感受寒邪，则因寒主收引以致腠理闭塞，阳气郁而不宣，亦可发热。显而易见，所谓"热病"是指以发热为主症的一大类疾病；而之所以又命名为"伤寒"，则是从症状上讲称"热病"，从病因上讲称

"伤寒"，都是《内经》病证的分类方法，只是角度不同而已。

怎样理解伤寒的含义？伤寒的含义，有广义与狭义之别。广义伤寒，泛指感受四时邪气引起的外感热病；狭义伤寒，指感受寒邪引起的外感热病。《难经·五十八难》云："伤寒有五：有中风、有伤寒、有湿温、有热病，有温病。"前一伤寒即为广义伤寒，乃所有外感热病的统称，如张介宾所注云："然有四时不正之气，随感随发者，亦曰伤寒……故凡系外感发热者，皆伤寒之类。"后一伤寒乃狭义伤寒，仅指感受四时之寒邪而致发热者。

外感热病为什么"热虽盛不死"？正气尚未大衰，足能抗邪之故。一切外感病的发展与预后，皆取决于邪正斗争的力量对比，正胜邪衰则病退，邪胜正衰则人亡，伤寒热病亦不例外。太阳经是全是身阳气的大会，主持一身之阳气，为三阳之表。热病初始，邪客肌表，正未大衰，足以与邪抗争，故尽管热甚而预后良好。此外，还由于邪正交争于肌表，邪气尚未入内，只要用辛凉发散的方法，药如桑叶、银花、连翘、薄荷等，方如银翘散、桑菊饮等，使邪从外解，即可病愈，此亦即"不死"之义。

外感热病为什么"两感于寒而病者，必不免于死"？邪胜正衰、失于抗病之故。两感于寒，表里两经同时发病，邪气猖盛，不仅肌表闭阻、阳郁不通，更因邪气深入而使脏腑气血大衰，机体抗病能力大大下降，以致预后不良。至于原文的"不死"与"死"，只是相对而言，意在病情有轻重、预后有吉凶、治疗有易难而已。

（二）

【原文】帝曰：愿闻其状。岐伯曰：伤寒一日[1]，巨阳受之，故头项痛，腰脊强。二日阳明受之，阳明主肉，其脉侠鼻，络于目，故身热[2]目痛而鼻干，不得卧也。三日少阳受之，少阳主胆，其脉循胁络于耳，故胸胁痛而耳聋。三阳经络，皆受其病，而未入于藏[3]者，故可汗而已。四日太阴受之，太阴脉布胃中，络于嗌[4]，故腹满而嗌干。五日少阴受之，少阴脉贯肾，络于肺，系舌本，故口燥舌干而渴。六日厥阴受之，厥阴脉循阴器而络于肝，故烦满而囊缩[5]。三阴三阳，五藏六府皆受病，荣卫不行，五藏不通，则死矣。

其不两感于寒者，七日巨阳病衰，头痛少愈；八日阳明病衰，身热少愈；九日少阳病衰，耳聋微闻；十日太阴病衰，腹减如故，则思饮食；十一日少阴病衰，渴止不满[6]，舌干已而嚏；十二日厥阴病衰，囊纵，少腹微下[7]，大气[8]皆去，病日已矣。

【校注】

[1] 一日：此指热病发展或转愈过程中的次序和阶段，非为具体的日数。下文中的二日、三日……十一日、十二日等，义同。

[2] 身热：此指身体发热特别厉害。张介宾注："伤寒多发热，而独此云身热者，盖阳明主肌肉，身热尤甚也"。

[3] 未入于藏：阳经连于腑、主表，阴经连于脏、主里，故虽三阳经络皆受病邪，但邪仍在形体之表，尚未入里入阴。

[4] 嗌：即咽喉。

[5] 烦满（mèn）而囊缩：心中烦闷，阴囊收缩。满，同"懑"，即闷。

[6] 不满：《甲乙经》无此二字，且上文少阴病中无"满"症，故有注谓此乃衍文；亦有注据后文"两感"条中有"烦满"，故谓此乃不再烦满，可参。

[7] 囊纵，少腹微下：阴囊不再收而松缓，少腹不再拘急亦渐渐舒缓。

[8] 大气：此指邪气。王冰注："大气，谓大邪之气"。

【按语】

不两感于寒的外感热病传变规律是什么？本节指出伤寒在经之邪内传的一般规律是按太阳、阳明、少阳、太阴、少阴、厥阴的次序，而由表入里，由阳入阴。其受邪后的传变顺序何以如此，张介宾所注十分明白："人身经络，三阳为表，三阴为里。三阳之序，则太阳为三阳，阳中之阳；阳明为二阳，居太阳之次；少阳为一阳，居阳明之次，此三阳为表也。三阴之序，则太阴为三阴，居少阴之次；少阴为二阴，居太阴之次；厥阴为一阴，居少阴之次，此三阴为里也。其次序之数，则自内而外，故各有一二三之先后者如此。又如邪之中人，必自外而内……此所以邪必先于皮毛，经必始于太阳，而后三阴三阳五藏六府皆受病。"张机所创的伤寒病六经辨治体系，其基本的传变规律与此相同。然而，由于患者有体质的差异、邪气有质量的区别等，在受到外感邪气侵害时，则不尽按此而发病或传变。如有的发病可始于三阳经的阳明或少阳、甚至三阴经的太阴、少阴或厥阴，更有因正气不足而表里两经同时感邪发病，即出现"两感"症状；亦有一经未愈，另一经又现，或隔一经、甚至两经而传变的。这些都在张机伤寒辨治体系中，得到了具体的体现，所谓的"直中"、"合病"、"并病"、"越经传"等即是。

伤寒六经的主症是什么？本节以各经脉循行部位为依据，主要表现为该经循行所过的症状。太阳经脉从头下项，挟脊抵腰中，受邪则经脉气血不畅，以致"头项痛，腰脊强"。阳明主肌肉，其阳又最盛，邪入阳明，故全身壮热不退；阳热炽盛于外，阳气不得入于阴分，故不得卧；经脉所过，故目痛而鼻干。邪入少阳，少阳经脉属胆，胆脉所过，故有胁痛耳聋等症。太阴脉属脾络胃从腹上行挟咽，邪气侵入太阴经，故腹满而嗌干。少阴属肾，肾为水脏，邪热灼之，津液不足，故口燥舌干而渴。肝脉循阴器，邪入厥阴，邪热伤于阴分，故为烦满而致囊缩。所要指出，以上所言之六经病证，皆属实证、热证，其中三阳经病证为表热证，三阴病证为里热证。张机的《伤寒论》，以本篇六经分证的思想为依据，进一步从病性、病位与邪正消长等的关系出发，补充了寒证和虚证，对各经的经证、腑证以及各种变证、坏证等，都作了详细的论述，且理、法、方、药、护齐备。不仅是对本论证候分类思想的丰富和发展，也体现了本论的实践指导价值。至于本节所谓的"不两感于寒"的转愈，其意在提示热病在演变过程中，只要机体的正气尚未大衰，尚有一定的自愈倾向而已。其具体的时间也只是个大概，不可拘泥；此外更应根据病情予以积极恰当的治疗，不可消极等待疾病的自愈。

（三）

【原文】帝曰：治之奈何？岐伯曰：治之各通其藏脉[1]，病日衰已矣。其未满三日者，可汗而已；其满三日者，可泄而已[2]。

帝曰：热病已愈，时有所遗[3]者，何也？岐伯曰：诸遗者，热甚而强食之，故有所遗也。若此者，皆病已衰而热有所藏，因其谷气相薄[4]，两热相合[5]，故有所遗也。帝曰：善。治遗奈何？岐伯曰：视其虚实，调其逆从[6]，可使必已矣。帝曰：病热当何禁之？岐伯曰：病热少愈，食肉则复，多食则遗[7]，此其禁也。

帝曰：其病两感于寒者，其脉应与其病形[8]何如？岐伯曰：两感于寒者，病一日则巨阳与少阴俱病，则头痛口干而烦满；二日则阳明与太阴俱病，则腹满身热，不欲食谵言[9]，三日则少阳与厥阴俱病，则耳聋囊缩而厥[10]。水浆不入，不知人，六日死[11]。帝曰：五藏已伤，六府不通，荣卫不行，如是之后，三日乃死，何也？岐伯曰：阳明者，十二经脉之长也，其血气盛，故不知人，三日其气乃尽，故死矣。凡病伤寒而成温者，先夏至日者为病温，后夏至日者为病暑。暑当与汗皆出，勿止[12]。

【校注】

[1] 治之各通其藏脉：疏通发生病变的各脏腑经脉。

[2] 其未满三日者，可汗而已；其满三日者，可泄而已：其病还在太阳、阳明、少阳阶段的，可以用发汗之法而治愈；其病已在太阴、少阴、厥阴阶段的，可以用泻热之法治愈。张介宾注："凡传经络之邪，未满三日者，其邪在表，故可以汗已。满三日者，其邪传里，故可以下已。"

[3] 遗：病有所留，余热不尽。杨上善注："遗，余也。大气虽去，犹有残热在藏府之内外。"

[4] 薄：同"搏"，纠结。

[5] 两热相合：病之余热与新食谷气之热相合。

[6] 视其虚实，调其逆从：根据经脉气血之虚实，虚证当补，实证当泻。王冰注："审其虚实而补泻之，则必已。"

[7] 病热少愈，食肉则复，多食则遗：热病始退，尚未痊愈，过早吃肉就会旧病复发，过多饮食就会余热不退。王冰注："热虽少愈，犹未尽除，脾胃气虚，故未能消化，肉坚食驻，故热复生。复，谓复旧病也。"

[8] 脉应与其病形：脉象与病的症状相呼应。

[9] 谵言：胡言乱语，语无伦次。

[10] 厥：此指四肢逆冷。

[11] 水浆不入，不知人，六日死：开水、米汤之类灌之不进，且神志昏迷、人事不知，病势多危，预后不好。

[12] 暑当与汗皆出，勿止：因暑邪随汗泄而外出，故不可止汗。高世栻注："暑，热之极也。暑热之病，汗出而散；温热之病，亦当汗出。故暑当与汗皆出勿止，汗虽多不可止之也"。

【按语】

外感热病如何治疗？本节指出总的治疗原则是"各通其藏脉"，而具体的治法又以发汗与泄热为主。所谓"通"，根据病在何脏经脉，即用针刺方法疏通其经脉，即"随经而分治"。所以如此，实因为热病之主症为发热，而发热又因阳气被邪气所闭、郁遏而生，故疏通经脉以使气血畅通，不仅发热可退，亦可逐邪外出。至于发汗与泄热，则是根据病程的长短与病邪的深浅而为，原文提示邪气尚在三阳之表，表当用发汗解表法，而当邪气入三阴之里则当用清泄里热法。所有这些以及"治遗"的"视其虚实，调其逆从"，都体现了《内经》一贯的辨证论治与因势利导的治疗观念。而《伤寒论》在此基础上，提出的汗、吐、下、和、温、清、消、补等法，则是对本论内容的丰富和发展。

伤寒热病遗复与饮食禁忌有何意义？简言之，促使痊愈、避免复发，意义重大。本节提示热病刚始减退，尚未痊愈，正气尚未完全恢复，脾胃虚弱，运化力差，此时如果强食肉类或暴饮暴食，不仅难于消化，还可使未尽之余热与谷气之热两相结合，以使热邪反炽，而热病复发或余热迁延不去。《伤寒论》之"食复"、"劳复"与此相一致。事实上，在临床上某些高热病人，因食肉类或不易消化之油腻食物，而使热不易消退，或在病愈后因饮食不注意调摄而使热病复发者并不少见。因此，热病患者必须注意饮食方面的护理与调摄，这对于尽早恢复正气、促使彻底康复、防止疾病复发等方面，都有着十分重要的意义。

两感发病的主症及预后是什么？由于两感发病是互为表里的两经同时发病，故而其主症也表现为所病两经的证候同时出现；其病情多重，预后较差。"两感"病的发生，多因正气亏虚、邪气强盛，以致发病急快、迅速入里、病情严重，其不仅有实、热证，也有虚、寒证，而一旦发展至"五藏已伤，六府不通，营卫不行"，胃"气乃尽"则预后不良。

胃气盛衰在热病过程中有何意义？本节指出胃气的盛衰在热病的发展与预后中有着决定生死存亡的重要意义。这是因为胃为水谷之海，气血之源，"五藏者，皆禀气于胃"（《素问·玉机真藏论》）。而阳明之气出于胃，气血最盛，凡十二经脉皆受气于阳明，故为"十二经脉之长"。但当"水浆不入"，则表示胃气已衰竭、则阳明气亦尽，全身气血随之源绝，十二经脉无气所受，五脏亏虚，荣卫不行，就很难生还。显然，热病的预后，不仅取决于邪正的盛衰，亦取决于胃气的存亡。《伤寒论》中时时不忘保护胃气、处处强调不伤胃气的观点与作法，实与本论一脉相承。

外感热病为何有病温与病暑的区别、暑病治疗的禁忌是什么？本节指出温病和暑病之分，只是由于发病时间不同而有别。夏至之前所发者为温病，夏至之后所发者为暑病。至于暑病的治疗，本节明确指出暑病虽有汗出而切不可止。《素问·生气通天论》云："因于暑，汗"，其因暑性升散疏泄所致。由于暑邪亦随汗而出，故不可止。若以止汗，暑热则不能外散而内闭，其病必然加重。暑热之治，当以清暑、益气、生津为主，如《温热经纬》中的清暑益气汤甚佳。

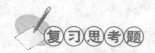复习思考题

1. 请简述伤寒的含义与六经的传变。

2. 为什么说人之伤于寒，"热虽甚不死"，两感于寒则"必不免于死"？

3. 如何理解"胃气"盛衰在热病中的意义？

4. 如何理解"遗热"、"食复"产生的机制与指导意义？

评热病论篇第三十三（节选）

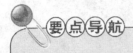

要点导航

阴阳交的概念、病机、表现与预后。

【题解】

本篇详细评议了阴阳交、风厥、劳风、风水等病的病因病机、临床表现、治则治法以及预后转归，因其皆属于热病的范畴，故名。

【原文】 黄帝问曰：有病温者，汗出辄[1]复热，而脉躁疾不为汗衰，狂言，不能食，病名为何？岐伯对曰：病名阴阳交[2]，交者死也。帝曰：愿闻其说。岐伯曰：人所以汗出者，皆生于谷，谷生于精。今邪气交争于骨肉而得汗者，是邪却而精胜[3]也。精胜则当能食而不复热；复热者邪气也，汗者精气也。今汗出而辄复热者，是邪胜也；不能食者，精无俾[4]也。病而留者，其寿可立而倾也。且夫《热论》曰：汗出而脉尚躁盛者死。今脉不与汗相应，此不胜其病也，其死明矣。狂言者是失志，失志者死。今见三死[5]，不见一生，虽愈必死也。

【校注】

[1] 辄（zhé）：犹"即"，立刻、随即。

[2] 阴阳交：阳邪在表不解，由阳分深入阴分，与阴精交结不解，以致阴精耗竭的危重证候。张介宾注："以阳邪交入阴分，则阴气不守，故曰阴阳交。"

[3] 邪却而精胜：病邪退却，精气胜复。却，犹"退"。《甲乙经》作"退"，可证。

[4] 俾：补益。《说文》："俾，益也。"

[5] 三死：指在汗出辄复热的同时，所出现的不能食、脉躁疾、狂言三症。杨上善注："汗出而热不衰，死有三候：一不能食；二犹脉躁；三犹失志。"

【按语】

何谓阴阳交？原文确指乃阳热邪气在表不解，由阳分深入阴分，与阴精交结不解，以致阴精耗竭的危重证候，属于温热病过程中的一种逆证。其基本病机是热邪炽盛、阴精衰竭、邪盛正衰，病位在里、深及骨肉，病情凶险。就其表现而言，汗出之后，若邪能随汗而出故不再发热，阴阳交之所以"辄复热"，不仅因热邪未能随汗而解，更因阴精虚衰益甚，并由此衍生出"三死"之逆症。所谓脉躁疾，此乃邪盛留恋、迫血妄行之故；不能食，实为胃气衰败之征，更因此而致阴精化源匮乏；狂言，则是热扰心神、神明失守之象。正因为阴精已竭、正气大衰，而邪热依盛、留恋不去，故而"其寿可立而倾也"、"其死明矣"。然而，本证候虽然病情严重，预后凶险，却并非"虽愈必死"。如大剂使用益气增液等甘凉之剂而使之获救者，也非绝无可能。正如吴瑭在《温病条辨》中所说："《经》谓必死之症，谁敢谓生，然药之得法，有可生之理。"至于预后，温病汗出不再发热，若见脉静身凉，是谓脉与汗相应，表示邪已随汗而出；能食，表示胃气尚存，阴精化源未断；神清，表示心神尚未昏乱。以此所见则为佳兆，皆因正虽已衰、阴虽已伤，然邪气也去，尚有恢复之机，故为不幸中之万幸。而本节所论实为预后之凶兆。显而易见，后世温病学派崇尚顾护津液，强调"留得一分津液，便有一分生机"的理论，以及"热病以救阴为先，救阴以泄热为要"的治疗法则与相应方药等，无一不是受此的影响，而作了进一步的发挥。

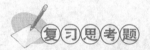

请试析阴阳交的病因病机、临床表现以及预后？

咳论篇第三十八

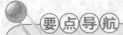

1. 肺咳的病因：一因外感，二由内伤，外内合邪，伤肺所致。

2. "五藏六府皆令人咳，非独肺也"；咳病与季节关系密切。

3. 咳病可分为肝、心、脾、肺、肾五脏咳与胆、胃、大肠、小肠、三焦、膀胱六腑咳；并遵循着由脏及腑的传变规律。

4. 咳病的治疗原则是"治藏者治其俞，治府者治其合，浮肿者治其经"。

【题解】

本篇专论咳病的病因病机、证候分类、传变规律及治疗原则，故名。

（一）

【原文】黄帝问曰：肺之令人咳，何也？岐伯对曰：五藏六府皆令人咳，非独肺也。帝曰：愿闻其状。岐伯曰：皮毛者，肺之合也，皮毛先受邪气，邪气以从其合也。其寒饮食入胃，从肺脉上至于肺，则肺寒，肺寒则外内合邪[1]，因而客之，则为肺咳。五藏各以其时受病[2]，非其时[3]，各传以与之[4]，人与天地相参，故五藏各以治时[5]，感于寒则受病，微则为咳，甚则为泄、为痛。乘[6]秋则肺先受邪，乘春则肝先受之，乘夏则心先受之，乘至阴则脾先受之，乘冬则肾先受之。

【校注】

[1] 肺寒则外内合邪：肺寒是由外感寒邪和内伤寒饮相合所致。外，此指外感寒邪。内，此指内伤寒饮。

[2] 五藏各以其时受病：五脏分别在各自所主的季节里感邪而发病。

[3] 非其时：不是肺所主的秋季。

[4] 各传以与之：肝、心、脾、肾在各自所主的季节里，受邪发病后，分别传变于肺以致咳病。

[5] 治时：五脏各自所主的季节。

[6] 乘：趁也。

【按语】

咳病是如何引起的？本节指出其成因有二，一因外感寒邪，经由皮毛与肺之合，外寒由表入里，内传到肺；二因内伤寒饮食，内寒经由肺脉由下而上，上至于肺，外内之寒邪相合闭阻于肺，以致肺气失于宣肃、气逆为咳。故张介宾说："咳嗽之要，止惟二证，何谓二证，一曰外感，一曰内伤，而尽之矣。"由是凡治咳病首当辨清是外感所发，或是内伤所致。

为什么"五藏六府皆令人咳"？本节从整体观的角度提出，咳病虽然是肺脏受邪、肺气上逆的病理表现，但五脏六腑的病理改变，亦可导致肺气上逆而发生咳病，从而提出了"五藏六府皆令人咳，非独肺也"的著名论断，这也是《内经》整体观念在病理学上的反映。因为，"肺者，藏之长也，为心之盖也"（《素问·痿论》），又"朝百脉"（《素问·经脉别论》），其他脏腑的病理变化皆能导致肺失宣降而咳。故陈念祖说："咳嗽不止于肺，亦不离乎肺也。"因此，临床辨证必须辨清是肺本脏所病，还是他脏的病变所累。除本脏病变外，若因肝火上犯、脾虚不济、肾虚水逆等所致者，则应采用诸如佐金平木、培土生金、温肾利水等法以治。其实，本篇所提出的"五藏六府皆令人咳"，仅仅是以咳嗽示例，给后世辨证论治树立了榜样，旨在告诫任何病证都应全面考虑五脏六腑与之的整体关系，惟有从整体联系而准确把握病机的实质，才能做到有的放矢，治病求本。至于本节所示咳病与季节的关系，一方面是通过五脏各自主时受邪发病，进而影响到肺，从发病的角度强化了"五藏六府皆令人咳"的观点；另一方面也揭示了五脏对相应季节时邪的易感性，亦是人与自然整体联系在发病观上的反映，从而也启示了治疗必须因时而制宜。

（二）

【原文】帝曰：何以异之？岐伯曰：肺咳之状，咳而喘息有音，甚则唾血。心咳之状，咳则心痛，喉中介介如梗状[1]，甚则咽肿喉痹[2]。肝咳之状，咳则两胁下痛，甚则不可以转，转则两胠[3]下满。脾咳之状，咳则右胁下痛，阴阴[4]引肩背，甚则不可以动，动则咳剧。肾咳之状，咳则腰背相引而痛，甚则咳涎[5]。帝曰：六府之咳奈何？安所受病？岐伯曰：五藏之久咳，乃移于六府。脾咳不已，则胃受之，胃咳之状，咳而呕，呕甚则长虫[6]出。肝咳不已，则胆受之，胆咳之状，咳呕胆汁。肺咳不已，则大肠受之，大肠咳状，咳而遗失[7]。心咳不已，则小肠受之，小肠咳状，咳而失气[8]，气与咳俱失。肾咳不已，则膀胱受之，膀胱咳状，咳而遗溺[9]。久咳不已，则三焦受之，三焦咳状，咳而腹满，不欲食饮。此皆聚于胃，关于肺[10]，使人多涕唾[11]，而面浮肿气逆也。

帝曰：治之奈何？岐伯曰：治藏者治其俞[12]，治府者治其合[12]，浮肿者治其经[12]，帝曰：善。

【校注】

[1] 喉中介介如梗状：咽部不舒如同有物梗塞。

[2] 喉痹：指咽喉肿痛，吞咽不利之病证。

　　[3] 胠（qū）：腋下胁肋部。

　　[4] 阴阴：即隐隐。

　　[5] 涎：清稀痰涎。

　　[6] 长虫：蛔虫。

　　[7] 遗失：失，《甲乙经》、《太素》均作"矢"，矢通"屎"，为是。遗矢，此指大便失禁。

　　[8] 失气：即矢气，俗称放屁。

　　[9] 遗溺：溺，同"尿"。遗溺，此指小便失禁。

　　[10] 聚于胃，关于肺：水饮经口纳入而汇聚于胃；水湿经肺脉上逆而停积于肺。

　　[11] 涕唾：此指痰液。《内经》无"痰"字，以"涕唾"代之。

　　[12] 俞、合、经：此均指"五输穴"中的输穴、合穴、经穴。五输穴，即井、荥、输、经、合，乃是分布在肘、膝关节以下，十二正经上的特殊穴位，详见《灵枢·九针十二原》。

　　【按语】

　　五脏六腑咳如何辨证？根据经文所示，五脏咳乃是邪犯五脏及其经脉，以致该脏功能与经气逆乱，进而累及到肺所致，各脏之咳除有咳之主症外，还兼见相关之脏经气失调之症；而六腑咳，依然以咳为主症，同时兼有该腑功能失常之症状。如心咳，因手少阴经的支者从心系上行挟咽，故咳见心痛、咽梗不利；肝咳，因足厥阴经布于胁肋，故咳兼两胁疼痛；脾咳，因足太阴经上行挟咽，其气主右，故咳兼右胁下隐隐作痛并牵引肩背；肾咳，因足少阴经贯脊而肾又主腰，故咳兼腰背相引作痛；惟有肺咳乃因宣降失司所致，故"咳而喘息有音"。至于六腑咳，胃咳因气逆不降故咳则呕吐；胆咳因疏泄太过，故咳呕胆汁；小肠咳因失于传化，故咳则矢气；大肠咳因失于传导，故咳则遗矢；膀胱咳因失于约束，故咳则遗溺；三焦咳因气化不利，故咳兼腹胀不食。

　　咳病如何传变？从经文所示，五脏咳迁延不愈，就会传变于六腑，其传变的方式则以互为表里相合的脏与腑相传。由于五脏咳为前期病变，其主要表现又以各脏经气失调为主，故其病情相对较轻，实证较多，其症状除咳之主症外，多兼有"痛"。而六腑咳乃是五脏咳久病不愈发展而来的后期病变，其病机又以功能障碍与气机气化失调为主，故病情相对较重，虚证较多，其症状除咳之主症外，多兼有"泄"。本篇不仅揭示了咳病由脏及腑、由轻至重、由实转虚，这一特殊的传变规律；而按脏腑分证的方法，也为后世的脏腑辨证奠定了基础。

　　如何理解"聚于胃，关于肺"？其意义在于虽然"五藏六府皆令人咳"，然而咳病与肺胃最相关，乃由它们之间的密切关系所决定。此处之"胃"，实际上包括了脾在内。其表现在，其一肺手太阴之脉起于中焦，下络大肠，还循胃口，过膈，属肺，肺胃经脉相连；其二，胃为水谷受纳之腑，脾为水谷运化之脏，而脾气散精上归于肺，肺脾功能相依。倘若脾胃有病，失于受纳与运化，气血化源不足，肺脏失于充养，即所谓土不生金，肺气不足，表卫不固，则易感受外邪由皮毛内合于肺而病咳；脾胃有病，水湿不运，不仅可停聚于中焦，亦可经肺脉或以"散精"的方式上逆到肺而成痰，闭阻肺气，失于宣降而致咳。后世所谓"脾为生痰之源，肺为贮痰之器"之说，实源于此，从而就有了"治咳先治痰，治痰先治脾"的经验之谈。

治疗咳病的原则是什么？本节指出治疗咳病的针刺原则是"治藏者治其俞，治府者治其合，浮肿者治其经"。即治五脏之咳，选取所病脏的俞穴；治六腑之咳，选取所病腑的合穴；若有浮肿等兼症的，则选取所病脏或腑的经穴。这种根据病变所在而分经论治、辨证取穴的原则，不仅与"五藏六府皆令人咳，非独肺也"的观点相符合，更体现了《内经》一贯的辨证论治的学术观念，其对后世至今的临床运用，无论是针刺或药物治疗，都有着重要的指导意义。而在今日的临床中，西医学的急慢性咽喉炎、急慢性支气管炎、肺炎、支气管扩张、阻塞性肺气肿、肺源性心脏病等病的临床表现，与本篇所描述的五脏咳和六腑咳有颇多相似之处，运用中医药辨证论治而取效，实为屡见不鲜。

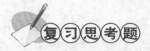复习思考题

1. 如何理解"五藏六府皆令人咳"及其临床意义？
2. 如何理解"聚于胃，关于肺"及其临床意义？

举痛论篇第三十九

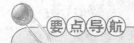 要点导航

1. 疼痛的产生，是以寒为主的邪气客于经脉，使之阻滞不通所致。
2. 通过问、望、切综合诊察，对十四种疼痛进行了辨证与鉴别。
3. "百病生于气"的发病学观点，以及九气为病的机制、症状。

【题解】

本篇首先阐述了疼痛产生的病理机制，并列举了十四种疼痛以说明，故名。

（一）

【原文】黄帝问曰：余闻善言天[1]者，必有验[2]于人，善言古者，必有合于今；善言人者，必有厌[3]于己。如此，则道不惑而要数极[4]，所谓明也。今余问于夫子，令言而可知[5]，视而可见[6]，扪而可得[7]，令验于己而发蒙解惑，可得而闻乎？

岐伯再拜稽首[8]对曰：何道之问也？帝曰：愿闻人之五藏卒痛，何气使然？岐伯对曰：经脉流行不止，环周不休，寒气入经而稽迟[9]，泣[10]而不行，客于脉外则血少，客于脉中则气不通，故卒然[11]而痛。

【校注】

[1] 天：此指天地阴阳自然之理。

[2] 验：验证、检验。

[3] 厌：此乃对照、比验之义。与前文之"合、"验"义同。

[4] 要数极：意为重要道理的本源。要数，即要理。

[5] 言而可知：通过询问以了解病情。言，即问诊。

[6] 视而可见：通过察看以发现病情。视，即望诊。

[7] 扪而可得：通过切摸、触按以掌握病情。扪，即切诊。

[8] 稽首：古时最恭敬的叩拜礼，跪地后叩头到地。

[9] 稽迟：气血运行阻滞不畅。稽，留止。

[10] 泣：同"涩"。

[11] 卒然：卒，同"猝"。突然。

【按语】

疼痛发生的基本机制是什么？本节以引起疼痛最常见的致病因素寒邪为例，说明

了邪气客于经脉，使经脉气血阻滞不畅，是疼痛的发生的基本机制。气血运行在经脉之中，惟有畅通无滞，形体脏腑才能得到气血的濡养，发挥其正常功能。邪气侵犯经脉，或直接阻滞气血运行不畅，使之"不通"；或使经脉拘急挛缩，气血运行不足，使之"不荣"，均可导致疼痛。"不通则痛"与"不荣则痛"是本篇对疼痛病机的高度概括，前者属实，后者属虚。张介宾所谓"后世治病之法，有曰痛无补法者，有曰通则不痛，痛则不通者，有曰痛随利减者，人相传诵，皆以此为不易之法……然痛症亦有虚实，治法亦有补写，其辨之法，不可不详。"实乃深得经旨。导致疼痛的病因是多方面的，凡六淫皆可致病，而痰浊、食积、气郁、瘀血、结石等亦可致病。但在诸多病因中，尤以寒邪为最，实因气血的特性喜温而恶寒，得温则通，遇寒则凝；而寒为阴邪，性凝滞，主收引，最易于侵犯经脉，或使经脉收缩拘急、气血运行阻滞，或使气血不畅、运行不足，形体脏腑组织失其足够的濡养，皆可致痛。本篇所论以寒邪为主，显而易见寒邪在疼痛的产生中有着重要的作用。

（二）

【原文】帝曰：其痛或卒然而止者，或痛甚不休者，或痛甚不可按者，或按之而痛止者，或按之无益者，或喘动应手[1]者，或心与背相引而痛者，或胁肋与少腹[2]相引而痛者，或腹痛引阴股[3]者，或痛宿昔[4]而成积者，或卒然痛死不知人[5]、有少间复生者，或痛而呕者，或腹痛而后泄[6]者，或痛而闭不通[7]者。凡此诸痛，各不同形，别之奈何？

岐伯曰：寒气客于脉外则脉寒，脉寒则缩踡，缩踡则脉绌急[8]，绌急则外引小络，故卒然而痛，得炅[9]则痛立止；因重中于寒，则痛久矣。寒气客于经脉之中，与炅气相薄则脉满，满则痛而不可按也。寒气稽留，炅气从上[10]，则脉充大而血气乱，故痛甚不可按也。寒气客于肠胃之间，膜原[11]之下，血不得散，小络急引故痛。按之则血气散，故按之痛止。寒气客于侠脊之脉[12]，则深按之不能及，故按之无益也。寒气客于冲脉，冲脉起于关元，随腹直上，寒气客则脉不通，脉不通则气因之，故喘动应手矣。寒气客于背俞之脉[13]，则脉泣，脉泣则血虚，血虚则痛，其俞注于心，故相引而痛，按之则热气至，热气至则痛止矣。寒气客于厥阴之脉，厥阴之脉者，络阴器，系于肝，寒气客于脉中，则血泣脉急，故胁肋与少腹相引痛矣。厥气[14]客于阴股，寒气上及少腹，血泣在下相引，故腹痛引阴股。寒气客于小肠膜原之间，络血之中，血泣不得注于大经[15]，血气稽留不得行，故宿昔而成积矣。寒气客于五藏，厥逆上泄，阴气竭，阳气未入[16]，故卒然痛死不知人，气复反[17]则生矣。寒气客于肠胃，厥逆上出，故痛而呕也。寒气客于小肠，小肠不得成聚，故后泄腹痛矣。热气留于小肠，肠中痛，瘅热焦渴，则坚干不得出，故痛而闭不通矣。

帝曰：所谓言而可知者也，视而可见，奈何？岐伯曰：五藏六府，固尽有部[18]，视其五色，黄赤为热，白为寒，青黑为痛，此所谓视而可见者也。帝曰：扪而可得，奈何？岐伯曰：视其主病之脉，坚而血及陷下者[19]，皆可扪而得也。

【校注】

[1] 喘动应手：指血脉搏动急促，按之应手。喘，此为"动"之义。

[2] 少腹：脐下为小腹，两侧为少腹。

[3] 阴股：大腿内侧。

[4] 宿昔：稽留日久。宿，留也。昔，久远也。

[5] 死不知人：此指昏迷。

[6] 后泄：腹泻。

[7] 闭不通：大便闭结不通。

[8] 绌急：屈曲拘急。

[9] 炅（jiǒng）：热也。

[10] 上：疑为"之"字之误。

[11] 膜原：指胸膜与膈肌之间的部位。

[12] 侠脊之脉：脊柱两旁深部的经脉。此言邪客之深，下文"喘动应手"，则言邪客之浅。

[13] 背俞之脉：指足太阳膀胱经脉，因五脏六腑分布于背的俞穴，均在该经之上，故名。

[14] 厥气：指寒逆之气。律以上下文义，"厥气"疑与下文"寒气"误倒，即应作"寒气客于阴股，厥气上及少腹"，理义乃通。

[15] 大经：脏腑之大络。

[16] 厥气上泄，阴气竭，阳气未入：因寒气客于五脏，阴气闭阻于内，阳气泄越于外，相互暂时离决。泄，外越。竭，阻隔。

[17] 反：同"返"。

[18] 五藏六府，固尽有部：固，明抄本作"面"，可从。五脏六腑在面部各有相应的所主部位。张志聪注："五藏六府之气色，皆见于面，而各有所主之部位。"

[19] 坚而血及陷下者：切按血脉，按之坚硬、局部血脉壅盛者属实，按之陷下、虚软者属虚。张介宾注："脉坚者，邪之聚也。血留者，络必盛而起也。陷下者，血气不足，多阴候也。"

【按语】

痛证的辨证要点是什么？本节启示当从疼痛的部位、性质、兼症等方面进行辨别，以此确定疼痛的病位、病因、病性等病理本质。疼痛是一种自觉症状，诸多原因都可引起，各个部位皆可发生，临床十分常见。本节举例十四种，不仅说明了痛证的多样性，亦揭示了在复杂的临床表现中，所应掌握的辨证要点。

首先从疼痛的部位上，以辨别病变在何经、何脏。如见"胁肋与少腹相引而痛"，则为"寒气客于厥阴之脉"，皆因厥阴之脉布胁肋、循少腹之故。一般皆与经脉循行所过、亦或脏腑位置所在有关。就疼痛具体的部位而言，头后项痛病在太阳经，两侧头疼痛病在少阳经，前额头痛病在阳明经，头顶疼痛病在厥阴经。胸痛病在心肺，而心尖搏动处疼痛者病位在心；胸膺痛者病位在肺。胁痛病在肝胆。脘痛病在胃、脾，亦与肝胆有关。脐上腹痛脾胃所主，脐下腹痛肾膀胱大小肠子宫所主，少腹疼痛足厥阴肝经所主。背脊疼痛督脉损伤，背痛连项多为邪客太阳经。腰痛多为肾病。四肢痛，常因经脉受邪或失养。周身疼痛，新病多因风寒湿邪阻滞经脉，久病多属气血亏虚经脉失养。

其次从疼痛的性质上，以辨别疼痛的病性。如"卒然而痛，得炅则痛立止"，提示其性属寒；相反若痛证得寒而止，则其性属热。此外，文中还提出从喜按、拒按来鉴别痛病的性质，如"痛甚不可按"，拒按说明病性属实；"按之而痛止"，喜按说明病性属虚。就一般而言，胀痛多属气滞，刺痛皆为瘀血，游走痛或窜痛发生在胸胁脘腹部多是气滞、发生在四肢关节多为风痹。痛处固定不移发生在头面胸胁脘腹多是血瘀、发生在肢体关节多属寒湿痹证。冷痛多寒或阳虚，灼痛多热或阴虚，绞痛多因结石、蛔虫、瘀血等实邪阻闭气机或寒邪凝滞气机，隐隐作痛多气血不足或阳虚寒盛，重痛多是湿邪、亦因肝阳上亢所致，掣痛多是经脉失养或阻滞不通，空痛多是精血不足。而凡新病疼痛、痛势较剧、持续不解、且拒按者，多属于实；久病疼痛、痛势较轻、时痛时止、且喜按者，多属于虚。

第三，从疼痛的兼证上，以辨别病位病性。如"痛而呕"，为寒气客于肠胃，以致胃气机上逆；"腹痛而后泄"，为寒气客于小肠，而使传化失常；"痛而闭不通"为热气留于小肠，消灼阴精所致。

以上所论，其意义不仅在于辨证，还在于根据病位、病性、病因等采用相应的治法方药，予以治疗。一般说来，邪阻经脉不通致痛者，宜祛邪通经；气血不足不荣致痛者，宜益气养血；寒邪致痛者，当温通散寒；热邪致痛者，当清热逐邪；湿邪致痛者，应化湿利湿；瘀血致痛者，应活血化瘀。总之，中医治疗痛证，并不强调单纯的止痛药物，而贵在辨其寒热虚实，从根本上解决"不通"或"不荣"，从而达到止痛的目的。

痛证如何诊断？本节提出当问、望、切诸诊合参，综合分析。具体所论如"言而可知"，即通过问诊听取病人的主诉，了解病人对寒热的反应、疼痛发作的时间、疼痛的部位、性质及兼见症状等；"视而可见"，即通过对面部颜色变化的观察，了解疼痛的性质；"扪而可得"，即通过疼痛及其"主病之脉"进行切按，观察病人与病处的反应，以及医生的感觉体验，了解具体的情况。然后再对所获得的病情资料进行综合分析，从而确定疼痛之属气属血、属脏属腑、属热属寒、属虚属实，这是古人长期临床实践的总结，也为后世对痛证的诊察与辨证奠定了基础，迄今仍然指导意义。

（三）

【原文】帝曰：善。余知百病生于气也。怒则气上，喜则气缓，悲则气消，恐则气下，寒则气收，炅则气泄，惊则气乱，劳则气耗，思则气结，九气不同，何病之生？

岐伯曰：怒则气逆，甚则呕血及飧泄[1]，故气上矣。喜则气和志达，荣卫通利，故气缓[2]矣。悲则心系急[3]，肺布叶举，而上焦不通，荣卫不散，热气在中，故气消[4]矣。恐则精却[5]，却则上焦闭，闭则气还，还则下焦胀，故气不行[6]矣。寒则腠理闭，气不行，故气收矣。炅则腠理开，荣卫通，汗大泄，故气泄[7]。惊则心无所倚，神无所归，虑无所定，故气乱矣。劳则喘息汗出，外内皆越[8]，故气耗矣。思则心有所存，神有所归，正气留而不行，故气结矣。

【校注】

[1] 飧泄：泻下夹有未完全消化的食物。《甲乙经》、《太素》均作"食而气逆"，可参。

[2] 气缓：此指气机运行过于迟缓以致涣散而为病。王冰注从生理解，张琦注："九气皆以病言，缓当为缓散不收之意。"律以上下文义，张注为是。

[3] 心系急：心与肺相连的脉络拘急。

[4] 气消：因营卫壅遏于上焦，日久化热，胸中气血因此而耗伤。消，消耗、损伤。

[5] 精却：精气下陷。却，退也。

[6] 气不行：林亿《新校正》云："当为'气下行'也"。与上文"恐则气下"义合，为是。

[7] 气泄：热使腠理开而汗大泄，气随汗泄。

[8] 外内皆越：过劳而喘息汗出，喘则气内越，汗则气外越，故曰外内皆越。越，散失。

【按语】

为什么说"百病生于气"？本节通过外邪、劳倦和情志过激所致气失常的九种病机变化及具体表现，阐明了众多的病理改变，皆与气的虚实及其升降出入的失调密切相关，从而提出了"百病生于气"著名的发病学观点。气是构成人体最基本的物质，推动人体生命活动的根本，其布散全身，无处不有，无时不在，运行不息。举凡人体脏腑经络等组织器官，都是气活动的场所；而脏腑经络的一切活动，又无一不是气活动的体现；又因于气具有活力很强、不断运动着的特性，对整个生命活动有推动和温煦等作用，因此《内经》中以气的运动变化来阐释人体的生命活动。气的运动正常就是生理；气的运动异常，则为病理。正如张介宾所说："气之在人，和则为正气，不和则为邪气。凡表里虚实，逆顺缓急，无不因气而至，故百病生于气"。换言之，诸多疾病的发生，都是因于气的失常，所以说"百病生于气"。倘若气虚或气的运动紊乱之极，而运动停止，则生命告终。

气的失常有哪些表现？据本节所示气的失常，从本质上讲有两方面，一是耗损太过而致的虚衰，二是病因干扰而致气机升降出入的失调；从具体表现上讲，则有气上、气缓、气消、气下、气收、气泄、气乱、气耗、气结。全面概括了气及气机失调的各种变化，堪称气病学说的典范。就具体而言，愤怒太过，可使肝气上逆、血随气逆，而见面红目赤、甚至呕血；欢喜太过，可使心气涣散、神不守舍，以致神思恍惚、甚至精神狂乱；悲哀太过，可使肺气抑郁、意志消沉，出现终日沉闷、久则咳喘少气；恐惧太过，可使肾气不固、气陷于下，出现二便失禁；突遭惊吓，可使心气逆乱、神明不定，出现惊慌失措、甚至昏乱；思虑太过，可使脾气郁结、运化失常，出现不思饮食、脘腹胀满、大便稀溏，甚至形体消瘦等症。至于寒热劳倦所致的气机失调，则因寒主收引，其犯肌表，而使腠理闭塞、卫气收敛，以致恶寒、无汗、头身疼痛；热主发散，迫津外泄而使气随汗泄，以致全身软弱乏力、神疲少气；而劳倦太过消耗正气，则使气少力衰、懒动懒言。本节关于气失常的病理变化，在临床上屡见不鲜，也是后世研究气的病机、病证的重要依据。所要指出，本节所论九气之病，其中情志过激所致者竟达六条之多，足见情志因素在《内经》的发病中，占有重要地位。这对在生活节奏日益加快、各种竞争与压力日益激烈与增加的当今社会里，如何做到调节情志、养生防病、保持身心康乐，其意义尤为重大。

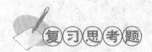

复习思考题

1. 疼痛产生的主要病因、基本病机是什么？
2. 痛证的辨证要点有哪些？
3. 如何理解“百病生于气”？
4. “九气”致病的机制如何？

痹论篇第四十三

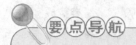

1. 痹病的外因是风、寒、湿三气杂至，但因其程度上的差异、邪犯部位、所感季节、患者体质等的不同，故痹病的种类与具体的表现各异。

2. 痹病的内因是营卫先虚，失于抗邪，反被邪困而痹阻不通，亦是本病的基本病机与病名的由来。

3. 痹病的种类分为形体痹与脏腑痹，前者从病因上分为行、痛、著三种，从病位上分为筋、脉、肌、皮、骨五种；后者亦从病位上分为肝、心、脾、肺、肾、肠、胞等痹。

4. 痹病的治则为随病所在而治，即辨证论治；至于病程的长短、预后的好坏，则与邪气的种类、病位的浅深有关。

【题解】

本篇专论痹病的病因、病机、分类、证候、治则及预后，故名。

（一）

【原文】黄帝问曰：痹[1]之安生？岐伯对曰：风寒湿三气杂至，合而为痹也。其风气胜者为行痹[2]，寒气胜者为痛痹[3]，湿气胜者为著痹[4]也。

帝曰：其有五者何也？岐伯曰：以冬遇此者为骨痹，以春遇此者为筋痹，以夏遇此者为脉痹，以至阴[5]遇此者为肌痹，以秋遇此者为皮痹。

帝曰：内舍[6]五藏六府，何气使然？岐伯曰：五藏皆有合，病久而不去者，内舍于其合也。故骨痹不已，复感于邪，内舍于肾；筋痹不已，复感于邪，内舍于肝；脉痹不已，复感于邪，内舍于心；肌痹不已，复感于邪，内舍于脾；皮痹不已，复感于邪，内舍于肺。所谓痹者，各以其时，重感于风寒湿之气也。

【校注】

[1] 痹：中医病名，即痹病，风寒湿邪困阻营卫，闭阻不通所致。张志聪注："痹者，闭也。邪闭而为痛也。"

[2] 行痹：痹病之一种，以疼痛游走、痛无定处为特点，因以风邪为主所致，故亦名风痹。

[3] 痛痹：痹病之一种，以痛处觉冷、痛势剧烈为特点，因以寒邪为主所致，故亦名寒痹。

[4] 著（zhuō）痹：著，同"着"。痹病之一种，以痛处沉重、固定不移，或局部肌肤麻木不仁为特点，因以湿邪为主所致，故亦名湿痹。

[5] 至阴：此指长（zhǎng）夏，农历的六月。

[6] 舍：传变，稽留之义。吴崑注："舍，邪入而居之也。"

【按语】

痹病的外在病因是什么？本节指出是风、寒、湿三气杂至，缺一不可。风寒湿气三邪并称，联合致病，全篇多次出现，这在《内经》中亦为罕见。不仅指出了痹病的病因学特点，其意更在提示治疗上必须祛风、散寒、除湿三法同用，药如防风、桂枝、薏苡仁等，方能达到"必伏其所主，而先其所因"（《素问·至真要大论》）的目的。与此同时，由于三邪强弱的差异，因而有行痹、痛痹、著痹之不同，提示治疗虽然祛风、散寒、除湿三法同用，但又必须各有侧重，根据病情又可分别添加僵蚕、细辛、苍术类药，才能有的放矢。至于行痹、痛痹、著痹之所以有着不同的证候特点，则因风、寒、湿邪各自性质与致病特征的不同所使然。

痹病的病机是什么？本节指出在于"合"。所谓合，即如后文所言"（营卫）不与风寒湿气合，故不为痹"，显然是说营卫气血被邪纠结，以致闭阻不通。故而行气、活血、通经之药，如青皮、鸡血藤、全蝎等类，必须贯穿治疗之始终，这也是后文"逆其气则病，从其气则愈"的意义所在。

痹病如何分类？本节指出可依病证、病位而分。具体而言，从病症角度可分为行痹、痛痹、著痹，但若从病因角度讲，则为风痹、寒痹、湿痹；从病位角度可分为筋痹、脉痹、肌痹、皮痹、骨痹。其实，行痹、痛痹、著痹可发生在任何一个部位，反之筋、脉、肌、皮、骨可发生任何一种痹病。正如楼英《医学纲目》所云："皆以所遇之时，所客之处命名。非此行痹、痛痹、著痹之外，又分别有骨痹、筋痹、脉痹、肌痹、皮痹也。"此与《内经》整个的病证分类法，完全一致。以上因皆生于形体，故均为形体痹。至于"以冬遇此者为骨痹……"乃据五脏主五体、通五时而言，意在痹病的发生、进退与季节气候变化有关，因于某个季节的气候特征而相对易发某种痹病，切不可拘泥。当然，根据季节特点而加强养生防范，以减少痹病的发生或加重，依然重要，这也是"各以其时，重感于风寒湿之气"的另一要义所在。

（二）

【原文】凡痹之客五藏者：肺痹者，烦满喘而呕。心痹者，脉不通，烦则心下鼓[1]，暴上气而喘，嗌干善噫，厥气上则恐。肝痹者，夜卧则惊，多饮，数小便，上为引如怀[2]。肾痹者，善胀，尻以代踵，脊以代头[3]。脾痹者，四支解堕，发咳呕汁，上为大塞[4]。肠痹者，数饮而出不得，中气喘争[5]，时发飧泄。胞痹者，少腹膀胱按之内痛，若沃以汤[6]，涩于小便，上为清涕。

阴气者，静则神藏，躁则消亡。饮食自倍，肠胃乃伤。

淫气[7]喘息，痹聚在肺；淫气忧思，痹聚在心；淫气遗溺，痹聚在肾；淫气乏竭[8]，痹聚在肝；淫气肌绝[9]，痹聚在脾。诸痹不已，亦益内[10]也。

其风气胜者，其人易已也。

帝曰：痹，其时有死者，或疼久者，或易已者，其故何也？岐伯曰：其入藏者死，其留连筋骨间者疼久，其留皮肤间者易已。

帝曰：其客于六府者，何也？岐伯曰：此亦其食饮居处，为其病本也。六府亦各有俞，风寒湿气中其俞，而食饮应之，循俞而入，各舍其府也。

【校注】

[1] 心下鼓：自觉心下跳动不宁，即心悸。马莳注："鼓字为句，心下鼓战也。"

[2] 上为引如怀：腹部膨大，状如怀孕。王冰注："上引少腹，如怀妊之状。"引，《说文》："开弓也"，弓开满则圆，即饱满之意。

[3] 尻（kāo）以代踵（zhǒng），脊以代头：足屈不能伸，头俯不能仰，从后观之，见尻不见足，见脊不见头，意为能坐不能站、背驼而头俯。尻，尾骶部。踵，足后跟。

[4] 大塞：痞塞之甚。

[5] 中气喘争：腹内觉有气走窜，势急如喘之剧。争，攻冲之意。

[6] 若沃以汤：自觉小腹内热，如同热水浇灌。沃，浇灌。汤，热水。

[7] 淫气：邪气猖獗而泛滥。

[8] 乏竭：气血匮乏，衰败。

[9] 肌绝：肌肉消瘦。诸注不一，义皆不明。观五脏痹病之症，皆与功能失常有关，而脾主肌肉，脾痹为病，故肌肉失养而消瘦。

[10] 益内：邪盛病重，向内发展。益，通"溢"，蔓延之意。

【按语】

脏腑痹如何发生？经文所示正虚邪入，各脏腑之营卫闭阻所致。五脏居于内，外与五体相合，形体痹"久病而不去"，正气必然大虚；加之"复感于邪"，则邪气更甚正气更虚，内传于所合之脏，以致该脏营卫闭阻不通，而续发脏痹，即所谓"诸痹不已，亦益内也。"六腑痹则可因饮食失节、肠胃受伤，或起居失常以致邪由六腑之腧穴内入于腑，营卫亦为之闭阻所发。因此，及时治疗、早期治疗、扶正祛邪，以及养生防范、避免反复受邪或饮食劳倦所伤，从而阻止传变，意义重大。

脏腑痹有何表现？原文所示多与所病脏腑功能失常有关。如肺主宣降、司呼吸，痹则宣降失司、呼吸不利，故而"喘息"；心主行血、神之处，痹则血行不畅、神明不安，故而"脉不通"、"忧思"；肝主藏血、魂之舍，痹则肝血匮乏、魂不守舍，故而"乏竭"、"夜卧则惊"；脾主四肢、主肌肉，痹则四肢无滋、肌肉失养，故而"四支懈堕"、"肌绝"；肾主闭藏、主养骨，痹则肾气不固、骨失所养，故而"遗溺"、"尻以代踵，脊以代头"；肠主传导，痹则传导失常，故而"飧泄"；胞司小便，痹则小便失司，故而"涩于小便"等，皆因痹之所生，脏腑气血为之闭阻，功能不能正常发挥所致。因此，疏通气血，恢复脏腑正常功能，是治疗脏腑痹的基本着眼点。

痹病怎样预后？据经所示当以病程长短、部位深浅、邪气种类等为据。病程时短、位在皮肤、或风邪偏胜者，易治易愈；病久痛久、病在筋骨，多缠绵难愈；而邪入五脏，预后不良。所以然者，皆因病初位浅、邪气不盛、正未大衰、营卫闭阻较轻，或风性善动、易于驱逐；病久位深，邪盛猖獗，正气大衰，营卫闭阻严重之故。

（三）

【原文】帝曰：以针治之奈何？岐伯曰：五藏有俞，六府有合[1]，循脉之分，各有所发，各随其过，则病瘳[2]也。

【校注】

[1] 五藏有俞，六府有合：此为互文，即五脏六腑皆有输穴、合穴。输、合，井、荥、输、经、合之"五输穴"，见《灵枢·九针十二原》。高世栻注："不但六府有俞，而五藏有俞；不但五藏有合，而六府有合。"

[2] 瘳（chōu）：愈也。

【按语】

痹病如何治疗？本节所论痹病之针治原则有二，一是"循脉之分"，一是"各随其过"。前者乃循经取穴，即病在何经（脏腑），则取该经（脏腑）之输穴、合穴；后者乃局部取穴，即痛在何处，就近取穴。其意在辨证与对症、整体与局部相结合。其实药物治疗亦如是，既要视病之"各有所发"而辨证论治，疏通所病脏腑、经脉、形体之营卫；亦可按具体部位选加药物，如头项痛选羌活、肩背痛选威灵仙、腰部痛选独活、上肢痛选桑枝、下肢痛选牛膝等即是。

（四）

【原文】帝曰：荣卫之气，亦令人痹乎？岐伯曰：荣者，水谷之精气也，和调于五藏，洒陈[1]于六府，乃能入于脉也，故循脉上下，贯五藏，络六府也。卫者，水谷之悍气[2]也，其气慓疾滑利，不能入于脉也，故循皮肤之中，分肉之间，熏于肓膜[3]，散于胸腹。逆其气[4]则病，从其气则愈，不与风寒湿气合，故不为痹。

【校注】

[1] 洒陈：布散。与上文"和调"义同，皆有均匀、协调而敷布之义。

[2] 悍气：性质勇猛，运行急疾之气。张介宾注："卫气者，阳气也。阳气之至，浮盛而疾，故曰悍气。"

[3] 肓膜：泛指胸膜腔内及肉里间的脂膜。张介宾注："肓者，凡腔腹肉里之间，上下空隙之处，皆谓之肓。盖膜犹幕也，凡肉理之间，藏府内外其成片联络薄筋，皆谓之膜。"

[4] 其气：此指营气卫气。

【按语】

痹病的内在病因是什么？本节指出是营卫先虚，而被邪闭。营卫之气，属于人体正气的范畴，不仅有滋养、温煦的作用，更有抗邪、保卫的功能，尤其是卫气，正如《素问·生气通天论》所说："阳因而上，卫外者也。"营卫盈盛功能正常，自能卫外抗逐邪气，风寒湿邪岂能入侵，痹病又何以会发生，即如《素问·刺法论》所云："正气存内，邪不可干"。如今不仅失于卫外抗邪，反与入侵之邪"合"而被困，以致闭阻不通，实因先虚之故，正如《素问·评热病论》所云："邪之所凑，其气必虚"，《灵枢·口问》所云："邪之所在，皆为不足"。综观本篇全文，痹病所以发生，虽反复指出风寒湿入侵为必备条件，但更加指出营卫先虚才是发病根本，突出了《内经》重视外因，强调内因一贯的发病学观点。因此，治疗痹病，不仅要驱逐外邪、疏通营卫，尤其要扶助正气、养营益卫，是以黄芪、当归等药物，则在必用之列，更须贯穿始终，方能事半功倍，此亦"逆其气则病，从其气则愈"之精要所在。

（五）

【原文】帝曰：善。痹，或痛，或不痛，或不仁，或寒，或热，或燥，或湿，其故何也？岐伯曰：痛者，寒气多也，有寒故痛也。其不痛、不仁[1]者，病久入深，荣卫之行涩，经络时疏[2]，故不通[3]，皮肤不营，故为不仁。其寒者，阳气少，阴气多，与病相益[4]，故寒也。其热者，阳气多，阴气少，病气胜，阳遭阴[5]，故为痹热。其多汗而濡者，此其逢湿甚也，阳气少，阴气盛，两气相感[6]，故汗出而濡也。帝曰：夫痹之为病，不痛何也？岐伯曰：痹在于骨则重，在于脉则血凝而不流，在于筋则屈不伸，在于肉则不仁，在于皮则寒。故具此五者，则不痛也。凡痹之类，逢寒则虫[7]，逢热则纵。帝曰：善。

【校注】

[1] 不仁：皮肤麻木，痛痒感觉下降、甚至消失。杨上善注："皮肤不觉痛痒，名曰不仁。"

[2] 经络时疏：经络时常处于空虚不足的状态，引申为气血不足。时，常常。疏，空虚。张介宾注："疏，空虚也。荣卫之行涩，而经络时疏，则气血衰少。"

[3] 不通：《甲乙经》、《太素》均作"不痛"，律以上文，为是。

[4] 阳气少，阴气多，与病相益：素体阳虚，其阴寒与病邪相互助长。益，增加、助长。

[5] 阳遭阴：阴邪遭遇素体之阴虚阳盛，阴邪不胜，从阳化热。遭，遇也；《甲乙经》作"乘"，乘，胜也，亦通。

[6] 两气相感：素体之阴寒与湿偏胜之风寒湿邪，相互作用。

[7] 虫：此取软体昆虫靠躯体收缩而行进之象，而喻痹病形体拘急痉挛之状，与寒主收引之性相符，与"逢热则纵"相对。《甲乙经》、《太素》均作"急"，即拘急，义同。张介宾注："逢寒则筋挛，故急。"

【按语】

同为痹病，为何有不同的表现与转归？本节指出与感邪的性质、病位的浅深、体质的不同等密切相关。所谓寒多而痛、湿甚而濡、病久入深而不仁，以及前文所言入藏者死、筋骨者疼久、皮肤间者易已等，其理皆然。同时，由于人体的体质有阴阳盛衰的偏颇不同，它不仅直接影响着邪气的易感性与病证的倾向性，即使感受同种邪后，其邪亦可随着素体之寒热而转化，本节所列举素体阴虚、阳虚与痹热、痹寒等的关系就意在于此。因此，临证治疗不仅要审证求因，辨证定位，还要注意体质因素对病机变化与转归的影响，才能更好地把握病机，从而给予相适宜的治疗，此亦即因人制宜治疗观的具体体现。

　　所要指出，《内经》论痹其意有二，一为广义之痹，乃从病机言，一切因邪所致气机闭阻、气血不通者，皆为之痹，如本篇的脏腑痹、他篇的喉痹、食痹等；二为狭义之痹，乃从病症言，指形体骨节筋肉的疼痛、麻木、酸楚、重着、屈伸不利，且反复发作者，如本篇的形体痹、他篇的周痹、众痹等。仅就后者而言，其与西医学所说的风湿关节炎、类风湿关节炎、痛风、强直性脊柱炎等疾病，在临床表现上颇多类似之处；而形体痹向脏腑痹转化，亦与西医学所说急性风湿热所致风湿性心脏病等甚为相似，足见古人之观察确实具有相当可靠的临床基础。

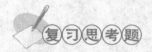

复习思考题

　　1. 同为风、寒、湿三气杂至所侵，为何有行痹、痛痹、著痹的不同，各自的病症特点及其临床意义是什么？

　　2. 如何理解"逆其气则病，从其气则愈，不与风寒湿气合，故不为痹"的病机及其临床意义？

　　3. 如何理解体质因素在痹病证候与转归中的影响及其临床意义？

痿论篇第四十四

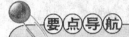
要点导航

1. 痿病的发病机制为五脏气热。
2. 痿病的病因是忧思悲哀、长期感受暑湿之邪及劳倦房事等所伤。
3. 痿躄、脉痿、肉痿、骨痿、筋痿的不同症状及其辨证要点。
4. 针刺治疗痿病的原则:"治痿独取阳明"、"各补其荥而通其俞"、以及按脏腑旺时取穴。

【题解】

本篇专门论述了痿病的病因、病机、症状、辨证及治疗大法等,故名。

(一)

【原文】黄帝问曰:五藏使人痿,何也?岐伯对曰:肺主身之皮毛,心主身之血脉,肝主身之筋膜,脾主身之肌肉,肾主身之骨髓。故肺热叶焦[1],则皮毛虚弱急薄[2],著则生痿躄[3]也。心气热,则下脉厥而上,上则下脉虚,虚则生脉痿,枢折挈[4],胫纵而不任地也。肝气热,则胆泄口苦,筋膜干,筋膜干则筋急而挛,发为筋痿。脾气热,则胃干而渴,肌肉不仁,发为肉痿。肾气热,则腰脊不举,骨枯而髓减,发为骨痿。

帝曰:何以得之?岐伯曰:肺者,藏之长也,为心之盖也,有所失亡[5],所求不得,则发肺鸣[6],鸣则肺热叶焦。故曰:五藏因肺热叶焦,发为痿躄,此之谓也。悲哀太甚,则胞络绝[7],胞络绝则阳气内动,发则心下崩[8],数溲血也。故《本病》曰:大经空虚,发为肌痹[9],传为脉痿。思想无穷,所愿不得,意淫于外,入房太甚,宗筋[10]弛纵,发为筋痿,及为白淫[11]。故《下经》曰:筋痿者,生于肝,使内[12]也。有渐[13]于湿,以水为事,若有所留,居处相湿[14],肌肉濡渍[15],痹而不仁,发为肉痿。故《下经》曰:肉痿者,得之湿地也。有所远行劳倦,逢大热而渴,渴则阳气内伐[16],内伐则热舍于肾,肾者水藏也,今水不胜火,则骨枯而髓虚,故足不任身,发为骨痿。故《下经》曰:骨痿者,生于大热也。

【校注】

[1]肺热叶焦:病机概念,指肺叶受到火热的熏灼,津液损伤的病理状态。《太素》、《甲乙经》

"肺"下均有"气"字，以下文例，可从。

[2] 皮毛虚弱急薄：皮肤枯槁，毫毛干焦，肌肉消瘦。

[3] 痿躄（bì）：此指四肢枯萎、软弱无力，包括下文中的各种痿病。躄，两腿行动不便。

[4] 枢折挈：形容关节松弛，不能转动提举，犹如户枢折断不能转动一样。枢，本为户枢，此指关节。折，断也。挈，提举。

[5] 失亡：心情不畅，若所爱之人或物亡失。

[6] 肺鸣：此指呼吸急喘而有声。

[7] 胞络绝：心包络之脉阻隔不通。

[8] 心下崩：心火下移，迫血妄行，以致大量的血尿。

[9] 肌痹：《太素》作"脉痹"，据上下文义，为是。

[10] 宗筋：此指男子前阴。

[11] 白淫：指男子滑精、女子白带。

[12] 使内：此指房事。杨上善注："使内者，亦入房。"

[13] 渐：伤也。

[14] 相湿：《甲乙经》作"伤湿"，即感受湿邪。可从。

[15] 肌肉濡渍：湿邪浸润肌肉。

[16] 阳气内伐：此指远行而感受阳热邪气，伐伤体内的阴液。

【按语】

什么是痿病？痿病是以肢体筋脉失养而致弛缓，软而无力，不能随意运动，日久所引起肌肉萎缩、甚至瘫痪的一种病证。"痿"字有痿弱和枯萎两种含义，即包括四肢功能的痿废不用和肌肉枯萎不荣。临床上一般先见痿废不用，继而出现肌肉萎缩，也有先见肌肉萎缩，渐至不能行动，故两者又有因果关系。与西医所说的感染性多发性神经根炎、运动性神经元病、重症肌无力、肌营养不良等疾病在临床表现上有很多相似之处。

痿病的发病机制是什么？据经所示，乃因五脏气热，灼伤精气而使形体失养。从"五藏使人痿"、"肺热叶焦，则皮毛虚弱急薄，著则生痿躄"来看，说明痿病病变部位虽然表现在形体四肢，但导致其发生的病机根本却在五脏。五脏在内，外与五体相合，五体赖五脏精气以濡养；五脏因病气热，热灼津液精气，不能濡养五体，日久形成各种痿病。而在五脏之中，尤以肺为关键。正如马莳所注云："内详五藏之痿，必始于肺，其本藏自有所合，其成痿各有其由"。皆因"肺者，藏之长也"，"肺朝百脉，输精于皮毛"（《素问·经脉别论》），五脏精气津液均依赖肺气的敷布，方能濡养五体；若肺受邪热，或情志伤肺、气郁化热，既使肺热叶焦、精气津液被灼，又不能布散精气津液于四肢，五体失养，故发为痿。此即"五藏因肺热叶焦，发为痿躄"意义之所在。此外，湿热浸淫、脾胃虚弱、肝肾亏虚等，亦常致痿病发生。湿热外侵，或过食肥甘厚味、嗜酒成性，使湿热内生，湿热内蕴，流注四肢，浸淫经脉，阻滞气血，皮肉筋脉失去濡养而弛纵不收，发为痿病。脾胃虚弱，既不能运化水谷精微，以化生气血，又不能转输精微到肌肉四肢，肌肉四肢失养而成痿病；同时五脏亦因失养，而发生相应的痿病。肾精亏乏、髓减骨空，肝血亏虚、筋爪失养，均可发为痿病。

痿病的病因是什么？原文指出，有情志失调、外感邪气、房事劳倦等诸多方面。所谓"有所失亡"、"悲哀太甚"、"思想无穷，所愿不得"，为伤于情志；"有渐于湿，以水为事"，为伤于水湿；"意淫于外"、"入房太甚"为伤于房劳；"有所劳倦"，为伤于形劳。具体来说，痿躄、脉痿、肉痿、骨痿、筋痿的病因又不尽相同。有所失亡、所求不得等志意不遂，则五志过极，郁久化热，导致肺热叶焦，肺失宣降，不能敷布津液、气血，筋脉失于濡润而成痿躄；悲哀太甚，以致心包阻绝不通，阳气内动，迫血妄行，经脉空虚，发为脉痹，久为脉痿；思想无穷，加之入房太甚，肝肾精气亏乏，宗筋失养松弛而成筋痿；长期从事水中作业，或居住地过于潮湿，水湿滞留体内，肌肉浸渍，易生肌痹，转为肉痿；劳倦太过，适逢暑热，伤筋耗气，肾精竭绝，发为骨痿。上述痿病，虽各不同，但皆因五脏阴阳失调，阳热内生，阴精受损，肢体筋脉失于濡养所成。

痿躄、脉痿、肉痿、骨痿、筋痿有何表现？原文所示多与脏腑的功能失常或经脉所过部位有关。如肺主宣降、司呼吸，在体合皮毛，痿则"皮毛虚弱急薄"、"著则生痿躄"、"肺鸣"；心主行血，主一身之脉，痿则"枢折挈"、"胫纵而不任地"、"数溲血"；脾主四肢、主肌肉，痿则"渴"、"肌肉不仁"；肝主筋，肝经又绕阴器，痿则"筋急而挛"、"宗筋弛纵"、"及为白淫"；肾主骨生髓，痿则"腰脊不举"、"足不任身"等。所要指出，本篇专论形体四肢所生之痿病，而篇首却先论内在五脏主外在五体的生理，然后再论"五藏使人痿"的病理，不仅表明五体痿分别与五脏有着特殊的关系，亦在示人一种诊察与分析疾病的方法，即"知常达变"。

（二）

【原文】帝曰：何以别之？岐伯曰：肺热者，色白而毛败；心热者，色赤而络脉溢[1]；肝热者，色苍而爪枯；脾热者，色黄而肉蠕动[2]；肾热者，色黑而齿槁。

【校注】

[1] 络脉溢：表浅部位的血络充盈。
[2] 肉蠕动：肌肉软弱。

【按语】

如何鉴别五脏气热所引起的各种痿病？经文指出，可以通过外在五色、五体、五华等的表现，加以鉴别。本节根据五脏外应五色、外主五体五华等原理，以五脏反映于外在皮毛、络、爪、肉、齿的异常改变，而分析内在五脏的气热，如肺气热，"色白"、"毛败"；心气热，"色赤"、"络脉溢"；肝气热，"色苍"、"爪枯"；脾气热，"色黄"、"肉蠕动"；肾气热，"色黑"、"齿槁"。这些虽可作为临床参考，但若能结合其他症状，全面分析，才更符合《内经》"四诊合参"一贯的诊病原则。

（三）

【原文】帝曰：如夫子言可矣。论言治痿者，独取阳明，何也？岐伯曰：

阳明者，五藏六府之海，主闰[1]宗筋[2]，宗筋主束骨而利机关[3]也。冲脉者，经脉之海也，主渗灌溪谷，与阳明合于宗筋，阴阳揔宗筋之会[4]，会于气街，而阳明为之长[5]，皆属于带脉，而络于督脉。故阳明虚，则宗筋纵，带脉不引，故足痿不用也。

帝曰：治之奈何？岐伯曰：各补其荥而通其俞[6]，调其虚实，和其逆顺，筋脉骨肉，各以其时受月[7]，则病已矣。帝曰：善。

【校注】

[1] 闰：同"润"。《甲乙经》作"润"，义同。滋润，润养。

[2] 宗筋：诸筋汇聚之处，此泛指全身的筋膜。张志聪注："宗筋为诸筋之会。"宗，众也。

[3] 机关：关节。

[4] 阴阳揔宗筋之会：阴经与阳经大会于前阴。张介宾注："宗筋聚于前阴。前阴者，足之三阴、阳明、少阳以冲、任、督、跷，九脉之所会。"阴，指阴经。阳，指阳经。揔，同"总"，会聚。宗筋，此指前阴。

[5] 阳明为之长：众经皆以润养宗筋，而阳明经因为气血之源，故具有主导性作用。

[6] 各补其荥而通其俞：针刺治疗，根据所病之各脏经脉，施以补法针其荥穴以补其气，施以泻法针其俞穴以行其气，即"调其虚实，和其逆顺"之意。

[7] 各以其时受月：分别在各脏所主的季节进行治疗。姚止庵注："时受月者，五藏各有应旺之月，如肝伤则筋病，欲治筋病，必于春月木旺之时，因时以受旺月之气，则邪易去而正易复也。"

【按语】

为何"治痿独取阳明"？据经意所示，乃与阳明所独具、重要的生理作用有关。具体表现在，其一，阳明为"五藏六府之海"，人身气血津液化生之源泉；其二，阳明多气多血"主闰宗筋，宗筋主束骨而利机关"，而"诸筋者，皆属于节"（《素问·五藏生成》）；其三，阴经阳经会于前阴者虽有九脉，但"阳明为之长"，即统领诸经以润宗筋。所以，阳明健旺，气血充盈，津液满盛，五脏得养，宗筋得润，关节得利，肌肉得丰，何痿可生；反之，阳明虚衰，气血匮乏，津液枯涸，五脏失滋，宗筋失润，关节失利，肌肉失养，何痿不生。故高世栻曰："阳明者，胃也，受盛水谷，故为五藏六府之海，皮、肉、筋、脉、骨，皆资于水谷之精，故阳明主润宗筋……痿则机关不利，筋骨不和，皆由阳明不能濡润，所以治痿独取阳明也。"但必须指出，"治痿独取阳明"并非是治痿惟一之法，所谓"独"，只是突出阳明对于治痿的重要作用而已。正确的治疗，则根据不同的病因、脏腑、表现，区别论治。如因肺热叶焦所致的痿病，而以肢体痿软无力、皮肤枯燥等为主要表现者，则当清热润肺、濡养筋脉，方如清燥救肺汤；因湿热浸淫所致的痿病，而以下肢痿软、足胫热蒸、身体困重、舌苔黄腻而厚为主要表现者，则当清热燥湿、通利筋脉，方如加味二妙散；脾胃虚弱所致的痿病，而以肢体痿软无力、肌肉萎软、食少便溏、面色萎黄、神疲气短、舌淡白、脉沉弱等为主要表现者，则当补脾健运、益气升清，方如参苓白术散；因肝肾亏损所致的痿病，而以下肢痿弱、腰膝酸软、腿胫肌肉明显萎缩、逐渐加重、甚至步履全废，伴眩晕耳鸣、遗精早泄，或月经不调，舌红少苔、脉沉细数为主要表现者，则当补益肝肾、滋阴清热，方如虎潜丸。此亦即"调其虚实，和其逆顺"，即辨证论治之义。

痿病的治疗原则是什么？原文指出，原则有三：即"治痿独取阳明"、"各补其荣而通其俞"、"各以其时受月"。此原皆是针刺治疗痿病的原则，但随着医学的发展，后世医家在使用药物治疗时亦遵循此原则。就其精神而言，乃指痿病的治疗，不仅要重视阳明；还要对与各种痿病具体相关的脏腑经脉进行辨证论治，或补或通；针刺的穴位也只是示例而已，除针取荣穴和俞穴外，也可以循经取穴或近端取穴等，总以辨证而论治。此外，治痿还可按照脏腑所主时令取穴论治，这对后世子午流注等治法有一定启示。

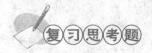

复习思考题

1. 痿病的病因、病机是什么？
2. 痿躄、脉痿、肉痿、骨痿、筋痿的辨证要点是什么？
3. 痿病的治疗原则是什么？

调经论篇第六十二（节选）

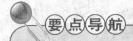
要点导航

1. 平人的标准：经脉气血充溢，阴阳相互协调，各部脉象一致。

2. 病因分为阴阳两类：源于外界的六淫属阳，源于人体的饮食居处失常、喜怒不节等属阴。

3. 风雨寒湿外邪入侵所致经脉营卫的虚实变化：风雨伤人，与气血相并而客于分肉腠理者，为实；寒湿伤人，以致营血涩滞、卫气耗散者，为虚。

4. 阴阳盛衰内外寒热的病机："阳虚则外寒"、"阳盛则外热"系外感疾病的恶寒、发热；"阴虚则内热"乃劳倦伤脾，脾气不运，胃中谷气郁而化热；"阴盛则内寒"为阴寒上逆，胸阳受损，血脉凝涩。

5. 因病施治的原则："其病所居，随而调之"，即疾病的病位、寒热、虚实不同，针刺方法亦别。

【题解】

本篇认为经脉之道，内连脏腑，外络肢节，以行气血；凡脏腑气血、形体肢节生病，皆可累及经脉，而生寒热虚实，是以必调经脉以治，故名。

（一）

【原文】帝曰：实者何道从来？虚者何道从去？虚实之要，愿闻其故。岐伯曰：夫阴与阳[1]，皆有俞会[2]，阳注于阴，阴满之外[3]，阴阳匀平[4]，以充其形，九候若一[5]，命曰平人。夫邪之生也，或生于阴[6]，或生于阳[6]。其生于阳者，得之风雨寒暑；其生于阴者，得之饮食居处，阴阳喜怒[7]。

【校注】

[1] 阴与阳：此指阴经与阳经。

[2] 俞会：经气输注会合处。

[3] 阳注于阴，阴满之外：阳经的气血盈满可灌注到阴经，阴经的气血盈满可灌注到阳经。之，至也。外，此指阳经。

[4] 阴阳匀平：阴阳协调，无所胜衰。

[5] 九候若一：三部九候的脉象协调一致。

[6] 阴、阳：此指内外。张琦注："内因曰生于阴，外感曰生于阳。"

139

[7] 阴阳喜怒：阴阳，此指房事。喜怒，泛指七情。

【按语】

什么是平人？本节指出人体阴经与阳经中的气血充溢，充养于形体，机体阴阳相互协调，三部九候之脉均匀若一，就是正常健康之人。其与《素问·生气通天论》的"阴平阳秘"，《素问·平人气象论》的"平人者，不病也"等，义相一致。所谓三部九候，指分布于头、手、足即上、中、下三部，而各部又有天、地、人三候的脉动部位，详见《素问·三部九候论》。之所以九候要若一而无胜衰异常，其意在阴阳无处不在，气血无处不到，故而各处皆应协调，方为平人。

病因如何分类？本节提出了阴阳分类法。所谓"夫邪之生也，或生于阴，或生于阳"，认为来自于自然界的风雨寒暑等外感病邪属阳；来自于人体的饮食不节、起居不常、房劳过度、喜怒不节等内伤病因属阴。风雨寒暑实为"外感六淫"的概括；喜怒乃"七情内伤"的概括；饮食居处阴阳即"饮食劳倦"。可以认为这就是后世三因说之滥觞。

（二）

【原文】帝曰：风雨之伤人奈何？岐伯曰：风雨之伤人也，先客于皮肤，传入于孙脉，孙脉满则传入于络脉，络脉满则输于大经脉，血气与邪并客于分腠之间，其脉坚大[1]，故曰实。实者外坚充满[2]，不可按之，按之则痛。

帝曰：寒湿之伤人奈何？岐伯曰：寒湿之中人也，皮肤不收[3]，肌肉坚紧，荣血泣，卫气去，故曰虚。虚者聂辟[4]气不足，按之则气足以温之，故快然而不痛。

帝曰：善。阴之生实[5]奈何？岐伯曰：喜怒不节则阴气[6]上逆；上逆则下虚，下虚则阳气走之[7]，故曰实矣。

帝曰：阴之生虚奈何？岐伯曰：喜则气下[8]，悲则气消，消则脉虚空，因寒饮食，寒气熏满[9]，则血泣气去，故曰虚矣。

【校注】

[1] 其脉坚大：此指经脉坚硬粗大。

[2] 外坚充满：坚，疑为"邪"之误。即外邪充满。

[3] 皮肤不收：诸注不一。《甲乙经》、《太素》无"不"字，即"皮肤收"，寒主收引之故，且与"肌肉坚紧，营血泣"义合，当从。杨上善注："皮肤收者，言皮肤急而聚也"。

[4] 聂辟：诸注不一，据文义，当指皮肤松弛多皱。王冰："聂为聂皱，辟为辟迭也。"

[5] 阴之生实：内伤产生实证。

[6] 阴气：指肝气。肝经为阴经，故云。

[7] 下虚则阳气走之：肝气上逆则下虚，阴虚于下，阳邪乘虚而入。杨上善注："阴气既上则是下虚，下虚则阳气乘之，故名曰阴实也。"

[8] 喜则气下：过喜而使气虚下陷。《素问·举痛论》作"喜则气缓"，"缓"与"下"同义，惟有程度不同。

[9] 熏满：寒邪内盛。另，《甲乙经》作"动藏"，《太素》作"熏藏"，皆通，即寒邪影响到脏腑。

【按语】

什么是虚实？本节所谓之虚实，乃以气血分布状态而论。上文指出，平人之生理是"阴阳匀平"，气血和调。一旦气血逆乱，发生并聚和离散时，便会产生本篇原文所言的"气之所并为血虚，血之所并为气虚"，"血与气相并，则为实"，"血与气相失，故为虚"的病理状态。显然，只要发生气或血并聚于某处，该处因其壅滞就可发生实的病机；反之，气或血离散于某处，该处因其空虚就会发生虚的病机，即所谓："有者为实，无者为虚"。至于影响气血运行状态的因素无外乎两类，一类是来自外界的风雨寒暑，即后世所谓的外感六淫，属于阳；一类是来自人体的饮食居处、阴阳喜怒，即后世所谓的内伤病因，属于阴。外感与内伤均可使气血发生并聚而致实，亦可使气血发生离散而致虚。所不同的是前者先伤肌表，使气血并聚于分腠为实，使营卫不足于肌肤分腠为虚；而后者伤人内脏，使脏腑气血并聚为实，使气血消散为虚。这种以气血分布状态论虚实，与《素问·通评虚实论》"邪气盛则实，精气夺则虚"，以邪正盛衰论虚实显然有别。它既为临床运用针刺、艾灸、推拿、按摩之法调虚实、理百病的理论根据，也是篇名"调经论"的道理所在。

（三）

【原文】帝曰：经言阳虚则外寒，阴虚则内热，阳盛则外热，阴盛则内寒，余已闻之矣，不知其所由然也。岐伯曰：阳[1]受气于上焦，以温皮肤分肉之间，今寒气在外，则上焦不通，上焦不通，则寒气独留于外，故寒慄[2]。

帝曰：阴虚生内热奈何？岐伯曰：有所劳倦，形气衰少，谷气不盛，上焦不行，下脘不通[3]。胃气热[4]，热气熏胸中，故内热。

帝曰：阳盛生外热奈何？岐伯曰：上焦不通利，则皮肤致密，腠理闭塞，玄府[5]不通，卫气不得泄越，故外热。

帝曰：阴盛生内寒奈何？岐伯曰：厥气上逆[6]，寒气积于胸中而不写，不写则温气[7]去，寒独留，则血凝泣，凝则脉不通，其脉盛大以涩[8]，故中寒[9]。

【校注】

[1] 阳：此指卫气。

[2] 寒气在外……故寒慄：此乃外感初期恶寒产生的机制。张介宾注："寒气在外，阻遏阳道，故上焦不通，卫气不温于表，而寒气独留，乃为寒慄。"

[3] 上焦不行，下脘不通：因脾虚失运，以致清气不能上升，浊气不能下降。高世栻注："上焦不能宣五谷味，故上焦不行，下脘不能化谷之精，故下脘不通。"

［4］胃气热：谷气留滞胃中而不行，郁久化热。

［5］玄府：即汗孔。

［6］厥气上逆：下焦或中焦的阴寒之气逆行于上。

［7］温气：指阳气。

［8］其脉盛大以涩：脉象实大紧急、艰涩不畅。张志聪注："阴盛则脉大，血凝涩，故脉涩也。"

［9］中寒：此指胸中寒盛。

【按语】

外感寒邪所致恶寒症状的机制是什么？本节解释为"阳虚则外寒"。所谓"阳虚"，此指肌表卫阳为寒邪遏阻，不能正常宣达，肌表因此失于温煦而出现恶寒战栗的症状。阳虚仅为一时性表阳不足，并非真正的虚衰，恶寒也只是外感寒邪早期阶段的表现。治宜辛温解表，表证解除，恶寒自止。后世所说的"阳虚则寒"，是指全身性或者某脏腑阳气虚损，温煦功能减退，机体失于温养所致，此类之寒表现为畏寒肢冷，治疗当温补阳气。可见两者有虚实表里之别。

外感寒邪所致发热症状的机制是什么？本节解释为"阳盛则外热"。所谓"阳盛"，此指外感寒邪后，肌表为寒邪所郁，上焦不通，腠理闭塞，汗孔不通，卫气郁遏于肌表不得泄越而致发热。此类发热只需发汗解表即可。《素问·阴阳应象大论》及后世所说的"阳盛则热"，是指邪气入侵，阳气亢盛所致，包括里热证的发热和表热证的发热，治疗以清热为主，在里者清泻里热，在表者辛凉解表。可见两者有范围大小之别。

脾虚所致发热的机制是什么？本节解释为"阴虚则内热"。认为劳倦伤脾，脾虚不运，水谷精气滞留胃中，郁而化热。其实质是脾气虚发热，因脾属阴，故称之为"阴虚发热"。李杲阐发的气虚发热，以益气升阳、甘温除热之法治疗，正是这一思想的发展。后世所说的"阴虚则热"，是指肺胃或者心肝肾之阴不足，阴不制阳，虚火内生的虚热证，主要表现为午后潮热、入夜热甚、五心烦热、盗汗、口干、舌红少苔、脉细数等症，治疗当尊朱震亨滋阴降火之法。可见一为气虚，一为阴虚，两者大相径庭。

胸阳受损所致内寒证的机制是什么？本节解释为"阴盛则内寒"。中焦或者下焦的阴寒之气上逆于胸中，阳气受损，寒气独留于胸中，以致血脉凝涩、脉道不通的内寒证，后世所言之"胸痹"，每可见此病机。如《金匮要略·胸痹心痛短气病脉证并治》有"（脉）阳微阴弦，即胸痹而痛，所以然者，责其（胸阳）极虚也"之说，可用薤白、半夏、瓜蒌、白酒、桂枝之类温通胸阳、驱散寒邪。这与《素问·阴阳应象大论》及后世所说的一切脏腑受寒后"阴盛则寒"的内寒证，有着范围大小的不同。

从上述可知，《素问·调经论》是从阴阳经经气偏盛偏衰的角度来阐明外寒、外热、内寒、内热的机制，《内经》其他篇章、以及后世则是从整体阴阳平衡的失调探讨和阐释寒热虚实病机。由于论述角度不同，因此所言病机颇有差异，具体证候也不尽相同。足见，只有对《内经》整个理论体系进行深入的研究，才能透彻的理解，从而启发辨证论治的思路。后世李杲在"阴虚则内热"的基础上，发明"甘温除大热"的治疗方法，可谓运用《内经》理论的典范。

（四）

【原文】五藏者，故[1]得六府与为表里，经络支节，各生虚实，其病所居，随而调之。病在脉，调之血；病在血[2]，调之络；病在气，调之卫；病在肉，调之分肉；病在筋，调之筋[3]；病在骨，调之骨[4]。燔针[5]劫刺其下及与急者[6]；病在骨，焠针[7]药熨[8]；病不知所痛，两跷为上[9]；身形有痛，九候莫病，则缪刺[10]之；痛在于左，而右脉病者，巨刺[11]之。必谨察其九候，针道备矣。

【校注】

[1] 故：通"固"，本来之意。

[2] 血：指络脉瘀血。如本篇云"视其血络，刺出其血。"

[3] 调之筋：指针刺调治筋。亦可引申为刺筋会穴。

[4] 调之骨：指针刺调治骨。亦可引申为刺骨会穴。

[5] 燔（fán）针：即温针。燔，烧。

[6] 其下及与急者：其下，指筋会穴阳陵泉。急者，指筋脉拘急的部位。

[7] 焠（cuì）针：先将针用火烧红，再刺入。焠，烧。

[8] 药熨：先将药炒热后，再用以熨贴局部。

[9] 两跷为上：即阴跷、阳跷两脉。张介宾注："两跷者，阳跷脉出足太阳之申脉；阴跷脉出足少阴之照海，俱当取之，故曰为上。"

[10] 缪（miù）刺：以左取右、以右取左的针刺法。

[11] 巨刺：用长大之针的针刺法。亦说缪刺、巨刺皆为以左取右，以右取左；不同者，缪刺刺大络，巨刺刺大经。

【按语】

如何治疗虚实证候？本节提出当据"其病所居，随而调之"，即因病施治的治疗原则。具体而言，一是根据病变部位的不同，在相应的部位取穴针刺，如"病在脉，调之血；病在血，调之络……病在骨，调之骨"。二是根据病之寒热、深浅的不同，针刺方法有别，如筋痹者燔针劫刺、寒痹者药物热熨、骨痹者焠刺、身体疼痛者巨刺、缪刺等。三是根据病之虚实，刺有补泻之殊，如开阖补泻、随迎补泻等。

因病施治是本篇提出的一条重要的治疗法则，尤其是针刺的深浅应根据病位、病性、病程等而定。《内经》其他篇章也有论述，如《素问·刺要论》云："病有浮沉，刺有深浅，各至其理，无过其道"，《灵枢·卫气失常》云："夫病变化，浮沉深浅，不可胜穷，各在其处，病间者浅之，甚者深之；间者小之，甚者众之。随变而调气。"均指出了针刺部位的深浅、取穴的多少，应根据病情来决定，病轻者可浅刺并取穴较少；病重者可深刺，并取穴较多；病属阳位在上者要浅刺，病属阴位在下者要深刺；病程长者当深刺，病程短者当浅刺。如果不能因病而刺，就会造成危害。《素问·刺要论》就告诫道："过之则内伤，不及则生外壅，壅则邪从之。浅深不得，反为大贼，内动五藏，后生大病。"这些都是古人从长期临床实践中所总结出来的真知灼见，值得重视。

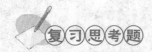 复习思考题

1. 如何理解本篇"阳虚则外寒"、"阴虚则内热"、"阳盛则外热"、"阴盛则内寒",与后世的阴阳寒热虚实各自的病机与区别?

2. 根据本篇内容,请试述如何运用针灸方法调理脏腑虚实寒热?

3. 本篇对病因学说有何贡献?

标本病传论篇第六十五（节选）

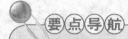 **要点导航**

　　1. 标本缓急运用的总原则是：违反标本之理而治就是逆治，顺从标本之理而治就是从治。
　　2. 标本缓急运用的具体原则是：本病先治，急者先治，间者并行，甚者独行。
　　3. 不管治标、治本都要注重保护胃气。

【题解】

　　本篇首先论述了疾病的标本与治法的逆从，然后讨论了疾病的传变与预后，故名。

【原文】 治反为逆，治得为从[1]。先病而后逆者治其本，先逆而后病者治其本。先寒而后生病者治其本，先病而后生寒者治其本。先热而后生病者治其本，先热而后生中满者治其标。先病而后泄者治其本，先泄而后生他病者治其本。必先调之，乃治其他病。先[2]病而后生中满[3]者治其标，先中满而后烦心者治其本。人有客气[4]，有同气[4]。小大不利治其标[5]，小大利治其本。病发而有余，本而标之[6]，先治其本，后治其标。病发而不足，标而本之[7]，先治其标，后治其本。谨察间甚，以意调之，间者并行[8]，甚者独行[9]。先小大不利而后生病者治其本。

【校注】

　　[1] 治反为逆，治得为从：治疗违反标本之理就是失误，符合标本之理就为正确。逆，失误、错误。从，顺利、正确。

　　[2] 先：《素问·至真要大论》王冰注引此句作"生"，律以上下文例，为是。

　　[3] 后生中满者治其标：意为中焦胀满痞塞，虽属继发之标病，因其危急，也需先治。

　　[4] 客气、同气：同，林亿《新校正》："按全元起本'同'作'固'。"为是。客气，新感受的邪气。固气，体内原有的邪气。客气致病为标，固气致病为本。

　　[5] 小大不利治其标：意为大小便不通，虽属于继发之标病，因其危急，也需先治。

　　[6] 病发而有余，本而标之：邪气有余为实证，邪气致伤为因为本，证候为果为标，因病势不急，故先治其本，后治其标，即先治实邪之本，后调证候之标。

　　[7] 病发而不足，标而本之：正气不足为虚证，邪气致伤为因为本，正气被伤为果为标，但因正衰则亡病势危急，故虽属于标，亦当先救，故先治其标，后治其本，即先救正危之标，后治邪气之本。

　　[8] 间者并行：病情较轻者，应同时施用治标治本之法。间者，病轻。并行，标本同治。

[9] 甚者独行：病情重危者，应单独施用治标或治本之法。甚者，病重。独行，单用一法。

【按语】

　　如何正确运用标本治则？本节提出其总的运用是"治反为逆，治得为从"，而具体的运用是本病先治、急者先治、间者并行、甚者独行。关于标本，本篇开篇就提出"标本相移，刺有逆从"；"治有取标而得者，有取本而得者，有逆取而得者，有从取而得者。故知逆与从，正行无问。"即治疗疾病，从标本角度而言，可分见本治本、见标治标的从治法和见本治标、见标治本的逆治法。如《灵枢·终始》说："病先起阴者，先治其阴而后治其阳；病先起阳者，先治其阳而后治其阴。"《灵枢·五色》也指出："病生于内者，先治其阴，后治其阳，反者益甚；其病生于阳者，先治其外，后治其内，反者益甚。"此乃病先发先治，后发后治，即从治法之运用。然临床病情常复杂多变，在疾病的发展演化过程中，标与本可在一定阶段、一定条件下相互移易转化，或是原来的本病消失，标病转化为本病，从而又产生新的标病；或者标与本所代表的矛盾主次地位发生转变。此时，治疗的重点就要随之加以调整，即标本相移，而由从治变为逆治。总之，逆治与从治的选择，必须根据病情的具体变化和治疗之需要而定。

　　其次，要正确认识"本急治本，标急治标"。一般情况下，本代表着疾病之原因、本质，或矛盾的主要方面等，故治疗当先治其本。本节所述多数病证即先用此法，如先病后逆治其先病、先逆后病治其逆、先寒后病治其寒、先热后病治其热、先泄、先中满者也皆先治等即是。所以如此，诚如张介宾《类经·论治类》所云："本者，原也、始也，万事万物之所以然也。世未有无源之流、无根之木，澄其源则流自清，灌其根而枝乃茂，无非求本之道。"但是，当标病甚急，不治标则不能控制疾病发展、甚至危及生命时，则应采取应急措施先以治标。本节提出当先治其标的危急情况有三：一是，"先病而后生中满者治其标"。中满为腑气不行，水浆难入，药食难进，是为急候故应先治。正如张介宾所言："诸病皆先治本，而惟中满者先治其标，盖以中满为病，其邪在胃，胃者藏府之本也，胃满则药食之气不能行，而藏府皆失其所禀，故先治此者，亦所以治本也。"二是，"小大不利治其标"。人体代谢后的废物多从二便排泄，中医治疗疾病亦多以二便之通道祛邪；若二便不利，则邪无去路，亦为危急之候，故急当疏通以除邪。三是，"病发而不足，标而本之，先治其标，后治其本。"后世医家对此看法不一。事实上，病发不足，此乃正虚不足，当属虚证。从因果关系上看，正虚为邪伤所致，致伤者为因为本，被伤者为果为标，若正虚不甚生命无忧，则自当先治其本，即如上文"病发有余，本而标之"之谓；若当正气大衰则生命危急，故虽然属标，亦先救正。此论不仅与但见"中满"、"小大不利"必当先救之的本意完全一致，亦与《内经》论治"以人为本"、救命为先的学术观念一脉相承。对标本缓急之论治，明·缪希雍可谓深得其旨，他在《本草经疏·治法提纲》中说："譬夫腹胀，由于湿者，其来必速，当利水除湿，则胀自止，是标急于本也，当先治其标。若因脾虚渐成胀满，夜剧昼静，病属于阴，当补脾阴；夜静昼剧，病属于阳，当益脾气。是病从本生，本急于标也，当先治其本。"需要强调的是，在标本逆从理论中，治病求本依然是最基本的准则，一般而言本病既愈，标病自除，即所谓"疏其源而流自通"。本节所举之病证绝大部分都要从本治疗，亦说明从本而治是治病的常规。即便是少数病证必须从标而治时，也必须探明疾病之本，也是要从本出发来治其标。

如何认识"间者并行，甚者独行"？此乃经文所论标本治则运用的又一具体原则。间甚，指病之轻重，如张介宾注："间者言病之浅，甚者言病之重也。病浅者可以兼治，故曰并行。病甚者难容杂乱，故曰独行。"即对病证之标本论治，病势不急而标本同等者，可标本同治；病势较急重者，标急则先治标，本急则先治本。如《素问·评热病论》治"风厥"，"表里刺之，饮之服汤"，既治发热之表，又兼治烦闷之里，属标本同治之"并行"；而《素问·病能论》治"阳厥"之怒狂，"服以生铁洛为饮"，取一味生铁落，气寒质重，下气疾速，效专力宏，属"甚者独行"。当然，在标本同治时，尚应分清主次，而有所侧重。张机《伤寒论》善用此法，如第 301 条"少阴病，始得之，反发热，脉沉者，麻黄附子细辛汤主之"，他如小青龙汤证、大青龙汤证等，均属"间者并行"之例。第 91 条"伤寒，医下之，续得下利清谷不止，身疼痛者，急当救里；后身疼痛，清便自调者，急当救表。救里宜四逆汤，救表宜桂枝汤"，则为"甚者独行"之临床应用。后世所谓急则治其标，缓则治其本，标本俱急则标本同治，实是对《内经》标本治则的引申和概括。

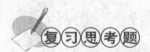

复习思考题

1. 掌握标本逆从之理有何意义？
2. 标本缓急的临床应用有哪些基本原则？

至真要大论篇第七十四（节选）

要点导航

1. 病机是疾病发生发展变化的本质，掌握病机对于疾病的诊治至关重要，十九条病机举例，示范了分析病机的具体方法。

2. 微甚逆从的正治法与反治法，阴阳虚衰所致疾病的治疗，体现了治病求本的治疗观。

3. 药食五味各有不同的阴阳属性和作用；五味调和，可增补相应的五脏之气；五味偏嗜，则可导致脏气偏盛，破坏五脏之间的协调，反而会引起病变。

4. 制方的法度和组方的原则。

【题解】

本篇主要讨论了五运六气变化所致疾病的机制、证候、治则治法、用药规律和制方原则等，由于其内容极为精深重要，且篇幅很长，故名。

（一）

【原文】帝曰：善。夫百病之生也，皆生于风寒暑湿燥火，以之化之变[1]也。经言盛者写之，虚者补之，余锡[2]以方士[3]，而方士用之，尚未能十全。余欲令要道[4]必行，桴鼓相应[5]，犹拔刺雪汙[6]，工巧神圣[7]，可得闻乎？岐伯曰：审察病机[8]，无失气宜[9]，此之谓也。

帝曰：愿闻病机何如？岐伯曰：诸风掉眩[10]，皆属于肝。诸寒收引[11]，皆属于肾。诸气膹郁[12]，皆属于肺。诸湿肿满[13]，皆属于脾。诸热瞀瘛[14]，皆属于火。诸痛痒疮，皆属于心。诸厥固泄[15]，皆属于下。诸痿喘呕，皆属于上。诸禁鼓慄[16]，如丧神守[17]，皆属于火。诸痉项强[18]，皆属于湿。诸逆冲上[19]，皆属于火。诸胀腹大[20]，皆属于热。诸躁狂越[21]，皆属于火。诸暴强直，皆属于风。诸病有声，鼓之如鼓[22]，皆属于热。诸病胕肿[23]，疼酸惊骇，皆属于火。诸转反戾[24]，水液[25]浑浊，皆属于热。诸病水液，澄澈清冷[26]，皆属于寒。诸呕吐酸，暴注下迫[27]，皆属于热。

故《大要》曰：谨守病机，各司其属[28]，有者求之，无者求之[29]，盛者责之，虚者责之[30]，必先五胜[31]，疏其血气，令其调达，而致和平，此之谓也。

【校注】

[1] 之化之变：指风、寒、暑、湿、燥、火六气的化生和变化。王冰注："风寒暑湿燥火，天之六气也。静而顺者为化，动而变者为变，故曰之化之变也。"

[2] 锡：同"赐"，赐予、传授的意思。

[3] 方士：方术之士，此指医生。

[4] 要道：指医学中重要的理论与技术。

[5] 桴鼓相应：槌敲鼓声即应，比喻收效迅速。桴，击鼓之槌。

[6] 拔刺雪汗：拔出皮中之刺，洗去脸上之污，喻指治疗得心应手、非常顺利。雪，洗也。汗，同"污"。

[7] 工巧神圣：形容医生的诊法技术非常的高明。《难经·六十一难》云："望而知之谓之神，闻而知之谓之圣，问而知之谓之工，切脉而知之谓之巧。"

[8] 病机：病之机要，即疾病发生发展变化的关键所在。张介宾注："机者，要也，变也。病变所由出也。"

[9] 无失气宜：审察病机不要违背六气主时的规律。张介宾注："病随气动，必察其机，治之得其要，是无失气宜也。"

[10] 掉眩：指肢体抽搐震颤、头目眩晕的病证。掉，摇也、动摇。眩，眩晕。

[11] 收引：指筋脉收缩牵引拘急的病证。收，收缩。引，拘急。

[12] 䐜郁：指胸部胀闷喘息之证。张介宾注："䐜，喘急也。郁，否闷也。"

[13] 肿满：指肌肤肿胀，胸腹胀满。

[14] 瞀（mào）瘛（chì）：指神志昏糊、手足抽搐。张介宾注："瞀，昏闷也。瘛，抽掣也。"

[15] 厥固泄：厥，指寒厥与热厥等证。固，指大小便不通。泄，指大小便不禁。

[16] 禁鼓慄：禁，通"噤"，口噤不开。鼓慄，鼓颔战慄。

[17] 如丧神守：形容鼓颔战慄而不能自控。吴崑注："神能御形，谓之神守，禁鼓慄则神不能御形，如丧其神守矣。"

[18] 痉项强：痉，病名，症见牙关紧急、项背强急、角弓反张等。项强，颈项强硬，转动不灵活。

[19] 逆冲上：指气机急促上逆所致的病证，如呕吐、呃逆、吐血等。

[20] 胀腹大：指腹部胀满膨隆。

[21] 躁狂越：躁，躁动不安。狂，神志狂乱。越，言行举止异常。

[22] 鼓之如鼓：叩击腹部如鼓之有声。

[23] 胕肿：此指皮肉痈肿溃烂。胕，通"腐"。

[24] 转反戾：指筋脉拘急所表现出的各种症状。转，指身体拘急扭转。反，指角弓反张。戾，指身体屈曲不直。张介宾注："转反戾，转筋拘挛也。"

[25] 水液：指人体排出的各种液体，如尿、汗、痰、涕、涎及白带等。

[26] 澄澈清冷：形容水液清稀透明而寒冷。

[27] 暴注下迫：暴注，突然剧烈的泄泻。下迫，里急后重。

[28] 各司其属：掌握各种病证的病机归属。司，掌握。

[29] 有者求之，无者求之：有外邪者，当求其外感何邪；无外邪者，当求其内伤何因。

[30] 盛者责之，虚者责之：指分析病证虚实的机制。责，追究，分析。

[31] 必先五胜：必须首先掌握天之五气与人之五脏间的五行更胜规律。

【按语】

什么是病机、为什么要掌握病机？本节所示，病机是病之机要，即疾病发生发展变化的关键。病机，既能够揭示疾病发生、发展、传变的病理本质，也能够揭示疾病预后和变化的趋势，它是辨证论治的基石，也是确立治则治法的依据。因此，掌握病机对于诊治疾病至关重要，正如王冰所说："得其机要，则动小而功大，用浅而功深也。"

如何分析病机？本节以十九条为例，示范性地通过五脏病机、六淫病机，指出了分析病机定位、定性的方法。

五脏病机

诸风掉眩，皆属于肝：即多种肢体动摇不定和头目眩晕的风证，大都属于肝的病变。由于肝属风木、主藏血、主筋爪、开窍于目；故一旦肝有病变，肝木化风，则易见此类病证，具体如肝阳化风、热极生风、阴虚生风、血虚生风等；治疗上当从肝论治，采用平肝、清热、滋阴、养血与熄风等治法。

诸寒收引，皆属于肾：即多种身体蜷缩，四肢拘急不舒，关节屈伸不利之类的寒性病证，大都属于肾的病变。由于肾属寒水，主温煦气化；一旦肾阳虚衰，寒气内生，气血凝敛，筋脉失养，则易见此类病证。因此临床上对于肾虚寒性收引之病，治疗应温肾散寒。

诸气膹郁，皆属于肺：即多种呼吸喘促，胸部胀闷之类的气病，大都属于肺的病变。由于肺主气、主宣降、司呼吸；一旦气之为病，肺失宣降，肺气上逆，则易见此类病证；临床治疗均宜宣肃肺气。

诸湿肿满，皆属于脾：即多种浮肿、脘腹胀满之类的湿病，大都属于脾的病变。由于脾主运化水湿，主四肢；一旦脾虚运化失司，津液输布失常，水湿内阻，或泛滥肌肤，则易见此类病证，治疗上不论是外感湿邪困脾，还是脾虚不运生湿，治疗均宜用茯苓、苍术、白术、薏苡仁、白扁豆等健运化湿。

诸痛痒疮，皆属于心：即多种疮疡及痛痒之类的病证，大都属于心的病变。由于心为阳脏，主血脉，五行属火，火热炽盛，侵入血脉，逆于肉理，局部肉腐血败，则发痛肿疮疡、红肿热痛，正如《素问·生气通天论》所云："营气不从，逆于肉理，乃生痈肿"。疼痛的发生，涉及到多种原因，也关系到多个脏腑和部位，属于心者，主要是由于心主血脉；若心脉瘀阻不通则痛，心血亏虚不荣则痛。痒多见于皮肤病，属于心者，多为血热与血虚两类。血热者，多因风邪外侵，或夹热夹湿为患，致营卫不和，气血运行失常，肌肤失于濡润而发生风团、丘疹、瘙痒等证。血虚者，则因肌肤失养而生风化燥，致皮肤干燥、脱屑、瘙痒等；如常见的老年患者之皮肤瘙痒症，多与心血亏虚，生风化燥有关，治疗多以养血为要务。

诸痿喘呕，皆属于上：即多种痿病及喘、呕诸症，大都为上部脏腑的病变。肺为五脏六腑之华盖，主宣降，敷布精血津液。若肺气热，气血不能敷布全身四肢，肢体失于濡养则发生痿证；肺失肃降，其气上逆则为喘；胃气以降为顺，胃失和降，其气上逆，则见呕吐等。

诸厥固泄，皆属于下：即多种厥病及二便不通或二便泻利不禁诸症，大都属下部脏腑的病变。厥逆之证与肾相关，肾阳衰于下，则为寒厥；肾阴衰于下，则为热厥；肾、膀胱、大肠皆在人体下部，当肾失司二阴之职，或肾与膀胱气化失司、大肠传导功能失调，则可产生二便不通或二便泻利不禁等证。治疗如温补肾阳以治肾虚的便秘、泄泻或小便不利，清利湿热以治肠热便秘或大肠湿热泄泻等。

六淫病机

诸热瞀瘛，皆属于火：即多种神识昏闷、肢体抽掣之类的热证，大都属于火的病变。因为火为阳邪，既易扰乱心神、蒙蔽心窍，又易灼伤阴血、而使筋脉失养，故而易见此类病证。治疗当清热开窍，选用安宫牛黄丸、至宝丹之类。

诸禁鼓慄，如丧神守，皆属于火：即口噤、鼓颔、战慄，不能自控的，大都为火邪所致。皆因火热内盛，阳气郁闭，不得外达，阳盛格阴，火极似水；火热上扰神明，神失主持，故见此病证。

诸逆冲上，皆属于火：即呕、哕等气逆上冲诸症，大都为火邪所致。因为火性炎上，最易逼迫脏腑气机向上冲逆。肺气上逆，则产生咳嗽、气喘等；肝火上逆犯肺，则见咳血、咯血、衄血；胃火上逆，则出现呕吐、呕血、呃逆等。

诸躁狂越，皆属于火：即神志错乱、狂言骂詈、烦躁不宁、殴人毁物、逾垣上屋诸症，大都为火邪所致。由于火属阳，性主动，火热伤人，扰及心神，神失内守，则易见此病证。

诸病胕肿，疼酸惊骇，皆属于火：皮肤肿胀疡溃、疼痛酸楚及惊骇不宁诸症，大都为火邪所致。皆因火热盛于肌表，壅滞于皮肉血脉，血热肉腐；而火毒内迫脏腑，扰乱神志，则易见此病证。

诸胀腹大，皆属于热：即腹胀腹大、疼痛拒按、大便不通等症，大都为热邪所致。实因外感热邪内传，壅遏肠胃，传导失常，腑气不通，则易见此类病证，常用承气汤类清热泻下治疗。

诸病有声，鼓之如鼓，皆属于热：即腹中肠鸣有声，腹胀叩之如鼓诸症，大都为热邪所致。实因热邪深入，扰及肠胃，气机不利，故易见此类病证。

诸转反戾，水液浑浊，皆属于热：即转筋拘挛、背反张、身曲不能直，以及涕、唾、痰、尿、汗液等排泄物浑浊诸症，大都为热邪所致。由于热邪炽盛，伤津耗血，筋脉失养，而易出现此类病证；热盛煎熬津液，则易出现此类病证。

诸呕吐酸，暴注下迫，皆属于热：即呕吐吞酸、暴泻及里急后重诸症，大都为热邪所致。由于邪热犯胃，或食积化热，致使胃失和降，气机上逆；或热走肠间，传导失职；或湿热互结，热急湿缓，则易见此类病证。常用白头翁汤清热解毒治疗热毒痢疾，用芍药汤清热燥湿治疗湿热痢疾等。

诸暴强直，皆属于风：即一般突然发作的筋脉拘挛、身体强直不能屈伸诸症，大都为风邪所致。皆因风性主动，善行数变，风气通于肝；一旦风邪内袭，伤肝及筋，则易见此类病证。

诸痉项强，皆属于湿：即一般筋脉拘急、身体强直、牙关紧闭、颈项强直诸症，大都为湿邪所致。由于湿为阴邪，其性黏滞，最易阻遏阳气，壅塞经络气血，使筋脉失于温养，故易导致此类病证。临证可选用羌活、独活、秦艽、威灵仙、丝瓜络、海风藤等祛湿止痉、舒筋活络。

诸病水液，澄澈清冷，皆属于寒：即机体汗、尿、涎、唾、痰等分泌物、排泄物呈透明清稀寒冷诸症，大都为寒邪所致。因为寒为阴邪，易伤阳气；阳气虚损，不能温化津液，气化失司，故而常见此类病证。证之临床，不论外寒内寒，都可出现这些特征。如胃寒或脾胃虚寒见呕吐清水涎沫；寒邪犯肺，肺气失宣可见涕液、痰液清稀淡薄；肾阳不足，膀胱虚寒出现小便清长；大肠虚寒出现大便清稀不腥臭等等。

怎样才能掌握好病机？本节原文在以病机十九条举例示范之后，总结归纳出了具体分析病机的四个方法及步骤。一是谨守病机，各司其属：谨慎地分析病机，抓住病机变化的关键所在，根据其病位、病性进行病机归属与分类。如根据肝的功能与特性，而确定肢体动摇震颤、头晕目眩的病证，其病机大多归属于肝；根据火的致病特征，而确定气机突然上逆所致的急性呕吐、呃逆、吐血、喘促等，其病机大多与火有关。二是有者求之，无者求之：有外邪者，当求其外感何邪，无外邪者，当辨明内伤何因。求因必以审证为前提，临床应根据疾病的症状表现，探求致病原因，如从躁动不宁、狂言骂詈、殴人毁物、逾垣上屋等证候表现分析，实与火的致病特征有关，故得出火邪为患之病因。三是盛者责之，虚者责之：区别病证的虚实，是辨病机重要原则之一。对实证要辨明何邪盛及其邪实之机；对虚证要辨明何气虚及其正虚之理。如病机同属于肝的掉眩之证，若是因肝热热极生风而见头痛、头晕，肢体抽搐者属实，若是因肝血亏虚不养头目、不养筋脉而见眩晕、筋脉震颤者则属虚。四是审察病机，无失气宜：审察病机时，一定要与自然气候变化相结合。病机变化与自然气候变化关系密切，其变化与转归常受气候寒温影响。因此，文中指出分析病机时要"无失气宜"、"必先五胜"。

病机十九条的精神实质是什么？本节列举的十九条病机，其基本精神可概括为两点：一是为临床辨证审察病机提供了执简驭繁的法则和范例。二是体现了"证同机异"、"证异机同"的思想，是"同病异治"、"异病同治"的病理基础。临床的证候表现千变万化，其病变机制亦复杂多样，为了从纷繁的病理现象中理出头绪，本节从常见证候入手，以五脏部位与六淫致病特征为纲，对错综复杂的病证进行分析归类，体现了审因论治、治病求本的辨证思想。然而，以病机为纲分析归类症状，也要具体情况具体分析，不可泥守一端。相同或相似的症状，可有不同的病机，如"掉眩"、"收引"、"暴强直"、"痉项强"、"转反戾"、"瞀瘛"均为筋脉拘挛、强直、抽搐之症，其病位却有属肝与属肾之别，病性更有属风、属湿、属热、属火之异。反之，不同的症状，其病因病机则可以相同，如"瞀瘛"、"禁鼓慄"、"躁狂越"、"胕肿，疼酸惊骇"、"逆冲上"等证，均由火邪所致。这些范例为临床辨证论治既奠定了理论也提供了方法。但病机十九条只是示人以分析病机的方法，而不是病机的全部，故临床应用必须知常达变，方不致误。

病机十九条对中医学病机理论的研究与发展产生了重要影响。金元刘完素在此基础上，不仅运用五运六气理论进一步阐发了六气病机，还提出"诸涩枯涸，干劲皴揭，皆属于燥"，补充了《内经》六气无燥邪病机的情况。清代喻昌则依此提出"秋燥论"，创制了清燥救肺汤。这些发挥皆使六气病机更臻于完善。

关于"有者求之，无者求之"，诸家对此认识不一。一是认为有无针对外邪，即有外邪者，当求其外感何邪；无外邪者，当求其内伤何因。二是认为有无针对病机十九条，即对疾病所表现的症状、体征，病机十九条已有论述者，可根据其所示以探求其病位、病性之归属；若病机十九条尚未论述者，亦可根据同中求异，异中求同，各司其属的精神予以分析。三是认为此二句意为辨别症状与病机间的对应关系，并推求有此症此机或无此症此机的道理，以最终确定病机的归属。四是从分析病机的角度，将此二句理解为根据一般病机推论，不应该出现某症状、体征而出现者，当探求其何以出现的机制；应该出现某症状、体征而未出现者，亦应寻求其不出现的机制。其皆有理，可以合参。

（二）

【原文】帝曰：善，五味阴阳之用何如？岐伯曰：辛甘发散为阳，酸苦涌泄[1]为阴，咸味涌泄为阴，淡味渗泄[2]为阳。六者或收或散，或缓或急[3]，或燥或润，或耎或坚[4]，以所利而行之，调其气，使其平也。

帝曰：非调气而得者[5]，治之奈何？有毒无毒，何先何后？愿闻其道。岐伯曰：有毒无毒，所治为主，适大小为制也。

帝曰：请言其制。岐伯曰：君一臣二，制之小也；君一臣三佐五，制之中也；君一臣三佐九，制之大也。

【校注】

[1] 涌泄：催吐法和通泻法。张介宾注："涌，吐也；泄，泻也。"

[2] 渗泄：利尿法。张介宾注："渗泄，利小便及通窍也。"

[3] 急：指荡涤攻下。

[4] 坚：指坚阴止泻。

[5] 非调气而得者：指不是应和六气胜复变化而患的病。调，应和也。

【按语】

五味的阴阳属性及其作用如何？本节指出："辛甘发散为阳，酸苦涌泄为阴，咸味涌泄为阴，淡味渗泄为阳"。此处用"发散"、"涌泄"、"渗泄"概括了五味不同的作用。发散，有解表散结之意，概括了辛味发散表邪和甘味舒缓筋脉的作用，具有向外、向上的特点，故属阳。涌泄，即下泻之意，概括了酸味收敛固涩和咸味、苦味泻下的作用，具有向内、向下的特点，故属阴。渗泄，指通利小便，也有向内、向下之势，但"味厚者为阴，薄为阴之阳，味厚则泄，薄则通"（《素问·阴阳应象大论》），与涌泄相对而言，渗泄之品气味偏薄，故亦属阳。

制方的法度是什么？本节指出制方的法度是："有毒无毒，所治为主，适大小为制"。从调气着手治病，不能以有毒无毒为标准，应根据治疗目的不同，制定不同的方制大小，即"君一臣二，制之小也；君一臣三佐五，制之中也；君一臣三佐九，制之大也"。这一制方法度至今仍在临床遵循运用。

（三）

【原文】寒者热之，热者寒之[1]，微者逆之，甚者从之[2]，坚者削之[3]，客者除之[4]，劳者温之[5]，结者散之[6]，留者攻之[7]，燥者濡之[8]，急者缓之[9]，散者收之[10]，损者温之[11]，逸者行之[12]，惊者平之[13]，上之下之[14]，摩之浴之[15]，薄之劫之[16]，开之发之[17]，适事为故[18]。

帝曰：何谓逆从？岐伯曰：逆者正治，从者反治，从少从多，观其事也。帝曰：反治何谓？岐伯曰：热因寒用，寒因热用[19]，塞因塞用[20]，通因通用[21]。必伏其所主，而先其所因[22]。其始则同，其终则异[23]，可使破积，可使溃坚，可使气和，可使必已[24]。

帝曰：善。气调而得者，何如？岐伯曰：逆之从之，逆而从之，从而逆之，疏气令调，则其道也。帝曰：善。病之中外何如？岐伯曰：从内之外者，调其内；从外之内者，治其外；从内之外而盛于外者，先调其内而后治其外；从外之内而盛于内者，先治其外而后调其内；中外不相及，则治主病。

【校注】

[1]寒者热之，热者寒之：寒病用温热法治疗，热病用寒凉法治疗。

[2]微者逆之，甚者从之：病势较轻、病情单纯而无假象者，如寒病见寒象、热病见热象等，用与病象相反性质的药物治疗，如寒病用热药、热病用寒药之类。病势较重、病情复杂又出现假象者，如真寒假热、真热假寒等，用药顺从其假象而治疗，如内真寒外假热者、用热药顺从其假象治疗。

[3]坚者削之：体内有坚积之病，如癥瘕积聚等，当用活血化瘀、软坚散结等削伐之法。

[4]客者除之：外邪侵犯人体所致的疾病，当用驱除病邪之法。如邪客于表的解表发汗法，邪客于里的通里攻下法等。

[5]劳者温之：虚劳之病，当用温补法。

[6]结者散之：气滞、血瘀、痰阻或邪气内结等，当用消散法。

[7]留者攻之：邪留不去，如留饮、蓄血、停食、便闭等，当用攻逐泻下法。

[8]燥者濡之：伤津耗液的干燥病证，当用滋润生津之法。

[9]急者缓之：筋脉拘急、挛缩的病证，当用缓急解痉之法。

[10]散者收之：精气耗散不能约束的病证，当用收敛之法。

[11]损者温之：虚损类疾病，当用温养补益之法。

[12]逸者行之：过度安逸致使气滞血瘀的病证，当用行气活血之法。

[13] 惊者平之：惊悸不宁一类的病证，当用镇静安神之法。

[14] 上之下之：病邪在上者，用涌吐法使之上越；病邪在下者，用攻下法使之下夺。

[15] 摩之浴之：指按摩、药物浸洗和水浴法。

[16] 薄之劫之：指侵蚀法和用峻猛之药劫夺病邪法。

[17] 开之发之：指开泄、发散法。

[18] 适事为故：不论选用哪种治法，一定要以适应病情为原则。王冰注："量病证候，适事用之。"

[19] 热因寒用，寒因热用：此论反治法，故据下文"塞因塞用，通因通用"之例当改为"热因热用，寒因寒用"。即以热性药物治疗真寒假热之证，以寒性药物治疗真热假寒之证。如用通脉四逆汤治疗脉微欲绝，其人面色赤之假热证，用白虎汤治脉滑而厥之里热证。

[20] 塞因塞用：用补益药治疗正虚所致的胀满闭塞不通之证。如用补中益气汤治疗脾虚便秘之证。

[21] 通因通用：用通利攻下药治疗邪实于内的下利之证。如用承气汤治疗"热结旁流"之证。

[22] 必伏其所主，而先其所因：治病一定要制服所导致的本质，又要先求其所发生的原因。张介宾注："必伏其所主，制病之本也；先其所因者，求病之由也。"伏，制服、降伏；主，指疾病的本质。

[23] 其始则同，其终则异：反治法的用药初始，药性与假象相同，如以热药治假热，以寒药治假寒；治疗过程中，假象逐渐消失，真象显露，最终仍是药性与病性相反的治法。

[24] 已：指痊愈。

【按语】

什么是正治法？经文指出："逆者正治"。正治法，又称逆治法。所谓逆，是指与疾病征象相逆的治疗方法，即所用药物的药性与病性相反。适用于病邪较轻，病象与本质一致，病情单纯并无假象的疾病，所谓"微者逆之"。如本节经文所举"寒者热之……惊者平之"等均属于正治法。运用时应把握"适事为故"、中病即止的原则。

什么是反治法？经文指出："从者反治"。反治法，又称从治法。所谓从，是指与疾病假象相同的治疗方法，即所用药物的药性与疾病的假象相一致。适用于病情较重、病情复杂，病象与本质不一致，即出现假象的疾病，所谓"甚者从之"。如文中的热因热用、寒因寒用、塞因塞用、通因通用等均属于反治法。虽然反治法所用药物的药性与疾病假象相一致，但仍然是针对疾病本质的治法。运用时应把握疾病本质及药量多少，即"必伏其所主，而先其所因"，"从多从少，观其事也"。

（四）

【原文】帝曰：论言治寒以热，治热以寒，而方士不能废绳墨[1]而更其道也。有病热者，寒之而热；有病寒者，热之而寒。二者皆在，新病复起，奈何治？岐伯曰：诸寒之而热者取之阴[2]，热之而寒者取之阳[3]，所谓求其属[4]也。

【校注】

[1] 绳墨：准则。

[2] 寒之而热者取之阴：用寒凉药物治热证而热象不缓解的，实为阴虚发热，当以滋阴之法以制阳热。王冰注："壮水之主，以制阳光。"

[3] 热之而寒者取之阳：用温热药物治寒证而寒象不缓解的，实为阳虚生寒，当用补阳之法以抑阴寒。王冰注："益火之源，以消阴翳。"

[4] 求其属：探求疾病本质之所属，即病是属于阴虚还是属于阳虚。

【按语】

对于阴阳虚衰所致的疾病应该如何治疗？本节指出，阴虚阳亢者，当滋阴以制阳；阳虚阴寒者，当扶阳以抑阴。对于寒、热病证的治疗，一般遵循"治寒以热，治热以寒"的原则，但这只是针对实寒证、实热证而言，即如《素问·阴阳应象大论》所说的："阴胜则寒"、"阳胜则热"。但是，对于阳气不足、阴气偏盛的虚寒证，阴气亏损、阳气偏亢的虚热证，应当采取补阳以抑阴、滋阴以制阳的方法治疗，也是治疗虚寒证和虚热证的基本法则。因为虚寒之寒，实因阳气虚衰，温煦气化不及以致阴寒内胜所致；虚热之热，则因阴液不足，阳失制约而偏亢所致。虽表现为"寒"或"热"，实因对方之虚，故散寒、清热而无效，惟从根本上治疗，阳旺温煦则寒自化、阴足制阳则热自消，此亦即《素问·阴阳应象大论》所谓："阳病治阴，阴病治阳"之原由所在。由此，亦可悟一个道理，即临床见到寒、热证候，切不能急于以热攻寒、以寒攻热，必须辨清寒热证候的阴阳所属、虚实机制，掌握病证本质，即"求其属"，而后才能或用寒用热、或取阴取阳，这既是审机求属的基本环节，也是制定治法的关键所在。

（五）

【原文】帝曰：善。服寒而反热，服热而反寒，其故何也？岐伯曰：治其王气[1]，是以反也。

帝曰：不治王而然者何也？岐伯曰：悉乎哉问也！不治五味属[2]也。夫五味入胃，各归所喜攻[3]，酸先入肝，苦先入心，甘先入脾，辛先入肺，咸先入肾。久而增气，物化之常也[4]；气增而久，天之由也[5]。

帝曰：善。方制君臣何谓也？岐伯曰：主病之谓君，佐君之谓臣，应臣之谓使，非上下三品之谓也。帝曰：三品何谓？岐伯曰：所以明善恶之殊贯[6]也。

帝曰：善。病之中外[7]何如？岐伯曰：调气之方[8]，必别阴阳，定其中外，各守其乡。内者内治，外者外治，微者调之，其次平之，盛者夺之，汗之下之，寒热温凉，衰之以属，随其攸利，谨道如法，万举万全，气血正平，长有天命。帝曰：善。

【校注】

[1] 王气：王，通"旺"。旺盛之气。

[2] 不治五味属：没有掌握五味的归属。治，掌握。

[3] 喜攻：指药物主要发挥作用的部位。张介宾注："喜攻者，谓五味五藏各有所属也。"

[4] 久而增气，物化之常也：五味入脏则增益脏气，但需日久才能显其功，这是物质生化的一般规律。

[5] 气增而久，夭之由也：五味用之过久，反使相应的脏气偏盛，这是导致疾病的原由。

[6] 善恶之殊贯：谓上、中、下三品主要是根据药物的有毒无毒、毒性大小来区分的，并以此来说明药物的不同等级。殊，不同。贯，相同。

[7] 病之中外：指邪自外来、病发于外与邪自内生、病发于内者。

[8] 调气之方：泛指各种治病的方法。

【按语】

药食五味与人体的关系如何？本节指出，五味与五脏之间有某种亲和性，五味入口，各归所喜之五脏，这是中药药物归经理论的起源。正确服食五味，可以增补相应的五脏之气，但若五味服食过度，导致脏气偏盛，破坏五脏之间的协调，反而会引起病变。正如《素问·生气通天论》所云："阴之所生，本在五味，阴之五官，伤在五味。"由此提示，不管是临床组方选药，还是日常饮食调理，都要注意药食五味的调和有度，既不宜偏嗜，亦不宜过量。

制方的基本法则是什么？本节提出了中医最早的制方法则，即以药物在方剂中的作用而设君、臣、（佐）、使。君为方中主药，臣为辅君之药，使为与臣相呼应的药，利用他们之间的协同与制约关系以达最佳治疗效果。这一制方法则一直为历代医家沿用。

本节最后还强调了治疗时应注意的问题：先别阴阳，定其中外（即表里），分辨微盛（即虚实），察其寒热温凉，在此基础上，随其攸利，采取适当的治疗方法，即可达到气血平和，而尽终其天年的目的。

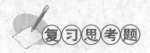 复习思考题

1. 请试述病机十九条的基本精神。

2. 请结合病机十九条，试述分析病机的方法。

3. 何谓正治、反治，临床如何应用？

4. 如何理解"寒之而热者取之阴，热之而寒者取之阳"，其临床意义如何？

疏五过论篇第七十七

要点导航

1. 医生诊治疾病易犯的五种过失：不了解病人社会地位的跌落，生活环境的变迁，苦乐情绪的变化，饮食居住的优劣以及医生不知比类奇恒和不善诊法，以致诊治上的失误。

2. 医生诊治疾病应具的四种德行：必须通晓自然界阴阳寒暑消长更替的变化规律，熟练掌握医药理论知识，懂得人情事理，善于运用各种诊法，惟有如此才能全面了解病变的过程，深入探求疾病本源，从而正确诊断疾病。

3. 治疗时重视扶助正气，遵守治疗的常规大法，就可避免治疗上的差错。

【题解】

本篇分条陈述了医生诊治疾病时易犯的五种过失，故名。

（一）

【原文】 黄帝曰：呜呼远哉！闵闵乎[1]若视深渊，若迎浮云。视深渊尚可测，迎浮云莫知其际。圣人之术，为万民式[2]，论裁志意[3]，必有法则，循经守数[4]，按循医事，为万民副[5]。故事有五过与四德，汝知之乎？雷公避席再拜曰：臣年幼小，蒙愚以惑，不闻五过与四德，比类形名，虚引其经，心无所对。

帝曰：凡未诊病者，必问尝贵后贱，虽不中邪，病从内生，名曰脱营[6]。尝富后贫，名曰失精[6]，五气留连，病有所并[7]。医工诊之，不在藏府，不变躯形，诊之而疑，不知病名。身体日减，气虚无精，病深无气，洒洒然时惊[8]，病深者，以其外耗于卫，内夺于荣。良工所失，不知病情，此亦治之一过也。

凡欲诊病者，必问饮食居处，暴乐暴苦，始乐后苦，皆伤精气，精气竭绝，形体毁沮[9]。暴怒伤阴，暴喜伤阳，厥气上行，满脉去形[10]。愚医治之，不知补写，不知病情，精华日脱，邪气乃并[11]，此治之二过也。

善为脉者，必以比类奇恒从容[12]知之，为工而不知道，此诊之不足贵，此治之三过也。

诊有三常[13]，必问贵贱，封君败伤，及欲侯王[14]。故贵脱势，虽不中邪，精神内伤，身必败亡。始富后贫，虽不伤邪，皮焦筋屈，痿躄为挛[15]。医不能严[16]，不能动神，外为柔弱，乱至失常，病不能移，则医事不行，此治之四过也。

凡诊者，必知终始，有知余绪[17]，切脉问名，当合男女[18]。离绝菀结[19]，忧恐喜怒，五藏空虚，血气离守，工不能知，何术之语。尝富大伤，斩筋绝脉，身体复行，令泽不息[20]。故伤败结，留薄归阳，脓积寒炅[21]。粗工治之，亟刺阴阳，身体解散，四支转筋，死日有期[22]，医不能明，不问所发，唯言死日，亦为粗工，此治之五过也。

凡此五者，皆受术不通，人事不明也。

【校注】

[1] 闵闵乎：指医道奥妙深远。张介宾注："闵闵，玄远无穷之谓。"

[2] 为万民式：作为众人的榜样。式，模范、榜样。

[3] 论裁志意：论证估量志意之得失。裁，裁度、估量。张志聪注："当先度其志意之得失。"

[4] 循经守数：遵照常规，依照法则。经、数，规则、法则。亦指脏腑经络等均有其生理常数。

[5] 为万民副：可帮助百姓。副，辅助。

[6] 脱营、失精：情志抑郁所致的虚损性疾病。前者以营血亏虚为主，后者以精气亏损为主。

[7] 五气留连，病有所并：情志抑郁以致五脏之气滞留不行，积久而为病。

[8] 病深无气，洒洒然时惊：病久深重，阳气虚衰，形寒怕冷，时时惊悸。洒洒，恶寒之貌。张介宾注："及其病深，则真气消索，故曰无气。无气则阳虚，故洒然畏寒也。阳虚则神不足，故心怯而惊也。"

[9] 泪：败坏之意。

[10] 满脉去形：即脉大形衰的意思。张介宾说："气逆于上故满脉。精脱于中故去形。"

[11] 邪气乃并：指邪气侵入，聚于正气不足之处。并，聚。

[12] 比类奇恒从容：此均指古经之名。马莳注："古经有《比类》、《奇恒》、《从容》诸篇，皆至道之要。"

[13] 三常：指贵贱、贫富、苦乐三方面常可发生的变化。

[14] 封君败伤，及欲侯王：曾为君主而显赫，其后遭贬而失势；倾慕王侯而不得，妄想权贵而违愿。败伤，罢黜、破落。及，倾慕。欲，妄想。

[15] 皮焦筋屈，痿躄为挛：皮肉干枯，筋脉拘挛，四肢痿废不用。痿躄，痿的通称。

[16] 医不能严：医生没有严格要求病人。

[17] 有知余绪：又察知疾病的本末。有，通"又"。余绪，即枝末。

[18] 切脉问名，当合男女：切脉问病时，应当注意男女的差异。

[19] 离绝菀结：指因生离死别、爱恨恩仇，以致情郁难解。张介宾注："离者，失其亲爱；绝者，断其所怀；菀，谓思虑抑郁，结，谓深情难解。"

[20] 斩筋绝脉，身体复行，令泽不息：筋脉得不到滋养，犹如断绝，身体虽能活动，但津液已不再滋生。

[21] 故伤败结，留薄归阳，脓积寒炅：气血亏败，滞聚不散，积久化热，壅盛于表，腐败血肉

而化脓，并伴畏寒发热。张介宾注："故，旧也。言旧之所伤，有所败结，血气留薄不散，则郁而成热，归于阳分，故脓血蓄积，令人寒凭交作也。"

[22] 亟刺阴阳，身体解散，四支转筋，死日有期：不知寒热为脓积血蓄而成，只是频频刺泻阴阳经脉，更是耗气伤阴，以致身体懈惰，筋脉拘挛，危候已现，死期临近。亟，多次。

【按语】

何谓"五过"？本节指出医生由于"受术不通，人事不明"，故在临床诊治时易犯五种医疗过错。就具体而言，一过是不问贵贱贫富，不知发病原由。医生不善于问诊，不细心地了解病人社会生活环境的变迁，忽视了贵贱贫富等社会地位的落差所造成的精神创伤。精神抑郁不畅，则使五脏气结，气血不行。由于这类疾病，初期尚未影响脏腑形体，症状不甚明显；加之医生没有掌握病人的社会生活经历，就不能做到早诊断、早治疗，以致病情延误，待其症状显著，其病已深，难以救活。二过是不问饮食喜怒，不知虚实补泻。饮食不当则精气乏源；喜怒失宜，则气机逆乱，甚至精伤形耗。若医生不详察病因，则不知虚实，甚或犯虚虚实实之戒。三过是不知比类奇恒，不读经，不善脉。医生应当努力学习前人经验，掌握并运用古经理论与方法诊察疾病，若不善运用医经理论的医生容易发生医疗过失。四过是不知诊有三常，不能严以动神。经文指出医生必须把了解贵贱、贫富、苦乐三方面的情况作为问诊的常规，同时要严格而耐心细致地开导患者，使其心悦，使其"神"动，患者才能严格遵从医嘱，配合治疗。否则无法实施治疗，病难痊愈。五过是不知疾病终始，不问所发原因。医生不问发病经过，不注意男女有别，以及生活境遇所致过极情绪给脏腑气血带来的损害，草率施针，误治贻危，却不知误。

社会性因素所致疾病有哪些？本节指出脱营、失精和痿躄均是社会性因素所致的疾病。脱营与失精，都是由于社会地位由显贵而败落，或生活条件由富有变为贫穷，情志抑郁，内心忧虑，以耗损营血而大伤，或精气暗耗而亏损。这两种病虽无六淫外邪入侵，但因权势的跌落，家境的衰败，条件的巨大反差，造成了情志不遂，五脏气机失和，病气内聚、逐渐而发；更因初期均无形体及内脏功能的明显变化，即"不在藏府，不变躯形"，却因气血暗耗逐渐出现形体消瘦。如不及时准确治疗，病情延误，发展至"气虚无精，病深无气，洒洒然时惊"病之晚期，则死期将至。此外，由于经济败落，精神焦虑，致使阴精暗耗，机体失养，还可导致皮肉憔悴、筋脉拘挛、四肢痿废不用的痿病，这在《素问·痿论》中亦有论述。

询察社会生活经历在诊断疾病过程中有什么意义？本节经文指出询察社会生活经历在诊断疾病过程中具有重要意义，它直接关系到多种疾病的发生与准确的诊断、正确的治疗，不可忽视。社会、政治、经济、生活中的变故，会给人的健康带来严重的影响和损害。这种损害有躯体的，更有精神的。人的精神情志活动是以精血为物质基础的，正如《灵枢·平人绝谷》所云："血脉和利，精神乃居，故神者，水谷之精气也。"精神情志活动过激，不仅可以耗伤精血，渐致形体衰败，更由于社会因素致病初期多隐微不显，当症状显著时，其病已深，难以救活。本节经文注重社会性致病因素，强调精神情志与发病密切关系的理论，这在今天仍有重要的实际意义。当前，随着社会的发展，人们的生活节奏越来越快，竞争压力越来越激烈，社会性致病因素也变得越来越突出，人们的心理障碍、精神情志疾病发生率越来越高。因此，很好地研究与掌握精神情志疾病的理论，尤其重视从社会心理因素上寻找发病和治疗上的答案，以不断提高诊疗水平，满足临床需要，实是意义重大。

（二）

【原文】故曰：圣人之治病也，必知天地阴阳，四时经纪[1]，五藏六府，雌雄表里，刺灸砭石，毒药所主，从容人事，以明经道[2]，贵贱贫富，各异品理[3]，问年少长，勇怯之理，审于分部，知病本始，八正九候[4]，诊必副矣[5]。治病之道，气内为宝，循求其理，求之不得，过在表里。守数据治，无失俞理，能行此术，终身不殆。不知俞理，五藏菀熟[6]，痈发六府。诊病不审，是谓失常，谨守此治，与经相明，上经下经，揆度阴阳，奇恒五中[7]，决以明堂[8]，审于终始，可以横行。

【校注】

[1] 经纪：规律，秩序。

[2] 从容人事，以明经道：和蔼耐心、全面细致地了解患者人事生活等变迁的情况，明了诊治疾病的常规。

[3] 品理：品行习惯，心理特征。

[4] 八正九候：八正，指立春、立夏、立秋、立冬、春分、秋分、夏至、冬至八个节气。九候，指脉诊的三部九候。

[5] 诊必副矣：诊断必须全面而周到。吴崑注："副，全也。"

[6] 菀熟：菀，郁也。熟，马莳、吴崑、张志聪等注本，均作"热"，王冰注："熟，热也。"为是。

[7] 上经下经，揆度阴阳，奇恒五中：《上经》、《下经》、《揆度》、《阴阳》、《奇恒》、《五中》，均为古代医经。

[8] 明堂：面鼻部位，此指面部色脉。

【按语】

医生诊治疾病怎样才能做到"可以横行"，并"终身不殆"？本节指出必须具备四种德行、遵守正确的治疗法则。所谓四德，一是明天运、通四时。即必须了解自然界阴阳消长、寒暑更替的规律。由于人法天地四时之气而成，故天地阴阳的运动、四时气候的变化，人亦应之，为医者，对此不可不知。二是明脏腑、通针药。由于脏腑表里，刺灸砭石，药物治疗宜忌不同。这些既是藏象学说的基本内容，也是诊治疾病的基础。因此，医生必须全面掌握。三是明人事、通事理。贫富贵贱，喜怒勇怯，男女老少等，人情事理，对于疾病的发生与诊治，至关重要，故医生诊治疾病时必须全面询问、了然于胸。四是明内外、通四诊。脏藏于内，象见于外，病生于内，症现于外。故诊病要详察形色，审脉逆顺，惟诸诊合参、全面审察，才能全面、准确地了解病情。

至于治则，本节提出"治病之逆，气内为宝"、"守数据治，无失俞理"。前者意在，正气之盛衰，决定着生命之存亡，故治病救人，贵在扶正，体现了"以人为本"、救命为先的学术观念；后者意在，欲活人救命，必须认真学习、全面掌握医经理论，并遵循生理、病理、治疗的规律而治，才会以诊无过、以治不失。

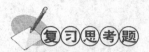

复习思考题

1. 要求医生勿犯的"五过"与应具的"四德"是什么？
2. 如何认识"脱营"、"失精"和痿躄的病因病机，及其临床指导意义？

徵四失论篇第七十八

要点导航

　　医生在临证中应避免易犯的四种过失：不明阴阳、不务正业、不知病情、不懂诊法，意在注重医德修养。

【题解】

　　本篇指出了医生临证中易犯的四种过失，提出以作惩戒，故名。

【原文】黄帝在明堂，雷公侍坐，黄帝曰：夫子所通书受事众多也，试言得失之意，所以得之，所以失之。雷公对曰：循经受业[1]，皆言十全，其实有过失者，请闻其事解也。帝曰：子年少智未及邪？将言以杂合[2]耶？夫经脉十二，络脉三百六十五，此皆人之所明知，工之所循用也。所以不十全者，精神不专，志意不理[3]，外内相失[4]，故时疑殆。诊不知阴阳逆从之理，此治之一失矣。

　　受师不卒[5]，妄作杂术[6]，谬言为道，更名自功，妄用砭石，后遗身咎[7]，此治之二失也。

　　不适[8]贫富贵贱之居，坐之薄厚[9]，形之寒温，不适饮食之宜，不别人之勇怯，不知比类，足以自乱，不足以自明，此治之三失也。

　　诊病不问其始，忧患饮食之失节，起居之过度，或伤于毒，不先言此，卒持寸口[10]，何病能中，妄言作名，为粗所穷，此治之四失也。

　　是以世人之语者，驰千里之外，不明尺寸之论，诊无人事。治数之道，从容之葆，坐持寸口，诊不中五脉，百病所起，始以自怨，遗师其咎[11]。是故治不能循理，弃术于市[12]，妄治时愈，愚心自得。呜呼！窈窈冥冥[13]，熟知其道。道之大者，拟于天地，配于四海，汝不知道之谕，受以明为晦[14]。

【校注】

[1] 循经受业：依照医经，学习医术。

[2] 言以杂合：不能将各种理论、学说融会贯通。

[3] 志意不理：思想认识上不明白、无条理。

[4] 外内相失：不能将内部变化和外部变化加以联系。

[5]受师不卒：学习老师的技术，尚未通晓，就半途而废。张介宾注："受师不卒者，学业未精，苟且自是也。"

[6]妄作杂术：胡乱使用旁门左道的疗法。张介宾注："妄作杂术者，不明正道，假借异端也。"

[7]后遗身咎：不但治不好病，反而给病人身体带来损害。咎，灾祸、过错。

[8]适：理解、明白之意。下文"适"，义同。《广雅·释言》"适，悟也。"

[9]坐之薄厚：指居住环境的好坏。坐，即居处。

[10]卒（cù）持寸口：指不问病情，便匆促诊脉。卒，同"猝"，突然、仓促。

[11]遗师其咎：不省自己学得不精，反怪老师教得不好。

[12]弃术于世：其医术被市人所唾弃。

[13]窈窈冥冥：形容医学道理十分的精微深奥。

[14]受以明为晦：纵然讲授得明明白白，其领会也糊糊涂涂。受，通"授"。晦，晦暗，引申为糊涂。

【按语】

医生在临证中易犯的过失有哪些？本节指出了有不明阴阳逆从变化；学业不精，施术不正；不适病情，不作类比；不问起始，仅凭诊脉等四种。以此而告戒临证诊病必须要了解阴阳逆从变化之道理，强调了阴阳学说在理论上的重要性与临床上的指导性；学习要精益求精，不可一知半解、半途而废，尤其要运用科学的知识与正确的方法，不能盲目的乱用治疗手法、更不能使用旁门左道，以此告诫医生要端正学风，加强医德修养，重视辨证论治；诊疗前先要了解患者的生活状况、居住环境，以及情绪变化、体质勇怯；同时还要询问疾病的起因，患者的饮食、起居状况等，切不可仅凭脉诊、吹毛求疵，皆在强调四诊合参，详问病情，全面收集病史及现症，综合分析判断。只有这样，才能作出正确的诊断与恰当的治疗，从而活人济世，不至于"后遗身咎"，被"弃术于世"。本篇与《疏五过论》所论相得益彰，均从医事教育的角度，对医生的职业道德作了全面的要求与严格的规范，非常难能可贵。究其原因，实因"天覆地载，万物悉备，莫贵于人"（《素问·宝命全形论》），而医者既可活死人、肉白骨，亦可杀生人、致白骨，故既须有精湛的医疗技术，更须有高尚的职业道德，实为《内经》"以人为本"的学术观念的一种反映，这在今天依然有着十分重要的现实意义。

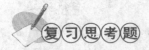复习思考题

医生诊治时易犯的四种过失是什么？

《灵枢》部分

本神第八

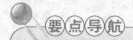

要点导航

1. 自然界提供了生命形成所必备的条件；精是生命活动的原始物质；父母两精结合、新的生命产生，神即俱毕。

2. 就人而论，神是人体生命活动的总称，也包括精神、意识、情感、思维活动。

3. 神、魂、魄、意、志等精神意识活动，由心主统，分属五脏，以五脏的精气为物质基础；心神活动的过程分六个阶段而完成。

4. 情志过用会损伤五脏，引发五脏虚实病变与形神症状。

5. 诊察疾病必须观察病人之"神"，以此推测五脏精气的盛衰；治疗疾病"先必本于神"。

【题解】

本篇论述了神的概念、分类，及其与五脏的关系和病变，强调了诊治疾病必须以神为根本，故名。

（一）

【原文】黄帝问于岐伯曰：凡刺之法，先必本于神[1]。血、脉、营、气、精、神，此五藏之所藏也。至其淫泆离藏[2]则精失、魂魄飞扬、志意恍乱、智虑去身者，何因而然乎？天之罪与？人之过乎？何谓德、气、生、精、神、魂、魄、心、意、志、思、智、虑？请问其故。

岐伯答曰：天之在我者德也，地之在我者气也[3]，德流气薄[4]而生者也。故生之来谓之精，两精相搏[5]谓之神，随神往来者谓之魂，并精而出入者谓之魄。所以任物[6]者谓之心，心有所忆谓之意，意之所存谓之志，因志而存变谓之思，因思而远慕[7]谓之虑，因虑而处物谓之智。

故智者之养生也，必顺四时而适寒暑，和喜怒而安居处，节阴阳而调刚柔，如是则僻邪不至[8]，长生久视[9]。

【校注】

[1] 本于神：针刺能否发挥作用，决定于病人神气的盛衰。本，本源、根本，此引申为决定。神，神气，此指生命活力及其状态。

[2] 淫泆（yì）离藏：五脏之精气离散失守而不藏。淫，溢也。泆，通"溢"。淫泆，同义复词，皆形容太过而外泄。

[3] 天之在我者德也，地之在我者气也：此为互文，意指天地阴阳具备了孕育初始生命的条件与法则。德，阳气。气，阴气。

[4] 德流气薄：初始生命的产生，赖天地阴阳二气的升降交合。《素问·宝命全形论》云："天地合气，命之曰人"，即此意。流，此指升降。薄，通"搏"，交合之意。

[5] 两精相搏：诸注不一。据文义，此当指初始生命之后的男女两性生殖之精相结合。

[6] 任物：接收和处理外界信息。任，担当、处理。

[7] 远慕：扩大思考范围，由近而远地推想，即深谋远虑。

[8] 僻邪不至：致病邪气不能入侵人体。

[9] 长生久视：健康长寿。《吕氏春秋·本生》高诱注："视，活也"。

【按语】

何谓"神"？"神"在《内经》中的含义主要有三。一指自然界的变化及其规律，如"物生谓之化，物极谓之变，阴阳不测谓之神"（《素问·天元纪大论》）；二指人体生命活力及其状态；三指人的精神、意识、情感、思维活动。本篇所论"神"为后两者。神的产生，本论认为天地自然提供了生命发生与发展所必需的物质条件与孕育法则。当天地阴阳精气交合而产生人类生命之初始，神即与生俱来；其后之生命是父母生殖之精气相结合而孕育，神亦随生而俱。显然，精气既是构成生命形体的初始物质，也是神产生的物质基础。此论不仅体现了《内经》"形与神俱"的学术观念，也对生命与神的产生作了科学的唯物主义解释，还体现了人与自然的关系。

作为精神意识的"神"，由心所总司。随神往来的"魂"，是精神活动的一部分，与现代心理学所说的"潜意识"有颇多相似之处，当魂离开神的支配单独活动就会出现恍惚、梦幻、甚至梦游等病态。魄是人本能的感觉和动作，附形而在，依精而生。精神魂魄四者并存并用，密切关联，正如张介宾《类经》所注："盖神之为德，如光明爽朗、聪慧灵通之类皆是也。魂之为言，如梦寐恍惚，变幻游行之境皆是也。神藏于心，故心静则神清；魂随乎神，故神昏则魂荡。""盖精之为物，重浊有质，形体因之而成也。魄之为用，能动能作，痛痒由之而觉也。精生于气，故气聚而精盈；魄并于精，故形强则魄壮。"

刺法为何要"本于神"？皆由神在治疗中的重要性所决定。首先，病人的神气盛衰是脏腑精气盈亏的外在表现，直接影响着治疗的效果和预后的判断。正如《素问·汤液醪醴论》所云："形弊血尽而功不立者"就在于"神不使也。"其与本篇下文"五者以伤，针不可以治之也"同义呼应。所以诊治必须"察观病人之态，以知精神魂魄之存亡，得失之意"，"得神者昌，失神者亡"（《素问·移精变气论》）。其次，就形神关系而言，神的存在以形体为基础；而形体的活动又离不开神的主宰，一旦"精神不进，志意不治，故病不可愈"（《素问·汤液醪醴论》）。因此临床中不可以忽视神的主宰作用，有时通过调节病人的神气，就可以达到防治疾病的功效，这也是《内经》论养生必重养神的道理所在。至于"凡刺之法"，其实不仅仅指针刺疗法，也适用于各种治疗方法。

心神是如何活动的？本节概括了心神从"任物"到"处物"的整个活动过程，可以分为六个阶段。第一，心接收外界信息，感知到事物的存在；第二，由感知的信息引发了意念萌动，形成表象；第三，意念积累明晰，成为志向或目标；第四，按照既定目标，分析比较，思考判断；第五，深谋远虑，预测未来的变化趋势；第六，综合分析后采取行动。从整个过程来看，意、志、思、虑等各种精神活动都由心所主统。所必须指出，此处之志、思、虑、智，是人思维过程中不同阶段的代表；而神、魂、魄、意、志，则是人精神意识活动中的不同类别，其中意与志虽然同名，但含义所指不尽相同。

如何养生？本节提出了顺应自然四时寒暑的变化、调摄情志、生活起居有规律等的养生法则，其与《素问·上古天真论》等所论一脉相承。

（二）

【原文】是故怵惕[1]思虑者则伤神，神伤则恐惧流淫[2]而不止。因哀悲动中[3]者，竭绝而失生[4]。喜乐者，神惮散而不藏。愁忧者，气闭塞而不行。盛怒者，迷惑而不治。恐惧者，神荡惮而不收。

心怵惕思虑则伤神，神伤则恐惧自失，破䐃脱肉[5]，毛悴色夭[6]，死于冬。脾忧愁而不解则伤意，意伤则悗乱[7]，四支不举，毛悴色夭，死于春。肝悲哀动中则伤魂，魂伤则狂忘不精[8]，不精则不正，当人阴缩而挛筋，两胁骨不举，毛悴色夭，死于秋。肺喜乐无极则伤魄，魄伤则狂，狂者意不存人，皮革焦，毛悴色夭，死于夏。肾盛怒而不止则伤志，志伤则喜忘其前言，腰脊不可以俯仰屈伸，毛悴色夭，死于季夏；恐惧而不解则伤精，精伤则骨酸痿厥，精时自下。是故五藏，主藏精者也，不可伤；伤则失守而阴虚，阴虚则无气，无气则死矣。是故用针者，察观病人之态，以知精神魂魄之存亡，得失之意，五者以伤[9]，针不可以治之也。

【校注】
[1]怵（chù）惕：恐惧惊慌。
[2]流淫：此指滑精、带下之类病证。
[3]动中：伤及内脏。动，动摇，引申为损伤。中，指内脏。
[4]竭绝而失生：内脏精气衰竭而丧失生命。
[5]破䐃（jùn）脱肉：形容极度消瘦，或肌肉萎缩。䐃，肌肉突起之处。
[6]毛悴色夭：皮毛憔悴，色泽枯暗。

[7] 悗乱：心烦意乱。悗，同"闷"。

[8] 狂忘不精：神志狂乱，言行妄为，愚钝不明，不能理事。忘，《太素》、《针灸甲乙经》均作"妄"，为是。不精，精明丧失、愚钝不明。

[9] 五者以伤：神、魂、魄、意、志皆已受伤。以，通"已"，已经。《太素》作"五藏已伤"，亦可。

【按语】

情志过用有何影响？本节指出情志过用，不仅五脏受伤，五神亦受其伤。情志是精神活动的一部分，是人体对外界刺激的能动反映。在正常情况下不会致病。若情志活动过于持久或剧烈，反复的精神创伤超越了人体所能调节的范围，就会产生病证。由于"人有五藏化五气，以生喜怒悲忧恐"（《素问·阴阳应象大论》），故本节指出，情志过用，必使五脏受伤；而神魂魄意志五神分藏于五脏，情志过用也会损伤五神。五脏五神因此而病，久之又累及形体，以致形神俱病，这与西医医学心理学中的"心身疾病"很相似。这也是《内经》在发病、诊治、养生中，为何非常重视调摄情志的意义所在。

情志致病有何特点？本节指出其基本的特点有伤心、伤脏、伤气、伤神。首先，最易伤心。因为"所以任物者谓之心"，再由心累及其他脏腑，如《灵枢·口问》所云："故悲哀愁忧则心动，心动则五藏六府皆摇"。其次，直接伤脏。因为"人有五藏化五气，以生喜怒悲忧恐"。故心因怵惕思虑而伤，脾因愁忧不解而伤，肝因悲哀动中而伤，肺因喜乐无极而伤，肾因盛怒不止而伤。其虽与《素问·阴阳应象大论》所说怒伤肝、喜伤心、思伤脾、悲伤肺、恐伤肾的对应关系有所不同，但直接伤脏却是一致的。第三，易伤气机。如本节中的"愁忧者，气闭塞而不行"以及《素问·举痛论》中的"怒则气上"、"喜则气缓"、"悲则气消"、"恐则气下"、"惊则气乱"、"思则气结"等即是。第四，伤神发病。如"盛怒者，迷惑而不治。恐惧者，神荡惮而不收"以及"伤神"、"伤意"、"伤魂"、"伤魄"、"伤志"等。

（三）

【原文】肝藏血，血舍魂[1]，肝气虚则恐，实则怒。脾藏营，营舍意，脾气虚则四肢不用，五藏不安，实则腹胀经溲不利[2]。心藏脉，脉舍神，心气虚则悲，实则笑不休。肺藏气，气舍魄，肺气虚则鼻塞不利少气，实则喘喝胸盈仰息。肾藏精，精舍志，肾气虚则厥[3]，实则胀，五藏不安。必审五藏之病形，以知其气之虚实，谨而调之也。

【校注】

[1] 血舍魂：此为倒装句，即魂舍于血。舍，居处，此亦含有滋养之意。以下之"舍"，皆仿此。

[2] 经溲不利：诸注不一。有谓大小便不利，有谓月经不调。然月经不调、二便异常，脾气壅实皆可导致，故可并存。

[3] 厥：下肢发凉或发热。《素问·厥论》云："阳气衰于下，则为寒厥；阴气衰于下，则为热厥。"

【按语】

五神与五脏有何关系？本节指出五神分藏于五脏。即心藏神、肝藏魂、肺藏魄、脾藏意、肾藏志，故五脏有"五神脏"之称。脉、血、气、营、精为五脏所藏之精气，神志活动则以五脏精气化生与滋养。说明神志活动与五脏精气密不可分，协同为用，共同归属于以五脏为中心的藏象理论。

五脏虚实病证有何特点？本节指出五脏虚实病变，既可表现为躯体症状，也可表现为神志症状。本节所论，心、肝多侧重于神志病证，肺、脾、肾多侧重于躯体病证；但就五脏总体而言，更突出了脾、肾两脏在五脏系统中的重要地位。因为，肾为先天之本，脾为后天之本，脾、肾病变容易影响到其他脏腑，以致"五藏不安"，这对后世补土学派、温补学派重视调理脾、肾的学说提供了理论依据。综观本篇所论的五脏虚实病证，与《素问·调经论》五有余、五不足之证，从理论到文字表达均有颇多相似。其中不同的地方，如本节"肺气虚则鼻塞不利少气"，《调经论》作"（气）不足则息利少气"。验之临床，如西医学中的过敏性鼻炎、慢性鼻窦炎、萎缩性鼻炎患者，多有肺气虚的特点，而鼻塞症状则或有或无，或轻或重，因此鼻塞不是肺气虚的专属特征；另外，外感实证、风热鼻渊反易出现鼻塞症状，不一定要肺气虚才出现。由此，对于经文的理解应当灵活变通。

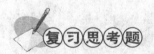复习思考题

1. 精、神、魂、魄、意、志的含义是什么、其与五脏的关系如何？
2. 心神活动的过程要经历哪些阶段？
3. 怎样理解"凡刺之法，先必本于神"？
4. 五脏虚实病证的特点和病机是什么？

经脉第十（节选）

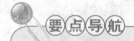

1. 经脉的重要性，及其在人体构成、生理病理、诊断治疗中的价值。
2. 经脉与络脉在循行分布、长短、病变诊察方法、运营物质等方面的区别。

【题解】

本篇专论经脉的循行及其功能、病变、诊断、治疗和预后等，故名。

（一）

【原文】雷公问于黄帝曰：禁脉[1]之言，凡刺之理，经脉为始[2]，营其所行[3]，制其度量[4]，内次五藏，外别六府[5]，愿尽闻其道。黄帝曰：人始生，先成精，精成而脑髓生，骨为干[6]，脉为营，筋为刚[7]，肉为墙，皮肤坚而毛发长，谷入于胃，脉道以通，血气乃行。雷公曰：愿卒[8]闻经脉之始生。黄帝曰：经脉者，所以能决死生，处百病，调虚实，不可不通。

【校注】

[1] 禁脉：指《灵枢·禁服》。张介宾注："'脉'当作'服'，即本经禁服篇名也。"

[2] 始：开端、基础。

[3] 营其所行：探求经脉的循行路线。营，度、求。

[4] 制其度量：应确定经脉的长短。制，裁断、确定。度量，指经脉的长度。

[5] 内次五藏，外别六府：指依次分辨出各条经脉与五脏六腑内外相通的联系。

[6] 骨为干：骨骼构成了人体的支架。干，筑墙时置于墙外的木架。

[7] 筋为刚：刚，通"纲"。肢体运动，以筋为网络维系。

[8] 卒（zú）：全部、穷尽。

【按语】

经脉有何重要作用？本节经文从三个方面进行了阐述。一是从针刺治疗角度强调了经脉的重要性。开篇引用《禁服》篇所论指出针刺治疗时，医生必须抓住经脉这个根本，掌握它的循行路线，度量的方法以及气血的多少，依次分辨出各条经脉与五脏六腑内外相通的联系。二是从人体的形成过程论述了经脉的重要。本节从唯物主义观点出发，简明扼要地指出人体的形成，乃是"气聚成形"的过程。认为先天之精和后天胃气的推动，经脉道路畅通，气血才能循行，人体才能生长发育。其意味着只有经脉道路的畅通，先天与后天才能予以结合，气血运行因此才能畅旺，形体组织才能在其营养与联络下，形成正常的人体，维护宝贵的生命。这是在脏腑经络理论指导下，独特的中医人体形成发育学。三是从诊疗方面指出了经脉的重要作用。由于经络能"决死生、处百病、调虚实"，作为医生就必须精通它。比开篇更进一层提出了问题，为后面全面阐述经脉的循行、功能、病理奠定了基础。

（二）

【原文】经脉十二者，伏行分肉[1]之间，深而不见；其常见者，足太阴过于外踝之上[2]，无所隐故也。诸脉之浮而常见者，皆络脉[3]也。六经络[4]手阳明少阳之大络，起于五指间，上合肘中。饮酒者，卫气先行皮肤，先充络脉，络脉先盛，故卫气已平[5]，营气乃满，而经脉大盛。脉之卒然[6]动[7]者，皆邪气居之，留于本末；不动则热，不坚则陷且空，不与众同，是以知其何脉之动也。雷公曰：何以知经脉之与络脉异也？黄帝曰：经脉者常不可见也，其虚实也以气口知之，脉之见者皆络脉也。

【校注】

[1] 分肉：此指深部近骨处的肌肉。

[2] 足太阴过于外踝之上：外踝，《太素》作"内踝"，为是。阴脉行内，阳脉行外，足太阴为阴脉，故过于内踝之上。

[3] 络脉：由经脉分出而呈网状的大小分支。络脉可分为别络、浮络和孙络。

[4] 六经络：此指手三阴、手三阳六经的络脉。

[5] 平：充足、充盛。

[6] 卒（cù）然：卒，同"猝"。突然。

[7] 动：此指经脉发生异常的变动。

【按语】

经脉与络脉的区别是什么？本节指出二者的区别，一是循行分布及长短不同，二是病变的诊察方法不同，三是运营物质不同。一般而言，经脉较长，属于主干，纵行上下，深伏难见；络脉较短，属于支络，纵横交错，浅显易察。由于经脉隐而不见，其虚实病变以诊气口脉为主；络脉浮而常见，其虚实病变可直接通过望络之部位、形、色变化而诊察。经脉行营，营气从中焦化生后，从肺经循十二经脉运行；络脉行卫，卫气先行于四肢分肉之间而先入络脉。

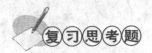 复习思考题

1. 如何认识经脉的重要性？

2. 经脉与络脉如何区别？

营卫生会第十八（节选）

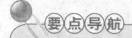

要点导航

　　1. 营卫均来源于水谷，生成于脾胃，精纯的营气行于脉中，慓悍的卫气行于脉外。

　　2. 营卫运行虽各有其规律，但又"五十而复大会"。

　　3. "血之与气，异名同类"与"夺血者无汗，夺汗者无血"的机制。

【题解】

　　本篇主要论述了营气和卫气的生成、运行、会合，及其生理功能、相互关系、失常所致的某些病证，故名。

（一）

【原文】黄帝问于岐伯曰：人焉受气？阴阳焉会[1]？何气为营？何气为卫？营安从生？卫于焉会？老壮不同气[2]，阴阳异位[3]，愿闻其会。岐伯答曰：人受气于谷，谷入于胃，以传与肺，五藏六府，皆以受气。其清者为营，浊者为卫[4]，营在脉中，卫在脉外，营周不休，五十而复大会[5]。阴阳相贯[6]，如环无端。卫气行于阴二十五度，行于阳二十五度[7]，分为昼夜，故气至阳而起，至阴而止[8]。故曰：日中而阳陇[9]为重阳，夜半而阴陇[9]为重阴。故太阴主内，太阳主外[10]，各行二十五度，分为昼夜。夜半为阴陇，夜半后而为阴衰，平旦阴尽而阳受气矣。日中为阳陇，日西而阳衰，日入阳尽而阴受气矣。夜半而大会，万民皆卧，命曰合阴[11]。平旦阴尽而阳受气，如是无已，与天地同纪[12]。

【校注】

　　[1] 阴阳焉会：此指营卫如何交会。

　　[2] 老壮不同气：老年人与壮年人营卫盛衰不同。

　　[3] 阴阳异位：此指营行脉中，卫行脉外，分部有别。张介宾注："营卫各走其道，故曰阴阳异位。"纵观全文，亦可作夜晚与白昼解，即营卫之气白昼与夜晚所行位置各异。

　　[4] 清者为营，浊者为卫：此指营卫之气的性能，精纯柔和者为营，驳杂慓悍者为卫。张介宾注："清者，水谷之精气也；浊者，水谷之悍气也……清者属阴，其性精专，固化生血脉，而周行于经隧之中，是为营气；浊者属阳，其性慓疾滑利，故不循经络，而直达肌表，充实于皮毛分肉之间，是为卫气。"

172

[5]营周不休，五十而复大会：营卫二气在全身运行不休，各自昼夜运行五十周次后，于夜半子时会合。营，流通、运行。周，遍身、周身。

[6]阴阳相贯：营卫之气循着十二经脉的阴阳表里，依次运行，相互贯通。

[7]卫气行于阴二十五度，行于阳二十五度：卫气夜行于阴分二十五周次，昼行于阳分二十五周次，昼夜运行于身五十周次。度，周次。

[8]气至阳而起，至阴而止：卫气行至体表阳分人则寤，行至体内阴分人则寐。起、止，此指寤、寐。张志聪注："气至阳，则卧起而目张，至阴则休止而目瞑。"

[9]阳陇、阴陇：分别指阳气、阴气极盛之时。陇，通"隆"，强盛。

[10]太阴主内，太阳主外：手太阴肺经主营气循行，足太阳膀胱经主卫气循行。张介宾注："太阴，手太阴也。太阳，足太阳也。内言营气。外言卫气。营气始于手太阴，而复会太阴，故太阴主内。卫气始于足太阳，而复会于太阳，故太阳主外。"

[11]合阴：夜半子时为阴气最盛，营卫二气俱行于阴而大会于手太阴肺，故曰合阴。

[12]与天地同纪：营卫之气日夜运行不息，与自然界阴阳消长规律同步。纪，法则、规律。

【按语】

营卫之气的生成、特性与分布如何？本节指出营卫之气均化生于水谷精微，其中"清者为营，浊者为卫，营在脉中，卫在脉外。"水谷纳入胃中，经过胃的腐熟、脾的运化其精微而生成营卫，再由脾将其上输于肺，通过肺主宣降、朝百脉而布散到五脏六腑、四肢百骸，以发挥其滋养、温煦的作用。由于营气柔顺、精专，其性属阴，而运行于脉内；卫气驳杂、慓悍，其性属阳，故运行于脉外。

营卫之气如何运行和会合？本节指出营卫之气运行规律是：营气沿着十二经脉之序，昼夜运行人身五十周次；卫气昼行于人体阳分二十五周，夜行于人体阴分二十五周，昼夜共运行五十周次；营卫二气各行其道，周而复始，于夜半子时二者会合于手太阴肺。

有关营气的运行，根据本篇与《灵枢·营气》、《灵枢·五十营》、《灵枢·脉度》等篇所论，其从手太阴肺经开始，沿十二经脉循行次序运行，再复合于手太阴肺，昼夜运行五十周次。同时，有一"支别"从手太阴肺经始行，经督脉、任脉，再复入于手太阴肺经，现归纳如下图。

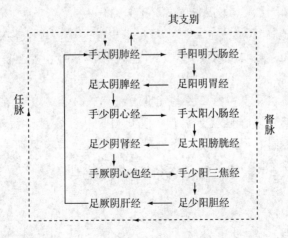

有关卫气的运行，《内经》多篇有论，归纳起来大体有三种情况。其一，与营气相随偕行。"营在脉中，卫在脉外"，营卫偕行，"阴阳相贯"。如本篇所谓：（卫）"常与营俱行于阳二十五度，行于阴亦二十五度"，以及《灵枢·卫气》："阴阳相随，外内相贯"等即是。

其二，昼夜调节各行。即卫气昼行三阳，夜行三阴。本篇及《灵枢·五十营》、《灵枢·卫气行》等均有具体的描述。平旦阴尽阳受气时，卫气从阴出阳，由足太阳膀胱经睛明穴经由面部的手足三阳经穴位，散行手足三阳经至手；沿着足三阳经下行至足，再循阴跷脉，上行至目内眦之睛明穴，此为卫气昼行于人体阳分一周之路径，共行二十五周；待到日入阳尽阴受气时，卫气在足心经肾经入肾脏，然后从肾、心、肺、肝、脾、肾，即五行相克之序周流五脏，此为卫气夜行于阴分一周之路径，亦行二十五周；次日平旦卫气则从肾经经由阴跷脉出于足太阳膀胱经之睛明穴，又开始新一天的阳分循行。卫气在夜半子时与营气会合于手太阴肺，现归纳如下图。

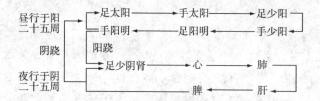

其三，不循脉的散行。主要分布于人体的皮肤、腠理、胸腹、四肢以及分肉、肓膜等处。《素问·痹论》："卫者……循皮肤之中，分肉之间，熏于肓膜，散于胸腹"，《灵枢·邪客》："卫气者……先行于四末分肉皮肤之间"等，即已说明卫气散行于周身，以温养内外，护卫肌表，抗御外邪，调节汗孔之开合。

营卫二气的昼夜运行节律，是人体多种生命节律之一。《内经》在"天人相应"学术观念指导下，发现人体的脏腑功能、气血虚实、津液输布、汗尿排泄、脉象浮沉等生命活动，皆与自然界的阴阳升降、寒暑更替息息相关。人体生命的活动与现象随着年、月、日、时的阴阳消长，也出现多种节律性变化现象，主要有日节律、半月节律、月节律、双月节律、季节律、半年节律、年节律等。这在《素问》的《生气通天论》、《金匮真言论》、《脉要精微论》、《藏气法时论》，《灵枢》的《五十营》、《营气》、《顺气一日分为四时》、《卫气行》等篇中均有论述。其对深入探索生命现象不仅有着重大的理论意义，更在探求发病规律，指导诊断治疗、养生防病上有着重要的实用价值。

人体的营卫阴阳在昼夜循行部位的变化，提示人体生命功能在昼夜节律中，某些功能旺盛于白昼，某些功能旺盛于黑夜。现代研究认为，所谓阴阳二气的消长规律，实际上代表了人体不同的神经活动、物质代谢，乃至于细胞运动等生命活动在昼夜节律变化中活动的峰期不同。

（二）

【原文】黄帝曰：愿闻中焦之所出。岐伯答曰：中焦亦并胃中，出上焦之后，此所受气者，泌糟粕，蒸津液，化其精微，上注于肺脉，乃化而为血，以奉生身，莫贵于此，故独得行于经隧[1]，命曰营气。

黄帝曰：夫血之与气，异名同类，何谓也？岐伯答曰：营卫者，精气也；血者，神气也[2]。故血之与气，异名同类焉。故夺血者无汗，夺汗者无血。故人生有两死，而无两生[3]。

【校注】

[1] 经隧：此指十二经脉。

[2] 营卫者，精气也；血者，神气也：营卫之气源于水谷精微；血是水谷精微之精汁奉心神所化。

[3] 人生有两死，而无两生：夺血与夺汗，两者皆见，则是死证；夺血或夺汗，只见其一，尚有生机。"两"，指夺血、夺汗。

【按语】

为何说"血之与气，异名同类"？因皆源于水谷精微所化生，实为同源异流之故。血与气皆是人体生命活动的基本物质。血由水谷精微中的营气和津液奉心化赤而成；营卫二气也是由水谷精微所化生。《灵枢·邪客》云："营气者……注之于脉，化以为血。"张志聪注云："营卫者，水谷之精气也。血者，中焦之精汁奉心神而化赤，神气之所化也。血与营卫皆生于精，故异名同类焉。"可见，血与营卫二气其在后天，均来源于水谷精微不断的化生而不绝，但因各自作用与性质不同，所以名称也不同。

血与汗是什么关系、有何临床意义？简言之，生理上汗血同源，病理上相互影响，治疗当相互顾及。本节指出中焦所化生的水谷精微，生成津液和营气，二者注肺脉"乃化而为血"；而汗为津液所化，因而血与汗在生理上关系密切，故有"血汗同源"之说。由此，在病理上，血与汗必然相互影响，若出汗太多必伤津液，化血无源而使血少；而失血之甚必致津亏，汗出无源而使汗少。汗血两伤更使阴液枯涸，生命岌岌可危；伤汗不伤血或伤血不伤汗，及时以治，尚可生还。故而"夺血者无汗，夺汗者无血"是治疗所必须遵循的原则，对失血、血虚患者，不能妄夺其汗；对于脱汗者，也不宜用动血之品或针刺放血等疗法，如此才能保存阴液，留得生机。此论点对临床实践有着重要指导意义，后世医家在此基础上多有发挥与运用，如《伤寒论》中"衄家不可汗"、"疮家不可发汗"、"亡血家不可发汗"、"咽喉干燥者不可发汗"，以及刘完素之产后"不可汗、不可下、不可利小便"等，皆是以伤血而不可更失津液为原则所为，其思想及方法均导源于本篇。

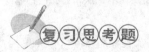复习思考题

1. 营卫的性能、运行与会合的规律是怎样的，有何意义？

2. 如何理解"夺血者无汗，夺汗者无血"，有何临床意义？

决气第三十

要点导航

1. 精、气、津、液、血、脉的名称、生成、性质、分布、功能及其病理表现。

2. 精、气、津、液、血、脉，虽各不同，但均赖后天水谷之精气的养育，故合则为一，分则为六。

【题解】

本篇专论一气分而为六气，故名。

【原文】黄帝曰：余闻人有精、气、津、液、血、脉，余意以为一气耳，今乃辨为六名，余不知其所以然。岐伯曰：两神相搏[1]，合而成形，常先身生[2]，是谓精。何谓气？岐伯曰：上焦开发，宣五谷味，熏[3]肤、充身、泽毛，若雾露之溉，是谓气。何谓津？岐伯曰：腠理发泄，汗出溱溱[4]，是谓津。何谓液？岐伯曰：谷入气满，淖泽[5]注于骨，骨属屈伸，泄泽[6]补益脑髓，皮肤润泽，是谓液。何谓血？岐伯曰：中焦受气取汁，变化而赤，是谓血。何谓脉？岐伯曰：壅遏营气，令无所避，是谓脉[7]。

黄帝曰：六气者，有余不足，气之多少，脑髓之虚实，血脉之清浊，何以知之？岐伯曰：精脱者，耳聋；气脱者，目不明；津脱者，腠理开，汗大泄；液脱者，骨属屈伸不利，色夭，脑髓消，胫瘦，耳数鸣；血脱者，色白，夭然不泽，其脉空虚，此其候也。

黄帝曰：六气者，贵贱何如？岐伯曰：六气者，各有部主[8]也，其贵贱善恶，可为常主[9]，然五谷与胃为大海也。

【校注】

[1] 两神相搏：此指男女两性的媾合。搏，交、合之意。

[2] 常先身生：意指在身形形成之前。张介宾注："凡阴阳合而万形成，无不先从精始，故曰常先身生是谓精。"

[3] 熏：同"薰"，温煦。

[4] 汗出溱（zhēn）溱：大汗淋漓，连绵不断。溱溱，至盛貌。

[5] 淖（nào）泽：指水谷精微中较浓稠的部分。淖，《说文》："泥也。"引申为浓稠。

[6] 泄泽：渗出流注、滋润充养。

[7] 壅遏营气，令无所避，是谓脉：脉具有约束营气行于其中，不使外溢的作用。壅遏，约束、

控制。避，躲让，此作"溢"解。

[8] 六气者，各有部主：指六气各有所主的脏腑。部，此指脏腑。主，主持、统领。张介宾注："部主，谓各部所主也，如肾主精，肺主气，脾主津液，肝主血，心主脉也。"

[9] 常主：指六气各有固定的脏腑所主。

【按语】

何为"一气"、"六气"？本节所指"一气"乃水谷精气，"六气"即精、气、津、液、血、脉。六气虽"各有部主也……然五谷与胃为大海也。"说明六气虽各有所主的脏腑，但均化源于水谷之精气，故"为一气耳"，可见此之"一气"实指水谷之精气而言。六气，虽由一气所派生出的，然因其性质、功能与分部部位等的不同，故而命名为精、气、津、液、血、脉六种具体的物质。所以说六气合则为一，分而为六。正如张介宾所注："六气之分，总由气化，故曰一气，而下文云六气者，亦以形不同而名则异耳。"

六气各自的作用是什么？本节指出六气各自有独特的生理作用。精禀受于父母，是构成生命的原始物质，具有孕育新生命的繁衍作用。气是由上焦宣发布散至全身的精微物质，具有充养形体、温煦肌肤和润泽毛腠的作用。津是水谷精微中比较清稀的部分，具有滋润肌肤，泄出腠理即为汗的作用。液是水谷精微中比较浓稠的部分，能注于骨，具有充养骨髓、补益脑髓、滑润关节，亦能润泽肌肤等作用。血是脾胃吸收的饮食水谷精微在心肺共同气化的作用下，所变化而成赤色的液体，具有营养全身的功用。脉是约束营血，使之不得散溢于外的物质。

六气耗脱有何表现？本节经文指出六气耗脱的证候表现多与六气的功能有关。肾藏精，开窍于耳，肾精充足则耳的听觉灵敏，正如《灵枢·脉度》云："肾气通于耳，肾和则耳能闻五音矣"。如果肾精不足，耳失所养，就会出现耳鸣耳聋等症，临床治疗宜补肾填精，如枸杞、熟地、山药等药。眼睛的视觉功能有赖于五脏六腑精气的润养，故《灵枢·大惑论》云："五藏六府之精气，皆上注于目而为之精"。如果气伤不足，眼睛失去精气的润养，则会出现视物不清等症，临床治疗气虚之目不明宜补气升阳，可选用人参、黄芪，升麻等药。眼睛的功能还与肝的气血尤为相关，如《素问·五藏生成》云："肝受血而能视"，《灵枢·脉度》云："肝气通于目，肝和则目能辨五色矣"。故对肝阴血不足而致的视觉异常，宜滋阴养血，可选用枸杞、地黄、楮实子等药。津液皆是人体内有滋润营养作用的正常液体，津清质稀，流行于表，以滋润肌肤；液浓质稠，注入于里，以充养空窍、滑润关节、补益脑髓。理论上两者在性质、分布及作用上有所区别，但临床上津伤者必见液少，液脱者必有津亏，很难截然区分。津液不足主要表现为机体失于濡养，可见皮肤干燥、口渴、关节屈伸不利、腿胫酸软、甚至耳鸣，治宜滋养津液，药如麦冬、玄参、生地等。血主濡养，脉为"血之府"，血伤不足，肌肤无以滋养，则皮肤淡白、枯槁无华；血液脱失，不能充盈脉管，则脉道空虚，治宜补血、生血，药如当归、白芍、熟地等。

尚需指出，本节在"六气"脱证中并未提出脉脱之证，对此诸家有不同解说。如《针灸甲乙经》在"其脉空虚"前有"脉脱者"三字，《灵枢识》亦云："本经脱'脉脱者'三字，当补。若不然，则六脱之候不备。"而杨上善注："脉中无血，故空虚。以为不足，虚之状也。"血少则脉空虚，这也是完全符合实际情况的。

六气在生理、病理上有何关系？由于六气皆源于脾胃的水谷精微所化生，故生理相互滋生，病理上相互影响，关系至密。就其生理关系而言，除本篇外，其他如《灵枢·邪客》云："营气者，泌其津液，注之于脉，化以为血"。《素问·阴阳应象大论》云："气归精"、"精化为气"。《灵枢·痈疽》云："津液和调，变化而赤是谓血"等。显而易见，津液是血液的重要组成，津液入脉即变为血，血液渗出脉外即是津液，而它们又赖气的气化而生，同时又能化生为气，至于精则是它们的基础物质。正是它们之间这种既同流又互化的生理关系，从而决定了它们之间在病理上的相互影响，如大汗津伤可致血液亏虚，大量失血可致津液不足，正如《灵枢·营卫生会》云："夺血者无汗，夺汗者无血"；而精亏可见血虚，血虚亦致气虚，气耗可见血失等。故临床治疗六气病证，既要分清主次辨证论治，又要注意到相互间的影响。如此，才能辨证准确，施治得当。如大汗不仅伤津，也可耗气，因此对气耗津伤的倦怠气短、口渴者，不仅要补津，也需益气，如生脉饮之人参、麦冬并用；以及当归补血汤所治气随血脱等，皆因由此而来。

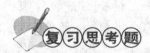

1. 请试述精、气、津、液、血、脉的概念与作用。

2. 六气异名同源，其在生理、病理上有何联系、临床有何意义？

3. 如何理解"六气者，各有部主……然五谷与胃为大海也"的含义与临床意义？

顺气一日分为四时第四十四（节选）

要点导航

1. 一天之中，人体阳气随自然界阴阳的升降而消长，因此许多疾病因阳气的消长及其抗邪能力的强弱而出现旦慧、昼安、夕加、夜甚的一般性变化。

2. 疾病也有着"不应四时之气，藏独主其病"的特殊性变化。

3. 治疗应当"顺天之时"。

4. "气合而有形，得藏而有名"的病证分类方法。

【题解】

本篇把一日按照春夏秋冬四时分段，以论述人与自然阴阳的升降，故名。

【原文】黄帝曰：夫百病之所始生者，必起于燥湿、寒暑、风雨、阴阳[1]、喜怒，饮食、居处，气合而有形，得藏而有名[2]，余知其然也。夫百病者，多以旦慧、昼安、夕加、夜甚[3]，何也？岐伯曰：四时之气使然。

黄帝曰：愿闻四时之气。岐伯曰：春生夏长，秋收冬藏，是气之常也，人亦应之，以一日分为四时，朝则为春，日中为夏，日入为秋，夜半为冬。朝则人气[4]始生，病气衰，故旦慧；日中人气长，长则胜邪，故安；夕则人气始衰，邪气始生，故加；夜半人气入藏，邪气独居于身，故甚也。

黄帝曰：其时有反者，何也？岐伯曰：是不应四时之气，藏独主其病[5]者，是必以藏气之所不胜时者甚[6]，以其所胜时者起[7]也。

黄帝曰：治之奈何？岐伯曰：顺天之时[8]，而病可与期。顺者为工，逆者为粗。

【校注】

[1] 阴阳：此指男女性生活不节。

[2] 气合而有形，得藏而有名：邪气入侵而生病症，据其所在给予命名。气，邪气。合，侵入机体。形，病形，即疾病表现出来的脉症。得，停留。脏，脏腑，亦指某个部位。名，病证之名。

[3] 旦慧、昼安、夕加、夜甚：清晨减轻，白天稳定，傍晚加重，夜深严重。慧，神清气爽。安，自觉舒适。甚，病情严重。

[4] 人气：此指阳气。

[5] 藏独主其病：受病脏腑的病邪单独支配着病情的变化。

[6] 以藏气之所不胜时者甚：受病之脏在克我之脏主气的时间里病情加重。

[7] 以其所胜时者起：受病之脏在我克之脏主气的时间里病情减轻。起，减轻。

[8] 顺天之时：每一个脏在一天之中，都有自己主气的时间，治疗当顺应五脏主时而为。

【按语】

疾病为何有昼轻夜重的规律、有何临床意义？本文指出取决人体阳气的消长及其抗邪作用的强弱，其临床意义在于治必"顺天之时"与扶正祛邪。原文把一天分为四时，其意在一年之中，阳气固然有春升夏盛秋降冬藏的消长规律；在一天之中同样如此，即朝升昼盛暮降夜藏。人与天地相应，其阳气皆随自然阴阳的升降而消长。人体阳气具有抗邪抗病的作用，阳升则邪退，阳盛则邪衰，阳降则邪起，阳藏则邪盛，因此就其一般性而言，许多疾病有着旦慧、昼安、夕加、夜甚的变化。临床所见如冠心病、心肌梗塞、慢性肺系疾病等，其病情严重往往都在夜间亦证明了这一点，这不仅是《内经》"天人相应"学术观念在病理上的具体体现，也充分说明《内经》理论确实是古人长期实践认识的总结。因此，治疗上首先必须适应时令，即所谓"顺天之时"，尤其在夜晚病多沉重，则更应事先加强防范，以防意外；其次，由于阳气的消长决定着疾病的变化与转归，故扶助正气以促进人体的抗邪、抗病能力，即扶正以祛邪，则是治疗中必须注意与加强的重要环节。然而，疾病的发生与变化，不仅要受正邪消长的制约，亦受体内外诸多因素的影响，故其轻重进退并非一层不变，原文所谓"不应四时之气，藏独主其病"特殊变化的意义就在于此。至于"以藏气之所不胜时者甚，以其所胜时者起"，则是根据五行相克观点，指出疾病轻重时日的一种可能性，切不可拘泥。

"气合而有形，得藏而有名"说明了什么？说明了《内经》对疾病分类的一种方法。任何症状都是人体对邪气作用的一种反映，而邪气入侵又必然滞留在某一个脏腑或部位，以致出现相应的症状。因此，根据不同的症状与病变所在的部位，从而对疾病进行分类与命名，这与《灵枢·百病始生》中的"气有定舍，因处为名"相一致，不仅是《内经》病证分类方法之一，也为"审症定位"、"审症求因"，进而辨证论治提供了依据。

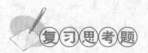
复习思考题

1. 人体阳气的昼夜变化规律是什么、对疾病有何影响？
2. "不应四时之气，藏独主其病"说明了什么？

百病始生第六十六（节选）

要点导航

1. 疾病发生的唯物观。各种疾病发生，均由相应的邪气所引起，如外界的风雨寒湿、人体内伤的七情之变、饮食失宜、劳逸过度等，而非鬼神作怪。

2. "三部之气，所伤异类"的病因分类法。病因分为天之风雨、地之寒湿、人体之喜怒不节三类，分别侵袭伤害人体的上下和内脏。

3. "两虚相得，乃客其形"的发病原理。正气不足是发病的内在根据，邪气是发病的重要条件。

【题解】

本篇主要讨论了疾病发生的原因、机制以及病邪伤人的途径、部位、传变及其见症，故名。

【原文】黄帝问于岐伯曰：夫百病之始生也，皆生于风雨寒暑，清湿[1]喜怒[2]。喜怒不节则伤藏，风雨则伤上，清湿则伤下。三部之气[3]，所伤异类[4]，愿闻其会。岐伯曰：三部之气各不同，或起于阴，或起于阳[5]，请言其方。喜怒不节，则伤藏，藏伤则病起于阴也；清湿袭虚，则病起于下；风雨袭虚，则病起于上，是谓三部。至于其淫泆[6]，不可胜数。

黄帝曰：余固不能数，故问先师，愿卒闻其道。岐伯曰：风雨寒热，不得虚，邪不能独伤人[7]。卒然逢疾风暴雨而不病者，盖无虚，故邪不能独伤人，此必因虚邪之风，与其身形，两虚相得，乃客其形[8]，两实[9]相逢，众人肉坚[10]。其中于虚邪也，因于天时，与其身形，参以虚实[11]，大病乃成。气有定舍，因处为名[12]，上下中外，分为三员。

【校注】

[1] 清湿：此指源于地的寒湿邪气。清，同"清"，寒冷。

[2] 喜怒：此泛指源于人的七情过激。

[3] 三部之气：指伤于肌表上部的风雨、伤于肌表下部的清湿、伤于体内五脏的喜怒。

[4] 所伤异类：上述三种病邪，由于性质不同，伤人的部位也不一样。类，此指部位。

[5] 或起于阴，或起于阳：起，开始、发生。阴、阳，此处指发病部位的里或表。

[6] 淫泆（yì）：病邪在体内扩散泛滥。淫，浸淫。泆，同"溢"，扩散、散布。

[7] 风雨寒热，不得虚，邪不能独伤人：意为虽遇四时不正之气，但若人体正气不虚，也不会

感邪发病。虚，此指人体正虚。风雨寒热，泛指四时不正之气。

[8] 两虚相得，乃客其形：四时不正之气只有在人体正气不足时，才能作用于机体而发病。两虚，指外界的虚邪和人体的正虚。得，合、遇。客，入侵。

[9] 两实：指自然气候正常和人体正气充实。

[10] 众人肉坚：人们的肌肉结实，腠理固密，健康无病。

[11] 参以虚实：指人体正气虚与邪气盛相合。虚，正气虚。实，邪气盛。杨上善注："参，合也。虚者，形虚也。实者，邪气盛实也。两者相合，故大病成也。"

[12] 气有定舍，因处为名：邪气侵入人体，有一定的部位，根据不同的部位而确定其病名。气，此指邪气。因，根据。舍，处所、部位。

【按语】

疾病如何发生的？本节作出了唯物主义的解释，认为各种疾病发生，均由相应的邪气引起，入侵伤人所致，而绝非鬼神作怪。关于病因的存在与所伤，《内经》多有论述，尤其在《灵枢》的《口问》、《顺气一日分为四时》等中，与本篇多有相似。而在《灵枢·贼风》更是认为，即使病因不明显也绝非鬼神作祟，"此亦有故邪留而未发，因而志有所恶，及有所慕，血气内乱，两气相搏。其所从来者微，视之不见，听而不闻，故似鬼神"，旗帜鲜明地批判了当时鬼神致病的错误观，创建了疾病必因邪气所伤唯物主义的科学观，也使得驱除病邪、消除病因、恢复正气，成为了中医治疗疾病的基本原则之一，正如《素问·至真要大论》明确指出：但凡治病"必伏其所主，而先其所因。"

病因如何分类？本节依据病因的来源、发病的途径、侵犯人体的始发部位，从两个不同角度对病因做出了分类。一是按来源与始伤部位的特异性将其分为"三部之气"，即源于天之风雨寒暑等六淫邪气，始伤人体的上部；源于地之寒湿之邪，始伤人体的下部；源于人体自身的喜怒不节等情志因素，则直接伤人脏腑。所谓"所伤异类"，即是邪气来源不同，初始伤人的部位就不同。二是根据疾病始发途径的内外，将其分为阴阳两大类，即七情过激伤人，直接伤及内在脏腑，以致脏气虚损或气机失调，故云病起于阴；外界风雨寒湿等邪伤人，自外而内、从表而入，故云病起于阳。其与《素问·调经论》："夫邪之生也，或生于阴，或生于阳。其生于阳者，得之风雨寒暑；其生于阴者，得之饮食居处，阴阳喜怒。"义相一致。上述两种病因分类法，又有着内在的联系。如病起于阳的外部邪气，又有伤于上或下之异，"上"与"下"此既指在上与在下，亦指在外与在内。天阳主动、风雨自上而下，故疾病初起上部症状或表证突出，且传变较快；地阴主静，寒湿凝滞趋下，故表证不显，多伤下部或滞留在肌肉筋脉，且传变较慢。本节所论不仅为后世的病因分类奠定了基础，如东汉张机的"千般疢难，不越三条"、南宋陈言的"三因学说"，均以此为基础所形成与发展；而对临床实践更有着指导的意义，内脏发病首先考虑喜怒不节等内伤病因，病在体表首先考虑六淫外感，同为外感病上部多责之于风雨，下部多责之于寒湿。

外感疾病如何发生的？本节虽明确指出邪气是疾病发生的重要条件，但更强调了正气在发病中的主导作用。本节所论紧紧围绕着正气和邪气两个方面，并通过人体感邪后发病与不病的对比，说明了正邪双方各自所起的作用。首先，本节反复指出疾病之生"必因虚邪之风"、"因于天时"，即必有一定的邪气所伤。其次，更反复强调"邪气不能独伤人"的根本原因是"盖无虚"，只有"风雨袭虚"、"清湿袭虚"，才会"大病乃成"。显然，正气先虚，邪气乘虚而入，即"两虚相得"，则会生病；而"两实相逢"，则不发病。足见《内经》，既重视邪气的伤害作用，更强调正气的抗邪作用，《素问遗篇·刺法论》所谓"正气存内，邪不可干，避其毒气"之意，完全与本节相同，这种辩证地看待正气和邪气在发病中的作用，才是《内经》完整的发病学观点，因此扶正与祛邪就成为治疗中不可偏废的基本原则。此外，在某些特定条件下，病邪亦可成为矛盾的主要方面而支配着发病，如某些烈性传染病的发病，这正是"避其毒气"的意义所在。

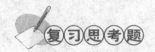

复习思考题

1. 如何认识"三部之气，所伤异类"？
2. 如何理解"邪不能独伤人"、"参以虚实，大病乃成"？

附 篇 >>>

运 气 学 说

一、五运六气概述

（一）五运六气的定义

"五运"，是指自然界木、火、土、金、水五行之气的运动；"六气"，是指自然界风、热、火、湿、燥、寒六种气候的变化。五运六气就是将两者结合起来，研究天体日月运行、天时气候变化规律及其对物候、病候影响的一种理论。

（二）五运六气和《黄帝内经》的关系

五运六气理论是《黄帝内经》理论体系的组成部分，《素问》中的《天元纪大论》、《五运行大论》、《六微旨大论》、《气交变大论》、《五常政大论》、《六元正纪大论》、《至真要大论》等七篇大论，是五运六气理论的专论，因此常常称之为"运气七篇"；此外，还可见于《素问》中的《六节藏象论》，《素问遗篇》的《刺法论》、《本病论》，以及《灵枢》的《九宫八风》等篇中。

《素问》"运气七篇"的内容十分丰富，就文字篇幅来看，约占《素问》的三分之一；从所述内容来看，与《内经》的其他篇章一脉相承，息息相通，互为补充。除运气学说外，其他诸如整体观、恒动观、自然观、气化学说、病因病机学说以及治则治法、制方选药等，皆有论及。

但是，关于"运气七篇"是否为《素问》原文，至今仍存有争议。唐·王冰在《黄帝内经素问》中提到："《黄帝内经》十八卷，《素问》即其经之九卷也……故第七一卷，师氏藏之，今之奉行，惟八卷尔……时于先生郭子斋堂，受得先师张公秘本……兼旧藏之卷，合八十一篇二十四卷，勒成一部。"宋·林亿《新校正》据此认为，唐代流行的《素问》已经缺失一卷，王冰在撰注时加入其中的"秘本"，实际上并非《素问》本身的内容，而是古书《阴阳大论》的内容。但学术界的主流观点仍认为"运气七篇"是《素问》原文，其理由大致有四：

其一，王冰所说《素问》缺失的一卷为"师氏所藏"，完全有可能。因为先秦以前的书籍，经秦始皇焚书之后，流散于民间者极多，到了汉代"求遗书于天下"，许多古籍都失而复出。其二，从王冰次注《素问》的整个过程来看，其治学态度非常严谨。他在整理过程中，对所作增补删编一一详述，而且声明"凡所加字，皆朱书其文，使今古必分，字不杂糅"，毫不含混，一丝不苟。例如对《针解》最后一段文字，由于无法解释，所以就干脆不予解释，并明确指出："此一百二十四字，蠹简烂文，义理残缺，莫可寻究，而上古书，故且载之，以佟后之具本也。"而对《刺法论》和《本病论》两篇由于亡佚，也实事求是地注明，并没有为凑足八十一篇而任意增补。因此，王冰所谓"时于先生郭子斋堂，受得先师张公秘本"应该是实事求是。其三，"七篇"

与《素问》其他篇章关系非常密切。例如，《素问·灵兰秘典论》："窘乎哉！消者瞿瞿，孰知其要，闵闵之当，孰者为良。"与《气交变大论》："肖者瞿瞿，莫知其妙，闵闵之当，孰者为良。"在文字、文义、文风上均有共同之处。再如"七篇"同《素问》其余篇章中的内容不仅处处相通，而且互为补充。如《素问·六节藏象论》中提出了"天以六六之节"的问题，但没有深入解释；而《六微旨大论》中也提出了"六六之节"的问题，不仅是作为一个专门问题提出，而后加以了回答。篇章之间既有关联，又无重复，也能够说明"运气七篇"并非伪作。

（三）五运六气学说的指导思想和基本原理

五运六气以整体观为根本的指导思想，遵循阴阳学说的对立互根、消长转化关系和五行学说的生克制化规律，运用干支甲子系统进行归纳和演绎，将自然的天体、四时、物候同人体的生理、病理、诊断、养生、预防、治疗等的广泛联系进行了归纳和总结。其中包涵丰富的医学气象学和时间医学等内容。

五运六气的基本原理是"气化说"。"气"指风、热、火、湿、燥、寒六气；亦即自然界中的各种气候变化。"化"指自然界中的各种物化现象，如《天元纪大论》谓："物生谓之化"，"在地为化，化生五味"。"气化"指在自然界正常气候变化的基础上产生了各种生命现象，即《天元纪大论》中所述："在天为气，在地成形，形气相感而化生万物矣。"因此，生命的健康与气候的六气的正常密切相关；反之，六气的异常，就必然会带来疾病和灾害。

二、五运六气的推算方法

（一）天干地支

1. 天干地支及其阴阳五行属行

天干地支又称干支，五运六气学说以其为数学工具来进行具体的演绎和推算。天干即甲、乙、丙、丁、戊、己、庚、辛、壬、癸，又称"十干"，最初用以纪日；地支即子、丑、寅、卯、辰、巳、午、未、申、酉、戌、亥，最初用以纪月。干支在五运六气学说中，除了纪日、纪年等序列计数作用外，而且具有万物生、长、化、收、藏及再生长的含义和阴阳属性、五行属性等。

天干、地支具有阴阳属性：从干与支来看，则天干为阳，地支为阴。而天干和地支各自还可再分阴阳，其划分方法是按干支的排列顺序，单数为阳，双数为阴。天干中甲、丙、戊、庚、壬属阳，乙、丁、己、辛、癸属阴。地支中子、寅、辰、午、申、戌属阳，丑、卯、巳、未、酉、亥属阴。

天干地支同时也具有五行属性（表1）：十天干本身次序的排列是按每年生长化收藏的次序来排列的，而五行相生的次序，也正是生长化收藏的次序，因此天干也就按次序与木、火、土、金、水 五行相配，另外在方位上甲乙属东方，东方是木位，所以甲 乙属木。丙丁属南方，南方是火位，所以丙丁属火。戊己属中央，中央是土位，所以戊己属土。庚辛属西方，西方是金位，所以庚辛属金。壬癸属北方，北方是水位，所以壬癸属水。至于何以两干来配五行中的一行，则因为五行之中又 有阴阳，木有阳木阴木，火有阳火阴火，土有阳土阴土，金有 阳金阴金，水有阳水阴水的缘故。十二地支是按其纪月分配五行的。每年农历正月属寅，二月属卯，三月属辰，四月属巳，五月属午，六月属未，七月属申，八月属酉，九月属戌，十月属亥，冬月属子，腊月属丑。寅卯对应春，属木。巳午对应夏，属火。申酉对应秋，属金。亥子对应冬，属水。五行之中以土为最重要，所以土旺四季，也就是说一年四季都有土旺的月份，每年春季的三月属辰，夏季的六月属未，秋季的九月属戌，冬季的腊月属丑，都归于土行。

表1 干支的五行分属表

天干	甲乙	丙丁	戊己	庚辛	壬癸
地支	寅卯	巳午	辰未戌丑	申酉	亥子
五方	东	南	中	西	北
五时	春	夏	长夏	秋	冬
五行	木	火	土	金	水

2. 天干化五运

当天干用于推演五运的变化时，其对应五行的规律称之为天干化五运，它与天干自身的五行属性是不同的，如：甲己化土，乙庚化金，丙辛化水，丁壬化木，戊癸化火。为什么天干在化五运上和配五行上其属性上不一致？这是因为十天干自身的五行属性是根据五方、五季等关系来确定的，而天干化五运则是根据古代天文学中对于星辰之间的变化来确定的。

3. 地支纪六气

风、热、火、湿、燥、寒六气的气化，是用三阴三阳来代表。《天元纪大论》云："寒暑燥湿风火，天之阴阳也，三阴三阳上奉之。"三阴三阳是阴阳之气多少的不同称谓。《天元纪大论》云："阴阳之气各有多少，故曰三阴三阳也。"三阴为厥阴、少阴、太阴；三阳为少阳、阳明、太阳。六气是气化之本，而三阴三阳是六气产生的标象。标本相合，就是风化厥阴，热化少阴（君火），湿化太阴，火化少阳（相火），燥化阳明，寒化太阳。正如《天元纪大论》所云："厥阴之上，风气主之；少阴之上，热气主之；太阴之上，湿气主之；少阳之上，相火主之；阳明之上，燥气主之；太阳之上，寒气主之。所谓本也，是谓六元"。六气，时至而至，便是天地间的六元正气，如非其时而至，就成为邪气。所以《五运行大论》云："五气更立，各有所先，非其位则邪，当其位则正"。

而十二地支的前六支属阳属刚，后六支属阴属柔，前后配合起来也就是阴阳结合起来，就成了子午、丑未、寅申、卯酉、辰戌、巳亥六对，然后按照五行相生的次序把它排列起来，用于推演六气的变化，并分别对应三阴三阳。所谓三阴就是一阴（厥阴），二阴（少阴），三阴（太阴）；所谓三阳就是一阳（少阳），二阳（阳明），三阳（太阳）。由于火与热同类，所以不同列火与热，而是把火分为君火与相火两种。《五运行大论》："子午之上，少阴主之；丑未之上，太阴主之；寅申之上，少阳主之；卯酉之上，阳明主之；辰戌之上，太阳主之；巳亥之上，厥阴主之"。因此，六气分别对应着三阴三阳，与十二地支相配，并兼有五行属行，分别为少阴君火配子午、太阴湿土配丑未、阳明燥金配卯酉、太阳寒水配辰戌、厥阴风木配巳亥。

（二）甲子

天干和地支配合可以用来纪年、纪月、纪日。在五运六气中，最主要是用干支来纪年。十天干和十二地支相互配合，谓之甲子。《六微旨大论》云："天气始于甲，地气治于子。子甲相合，命曰岁立，谨候其时，气可与期。"天干与地支的配合是天干在上，地支在下，按干支的顺序向下排列。天干的第一位是甲，地支的第一位是子，两者配合起来便是甲子。从甲子始依次推算到癸亥，共得六十次，便称为一个甲子（表2）。在六十年中，天干往复轮周六次，地支往复轮周五次，正如《天元纪大论》所云："天以六为节，地以五为制。周天气者，六期为一备，终地纪者，五岁为一周，……五六相合而七百二十气，为一纪，凡三十岁；千四百四十气，凡六十岁，而为一周，不及太过，斯皆见矣。"

表2　六十甲子周期表

天干	甲	乙	丙	丁	戊	己	庚	辛	壬	癸
地支	子	丑	寅	卯	辰	巳	午	未	申	酉
天干	甲	乙	丙	丁	戊	己	庚	辛	壬	癸
地支	戌	亥	子	丑	寅	卯	辰	巳	午	未
天干	甲	乙	丙	丁	戊	己	庚	辛	壬	癸
地支	申	酉	戌	亥	子	丑	寅	卯	辰	巳
天干	甲	乙	丙	丁	戊	己	庚	辛	壬	癸
地支	午	未	申	酉	戌	亥	子	丑	寅	卯
天干	甲	乙	丙	丁	戊	己	庚	辛	壬	癸
地支	辰	巳	午	未	申	酉	戌	亥	子	丑
天干	甲	乙	丙	丁	戊	己	庚	辛	壬	癸
地支	寅	卯	辰	巳	午	未	申	酉	戌	亥

（三）五运

五运，即木运、火运、土运、金运、水运的统称。运者，轮转运动，循环不已之谓。《天元纪大论》云："五运阴阳者，天地之道也"，五运又有岁运、主运、客运之分，它们的变化都是以当年纪年的天干及其阴阳属性为准则。

1. 岁运

又称"中运"、"大运"，用来说明一年的气候变化，故称岁运。同时岁运又是推算客运的基础，根据天干化五运，每两干统一运，以此来推算岁运。正如《天元纪大论》所云："甲己之岁，土运统之；乙庚之岁，金运统之；丙辛之岁，水运统之；丁壬之岁，木运统之；戊癸之岁，火运统之。"例如2012年是壬辰年，天干为壬，当由木运统之。

岁运又有太过和不及之分。逢阳干的甲、丙、戊、庚、壬为岁运太过之年，逢阴干的乙、丁、已、辛、癸则为岁运不及之年，它们都分别有着各自的气候变化规律（表3）。如果岁运相同之年，其太过与不及有所区别，其气候变化规律仍然不同。如2012年是壬辰年，则属木运太过，风气流行，全年的气候风气偏盛的特点比较突出。

上一年的岁运结束与下一年岁运开始的交替时刻称为岁运的交运时间。太过之年，时未至而气先到，因此在大寒节气前十三日交运；而不及之年，时已至而气未到，因此在大寒节后十三日交运。如2012年是壬辰年，木运太过，属太过之年，故应该在2012年1月20日前13日，即2012年1月7日交运。

表3　岁运太过不及与气候变化表

五运	太过		不及	
土	甲	雨湿流行	己	风乃大行
金	庚	燥气流行	乙	炎火大行
水	丙	寒气流行	辛	湿乃大行
木	壬	风气流行	丁	燥乃大行
火	戊	炎暑流行	癸	寒乃大行

2. 主运

主运就是指五运之气分主于一年五个运季的岁气。因为各运季的时间每年固定不变，在各运季中的气候变化，基本上年年相同，所以称为主运。

主运分五步，分司一年当中的五个运季。每步所主的时间，亦即每个运季的时间为七十三日零五刻。换句话说，七十三日零五刻便为一运（运季）。主运的推算，从每年大寒日始，按五行相生的次序推移，即：木为初运，火为二运，土为三运，金为四运，水为终运。年年如此，固定不变。

主运五步交司时日也基本相同，即木运起于大寒日，火运起于春分后十三日，土运起于芒种后十日，金运起于处暑后七日，水运起于立冬后四日。

主运分主五时，虽然年年如此，固定不变，但主运五步却有太过不及的变化，在推算时还须应用五音建运、太少相生、五步推运的方法（图1）。

（1）五音建运：五音，即角、徵、宫、商、羽。五音分属于五行，以角音属木、建于木运，徵音属火、建于火运，宫音属土、建于土运，商音属金、建于金运，羽音属水、建于水运，故称五音建运。

（2）太少相生：五运的十干各具阴阳，则阳干为太，阴干为少。如：甲己土为宫音，阳土甲为太宫，阴土己为少宫；乙庚金为商音，

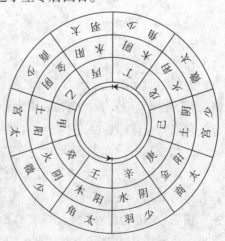

图1　五音建运太少相生图

阳金庚为太商，阴金乙为少商；丙辛水为羽音，阳水丙为太羽，阴水辛为少羽；丁壬木为角音，阳木壬为太角，阴木丁为少角；戊癸火为徵音，阳火戊为太徵，阴火癸为少徵。太为有余，少为不足。

十干分阴阳，五音分太少。太少相生，亦即阴阳相生之意。《类经图翼·运气》云："太者属阳，少者属阴，阴以生阳，阳以生阴，一动一静，乃成易道。故甲以阳土，生乙之少商；乙以阴金，生丙之太羽；丙以阳水，生丁之少角；丁以阴木，生戊之太徵；戊以阳火，生己之少宫；己以阴土，生庚之太商；庚以阳金，生辛之少羽；辛以阴水，生壬之太角；壬以阳木，生癸之少徵；癸以阴火，复生甲之太宫"。甲为阳土，阳土生阴金乙，即太宫生少商。阴金生阳水丙，即少商生太羽。阳水生阴丁木，即太羽生少角。阴木生阳火戊，即少角生太徵。阳火生阴土己，即太徵生少宫。己为阴土，阴土生阳金庚，即少宫生太商。阳金生阴水辛，即太商生少羽。阴水生阳木壬，即少羽生太角。阳木生阴火癸，即太角生少徵。阴火生阳土甲，即少徵生太宫。如此，太少反复相生，则阴生于阳，阳生于阴，而不断地发展变化。

（3）五步推运：无论何年，总是从年干的属太属少，逐步上推至初运木角，便可得出。例如：如2011年辛卯年，天干为辛，岁运属少羽用事，根据图附1五音建运太少相生图按逆时方向推移，见角即止，是少角，便得如2011年辛卯年的主运，初运为少角。循太少相生之理，二运为太徵，三运为少宫，四运为太商，终运为少羽。因此，初运为木运不及，二运为火运太过，三运为土运不及，四运为金运太过，五运为水运不及。

3. 客运

客运是指每年五个运季中的特殊变化规律。因其每岁有变更，各季有不同，如客之来去，故称为客运。

客运的推算是在当年岁运的基础上进行的，即当年的岁运与客运的初运在五行上是一致的，再根据岁运的太过和不及来确定客运的太少。如2012年是壬辰年，天干为壬，岁运属木运太过，客运的初运则应为太角，根据图附1五音建运太少相生图，顺时针推运。初运为太角，二运为少徵，三运为太宫，四运为少商，终运为太羽。需要注意的是太少相生图是一个圆图，而这种推运始终只在左半圆或右半圆中进行，不能跨越中线。如2013年是癸巳年，初运为少徵，二运为太宫，三运为少商，四运为太羽，终运则不能跨越中线推到少角，而是回到左半圆的太角，因此终运应该为太角而不是少角。再如2011年辛卯年，初运为少羽，二运不能跨越中线推到太角，应该仍然回到右半圆的少角，再依次推算，二运为少角，三运为太徵，四运为少宫，终运为太商。

客运的交运时间与主运的交运时间相同。

（四）六气

六气的推算，包括主气、客气、客主加临。主气用以述其常，客气用以测其变。主气和客气相合，称为客主加临，可以用来进一步分析气候的复杂变化。六气的推算，又是在前面已述的地支化三阴三阳六气的基础上进行的（表4）。

表4　地支化三阴三阳六气表

十二地支	子午	丑未	寅申	卯酉	辰戌	巳亥
三阴三阳	少阴	太阴	少阳	阳明	太阳	厥阴
六气	君火	湿土	相火	燥金	寒水	风木

1. 主气

主气，即主时之六气，用以说明一年中气候变化的正常规律。因六气主时固定不变，年年如此，所以叫做主气。主气分为风木、君火、相火、湿土、燥金、寒水六气。

主气分主一年二十四个节气（即立春、雨水、惊蛰、春分、清明、谷雨、立夏、小满、芒种、夏至、小暑、大暑、立秋、处暑、白露、秋分、寒露、霜降、立冬、小雪、大雪、冬至、小寒、大寒），即把一年分为六步，每步主四个节气，共六十零八十七刻半（图2）。六气六步主时的次序与五行相生的顺序相一致。即初之气为厥阴风木，二之气为少阴君火，三之气为少阳相火，四之气为太阴湿土，五之气为阳明燥金，终之气为太阳寒水。主气推算规律与主运基本相同，但主气中火分为二，君火属少阴，相火属少阳，这是因为气有六而运只有五之故。初之气从大寒日算起。厥阴风木为初之气，主由大寒后至春分前；少阴君火为二之气，主由春分后至小满前，少阳相火为三之气，主由小满后至大暑前，太阴湿土为四之气，主由大暑后至秋分前，阳明燥金为五之气，主由秋分后至小雪前，太阳寒水为终之气，主由小雪后至大寒前。

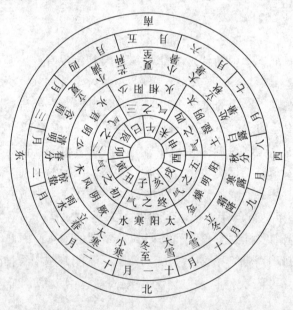

图2　六气主时节气图

2. 客气

客气是在天的三阴三阳之气。客气反映的是各年气候的不同变化，因其年年有变，不同于主气之固定不变，故称客气。客气也分为六步，即司天之气，在泉之气，左右四间气。推算客气首先确定司天之气，再根据依照三阴三阳的顺序来确定在泉之气和左右四间气。

（1）司天、在泉和左右四间气：司天和在泉是值年客气在一年中的主管。司天之气主管每年上半年的客气，在泉之气主管每年下半年的客气。司天的位置在六步气运的三之气位置，而在泉之气在六步气运的终之气的位置。

司天之气是根据当年年支和地支纪气的规律为基础的。《天元纪大论》云："子午之岁，上见少阴。丑未之岁，上见太阴。寅申之岁，上见少阳。卯酉之岁，上见阳明。辰戌之岁，上见太阳。已亥之岁，上见厥阴。"即年支逢子和午年，客气均属少阴君火司天，丑和未年属太阴湿土司天，寅和申年是少阳相火司天，卯和酉年是阳明燥金司天，辰和戌年是太阳寒水司天，已和亥年是厥阴风木司天。

确定司天之气后，按照三阴三阳的顺序即可确定在泉之气和左右四间气（图3）。初之气是在泉的左间气，二之气是司天之气的右间气，三之气为司天之气，四之气为司天之气的左间气，五之气为在泉之气的右间气，终之气为在泉之气。三阴三阳推移顺序是：一阴厥阴风木，二阴少阴君火，三阴太阴湿土；一阳少阳相火，二阳阳明燥金，三阳太阳寒水。例如2012年壬辰年，年支为辰，对应太阳寒水司天，则在泉的左间气为少阳相火，司天之气的右间气为阳明燥金，司天之气则对应年支为太阳寒水，司天之气的左间气为厥阴风木，在泉之气的右间气为少阴君火，在泉之气为太阴湿土。

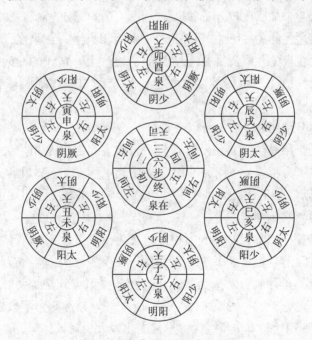

图3　司天在泉左右间气位置图

（2）客气的异常变化：上述客气的气化规律是客气司天的一般规律，但在特殊情况下，也可出现异常的变化。客气司天气化的异常变化有以下两种。

①客气的胜复："胜复之气"指上半年有超常胜气，下半年随之而发生相反的复气。如上半年热气偏胜，则下半年寒气来复等。

胜复之气在时序上具有一定的规律：初之气到三之气是上半年司天之气主政，发生了超常的气候叫胜气；四之气到终之气为下半年在泉之气主政，发生与上半年相反的气候叫复气。

胜复之气每年的有无，没有一定的规律，有胜气，才有复气，如无胜气，则无复气。若有胜气而无复气，便要产生灾害。

②客气的不迁正、不退位：客气的司天在泉左右间气六年一循环，年年有转移，这是客气的一般规律。而《素问·刺法论》提出了客气"不迁正"，"不退位"，"升之不前"，"降之不下"的问题，指出了亦有气候反常，不按一定规律转移的情况。

所谓"不迁正"，就是应该转到的值年司天之气而没有转到，即应值司天之气不足，不能按时主值，也可以说是岁气司天或在泉的"至而不至"。所谓"不退位"，就是应该转位的司天之气仍然停留，即旧的司天之气太过，应让位而仍然在原位的意思，也可以说是岁气司天或在泉的"至而不去"。司天在泉之气"不退位"，"不迁正"，也必然影响左右间气的升降，使其应升不升，应降不降，即"升之不前"，"降之不下"，导致整个客气的规律失常。

3. 客主加临

所谓客主加临，就是将每年轮转的客气，加在固定的主气之上。换句话说，就是把主气和客气结合起来加以比较分析和推算，借以了解气候的常和变。

把客气的司天之气的加临于主气的三之气少阳相火上，在泉之气加临于主气的终之气太阳寒水上，在泉的左间气加临于主气的初之气上，司天的右间气加临床于二之气上，司天的左间气加临于主气的四之气上，在泉的右间气加临床于终之气上（图4）。

客气主气六步分别加临以后，可以分析以下三种情况。

（1）主客气是否相得：根据五行生克关系，如主客之气是相生关系，或主客同气为相得；若主客之气为相克关系则为不相得。《五运行大论》："气相得则和，不相得则病。"凡相得者，则气候正常，人体不易受气候影响而发病；凡不相得者，则气候异常，人体易受气候影响而发病。

（2）主客气的顺逆：如果主客气不相得，又存在顺和逆二种情况。《至真要大论》："主胜逆，客胜从。"客气胜（克）主气者为顺，主气胜（克）客气为逆。

（3）君火与相火的加临：君火为主，相火为从。如客气是少阴君火，而主气是少阳相火者为顺，反之为逆。一般说来，"顺"所主气候异常变化不太大。对人体来说，发病轻而缓。"逆"则代表本步所主气候异常变化较大，对人体来说，发病重而急。

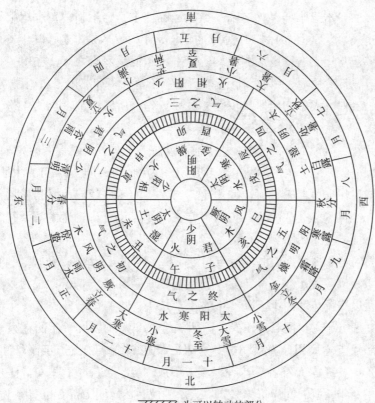

////// 为可以转动的部分

图 4 客主加临图

（五）运气相合

五运和六气在运用时是相互结合的。干支纪年，故天干与地支是结合在一起的。天干化五运，地支纪六气，干支的结合，实际上是代表着运和气的结合因此要推测某年的运气情况，必须把两者结合起来，进行全面的综合分析，大体上会出现运气同化、运气异化及平气三种情况。

1. 运气同化和运气异化

（1）运气同化：在甲子一周六十年的变化中，运与气有二十六年为同化关系，即岁运与六气在某种情况下出现了五行属性相同的情况。因此运气同化，就是运与气属于同类而化合之意，如木同风化，火同暑化，土同湿化，金同燥化，水同寒化。由于运有太过不及，气有司天在泉的不同，因而便有天符、岁会、同天符、同岁会、太乙天符的分别。兹分述如下。

①天符：当年值年岁运与司天之气在五行属性相同的年份称为天符年，正如《六微旨大论》所云："土运之岁，上见太阴；火运之岁，上见少阳、少阴；金运之岁，上见阳明；木运之岁，上见厥阴；水运之岁，上见太阳……天之与会也。故《天元册》曰天符。"在甲子一周的六十年中逢天符者，计有己丑、己未、戊寅、戊申、戊子、戊午、乙卯、乙酉、丁巳、丁亥、丙辰、丙戌十二年。

②岁会：当年值年岁运与当年年支之气的五行属性相同，便叫岁会。正如《六微

旨大论》所云：“木运临卯，火运临午，土运临四季，金运临酉，水运临子，所谓岁会，气之平也。”以丁卯年为例，丁卯年的年干是丁，岁运是木运；其年支是卯，卯在五行属木。岁运与年支五行属性相同，所以丁卯年便是岁会之年。在甲子一周六十年中，逢岁会者，计有甲辰、甲戌、己丑、己未、乙酉、丁卯、戊午、丙子八年。其中，己丑、己未、乙酉、戊午四年既属岁会，又属天符，所以单纯岁会的年份，实际上只有四年。

③太一天符：既逢天符，又为岁会，便叫太一天符。《六微旨大论》云：“天符岁会何如……太一天符之会也。”以2009年己丑年为例，己为土运，丑为太阴湿土司天，此为天符，同时年支丑的五行属性亦为土，与岁运的属性相同。因其三者（岁运、司天之气、年支）同属土，故称太乙天符年。在六十年甲子中，逢太乙天符者，计有己丑、己未、乙酉、戊午四年。

④同天符：年干属阳，同时岁运与同年在泉之气的五行属性相同，便叫做同天符。如，以庚子年为例，庚子年的年干是庚，庚属阳干，其年支是子；子为阳支，年支年干皆属阳，所以庚子年为阳年。庚子年的年干是庚，乙庚化金，故庚子年的岁运是金运。其年支是子，子午少阴君火司天，阳明燥金在泉，所以庚子年的在泉之气是阳明燥金。年干和年支均属阳，岁运属金，在泉之气也属金，故庚子年便是同天符之年。在六十年甲子中，逢同天符者，计有甲辰、甲戌、庚子、庚午、壬寅、壬申六年。其中甲辰、甲戌两年，既属同天符，又属岁会。因此，单属同天符者，实际上只有四年。

⑤同岁会：年干属阴，同时岁运又与同年在泉之气的五行属性相同，称为同岁会。如，以辛丑年为例，辛丑年的年干是辛，辛为阴干，岁运是水运；其年支是丑，丑未太阴湿土司天，太阳寒水在泉，所以辛丑年的在泉之气为太阳寒水。岁运和在泉之气同属水，所以辛丑年便是同岁会之年。在六十年甲子中，逢同岁会者，计有辛未、癸酉、癸巳、癸卯、辛丑、癸亥六年。

（2）运气异化：在甲子一周六十年的变化中，除了上述运与气有二十六年为同化关系外，还有三十四年属运与气异化的年份。这就需要根据运和气的五行生克关系来分析运和气的盛衰，推求气候变化的特点。

①运盛气衰：运生气或者运克气叫做运盛气衰。如，辛亥年的年干是辛，丙辛化水，故辛亥年的岁运是水运。辛亥年的年支是亥，巳亥厥阴风木，故辛亥年的司天之气便是风木。因水能生木，运是水运，司天之气是风木，故为运生气。因此，辛亥年这一年便是运盛气衰。

②气盛运衰：气生运或者气克运谓之气盛运衰。如，己亥年的年干是己，甲己化土，所以己亥年的岁运是土运。年支是亥，巳亥厥阴风木，故己亥年值年司天之气便是风木。木克土，在这里就是气克运。因此，己亥年这一年便是气盛运衰。

分析各年运和气的盛衰，其目的是：一、根据运气的盛衰可以推算出各年运气变化的主次，运盛气衰的年份，在分析当年变化时，便以运为主，以气为次。反之，气盛运衰的年份，在分析当年变化时，便以气为主，以运为次。二、根据运气盛衰可以进一步推算各年气候的复杂变化。根据五运六气、五行属性的生克关系，在六十年中可以分为五种不同类型的年份：即：气生运为"顺化"，气克运为"天刑"，运生气为"小逆"，运克气为"不和"。顺化之年，变化较为平和；小逆及不和之年，变化较大；天刑之年，变化特别剧烈。

2. 太过不及与平气之年

太过，即运气盛而有余；不及，即运气衰而不足。甲、丙、戊、庚、壬为五阳干。凡阳干之年，均属运气有余，为太过；乙、丁、己、辛、癸为五阴干。凡阴干之年，均属运气不足，为不及。如甲己同为土运，凡逢六甲年，即甲子、甲戌、甲申、甲午、甲辰、甲寅均为土运太过；凡逢六己年，即己巳、己卯、己丑、己亥、己酉、己未，均为土运不及。

太过为本运气胜，则本气流行；不及为本运气衰。《气交变大论》："岁木太过，风气流行"，"岁木不及，燥乃大行"，"岁火太过，炎暑流行"，"岁火不及，寒乃大行"，"岁土太过，雨湿流行"，"岁土不及，风乃大行"，"岁金太过，燥气流行"，"岁金不及，炎火乃行"，"岁水太过，寒气流行"，"岁水不及，湿乃大行"。

平气之年指该年气运既非太过，也非不及的年份。它和太过不及并称为"五运三纪"。

平气之年又根据岁运与岁气之间的相互关系分为以下两种情况。第一种情况是岁运太过而被司天所抑：凡岁运太过之年，从五行属性上来看，当年的司天之气克制太过的岁运之气，那么该年的运虽为太过，但因受司天之气的制约，则构成平气。如2010年是庚寅年，岁运为金运太过，年支为寅，则少阳相火司天，太过的岁运（金运太过）受司天之气（少阳相火）的克制，因此构成平气之年。

第二种情况是岁运不及而得司天之助：岁运不及之年，从五行属性来看，恰遇司天之气的与岁运相同或气生运，不及之岁运得司天之气相助，也可以产生平气。如2013年是癸巳年，岁运为火运不及，但又逢厥阴风木司天，不及的岁运（火）得司天之气（厥阴风木）所助，则构成平气之年。

三、五运六气的临床应用

（一）五运与临床的关系

由于五运变化，六气变化，运气相合的变化，各有不同的气候，所以对人体发病的影响也不尽相同，相应的治疗也不相同。

1. 主运与气候

每年气候变化的一般规律一致的：春风、夏热、长夏湿、秋燥、冬寒。这种变化与发病的关系是：春季肝病较多，夏季心病较多，长夏脾病较多，秋季肺病较多，冬季肾病较多。

从五运来说，木为初运，相当于每年的春季。由于木在天为风，在脏为肝，故每年春季气候变化以风气变化较大，在人体以肝气变化为著，肝病较多为其特点。火为二运，相当于每年的夏季，由于火在天为热，在脏为心，故每年夏季在气候变化以火热变化较大，在人体以心气变化为著，心病较多为其特点。土为三运，相当于每年夏秋之季，由于土在天为湿，在脏为脾，故每年夏秋之间，在气候变化上雨水较多，湿气较重，在人体以脾气变化为著；脾病较多为其特点。金为四运，相当于每年的秋季，由于金在天为燥，在脏为肺，故每年秋季气候变化以燥气变化较大，在人体以肺气变化为著，肺病较多为其特点。水为五运，相当于每年的冬季，由于水在天为寒，在脏为肾，故每年冬季气候比较寒冷，在人体肾气变化为著，肾病、关节疾病较多为其特点。

2. 主气与气候从六气来说，与五运基本相似

主气的初之气为厥阴风木，相当于每年的初春，气候变化多风，疾病流行以肝病居多。二之气为少阴君火，相当于每年的暮春初夏，气候逐渐转热，疾病流行以心病居多。三之气为少阳相火，相当于每年的夏季，气候炎热，疾病流行以心病、暑病居多。四之气为太阴湿土，相当于每年的暮夏初秋，气候变化以湿气为重，疾病流行以脾病居多。五之气为阳明燥金，相当于每年秋冬之间，气候变化以燥气较重，疾病发生以肺病居多。终之气为太阳寒水，相当于每年的严冬，气候严寒，疾病发生以关节病和感冒居多。

3. 平气之年与临床

平气之年其运气的变化既非大过，又非不及，因此气候平和，疾病流行较少，即使发病，病情也较单纯。其发病特点，正如《五常政大论》所云："木曰敷和，火曰升明，土曰备化，金曰审平，水曰静顺……敷和之纪……其养筋，其病里急支满"；"升明之纪……其养血，其病瞤瘈"；"备化之纪，……其养肉，其病否"；"审平之纪……其养皮毛，其病咳"；"静顺之纪，其养骨髓，其病厥"。因此，木之平气称敷和之化，如果筋失所养，则病多为里急支满；火之平气称升明之纪，如果血脉失养，其病在目则为瞤，在体则为瘈；土之平气称备化之纪，其病多为痞满；金之平气称审平之纪，其病多咳嗽；水之平气称静顺之纪，其病多为厥逆。

4. 岁运太过与临床

岁木太过：逢壬之年为岁木太过，因风气通于肝，木运太过，风气大来，脾土受邪，故人病则现泄泻食减、体重、烦冤、肠鸣支满、吐甚等木旺伐土之候。木运太过，肝气偏盛，故可现善怒、眩冒巅疾、胁痛等肝本脏受病的症状。治疗上可采用扶土抑木的方法，如痛泻要方。方中白芍味酸，可泻肝木，白术补脾健脾，木运太过，风气偏盛，故用防风以散风邪，陈皮理气和中，全方以扶土抑木收功。

岁火太过：逢戊之年火运太过，火盛为邪，火灼肺金，肺伤则见呼吸少气、咳喘息鸣等症状。火气上逆而致咽干，耳聋，多个部位如两胁、两臂内、胸膺、背、肩胛之间、全身骨节等疼痛，胁支满，身热，浸淫等症。治疗上应该考虑清热泻火，并应根据肺喜润恶燥的特点，予以滋养肺阴。

岁土太过：土运太过，脾土偏胜，土胜克水，肾脏受邪，故手足厥冷、忧郁不乐、体重烦冤等。土气亢盛，脾经自病，故现四肢不举、肌肉萎缩、足痿不行、抽掣拘挛、脚下痛、腹痛、中满食减等症。宜脾肾同治，如《金匮要略》的甘姜苓术汤。

岁金太过：金运太过，肺金偏胜，金胜克木，肝脏受邪，故两胁少腹疼痛、目赤肿痛、眼角溃疡、耳聋等。金运太过，肺脏自病，则现咳嗽喘促，呼吸困难，肩背痛等症。若肝胆受制，失于疏泄较为明显的，可用柴胡疏肝散或小柴胡汤治之。若以肺金为主的，可采用泻白散。

岁水太过：水运太过，肾水偏胜，水胜克火，故心脏受邪，其病心悸、烦躁、谵妄、心痛等。水邪泛溢，土不能制，则有腹水、足胫浮肿等。

总之，岁运太过，是本运之气太过，因而本气流行。其临床除考虑岁运本身的影响外，还要根据五行生克关系考虑其所胜。

5. 岁运不及与临床

岁木不及：金克木，而木运不及，故金气偏盛胜，燥气大行，肺金发病，故见寒热、咳而鼽等。肝木不及则见胁、少腹等处疼痛。木气不及，制土无权，故见中清（内寒）、肠鸣溏泄等病变。岁运不及发病规律还包含着胜气和复气的概念。所谓胜气，指偏胜之气。六气盛衰不常，有所胜则必有所复。所谓复气，指报复之气。如五运中某运偏胜，称为胜气，有所胜必有另一运以报复之，称为复气。胜复的一般规律是凡先有胜，后必有复，以报其胜。如木运不及，金气胜木，木郁生火，火能克金，称为复。木气受制，子气来复，炎暑流火，故现寒热、疮疡、痱疹、痈痤等暑热病。

岁火不及：寒水之气大行，阴寒凝积，阳气不化，则见胸中痛，胁支满，两胁、膺背肩胛间及两臂内痛。心火不及则见心痛，暴喑。若火被水抑，土气来复，则脾失健运，出现大便溏泄，腹中胀满，饮食不下，中寒，肠鸣下注，腹痛等。

岁土不及：风乃大行，木乘湿土，脾土气衰则现飧泄、霍乱、体重、腹痛、肌肉瞤动而疼痛。土为木克，金气来复，木气受制，肝气不舒，胸胁暴痛波及少腹，呼吸少气而善太息。

岁金不及：火气克金，则见肩背闷重、鼻塞流涕、喷嚏、大便下血、泄泻急剧等病；金气被制，水气来复，寒气偏胜，阴气厥逆而格拒，则现脑户痛，延及头顶，身体发热，口疮，心痛等。

岁水不及：湿土之气大行，则病腹胀闷满，身重溏泄，阴性疮疡，脓水稀薄，腰股疼痛，下肢关节运动不利，烦闷抑郁，足痿厥冷，脚下痛，甚至足跗浮肿。水被土抑，木气来复，肝木克土，见面色时变，筋骨拘急疼痛，运动不利，肌肉跳动痉挛，两眼昏花，视觉不明或失常，风疹，心腹痛等。

岁运不及的治疗，多涉及到三脏。岁运对应的脏腑、其所不胜的脏腑、及其所生的脏腑（复气）均会受到影响。治疗上以"抑强抑弱"为治则，扶助岁运对应的脏腑，同时抑制过亢的邪气对相应脏腑的影响。如岁土不及，当以扶助脾土为先，但考虑到风乃大行，同时又要疏风平肝。土生金，土运不及，肝木太过，后又有金气来复，所以当复气之时，还考虑泻金扶木。

综上所述，五运太过和不及，由于有本气、胜气、复气的关系，其发病除影响到本脏外，根据五行生克制化的关系，又常关系到所胜和所不胜的脏腑，正如《五常政大论》所云"气有余，则制己所胜而侮所不胜；其不及，则己所不胜侮而乘之，己所胜轻而侮之，侮反受邪，侮而受邪，寡于畏也"，甚至还可波及其所生的脏腑。因此，发病脏腑和病状也各不相同。治疗上总以"扶弱抑强"为原则。

（二）六气与发病的关系

六气有主气和客气之分，它对人体疾病的影响也各不相同。

1. 主气与临床

主气为一年季节性气候变化的主时之气。在正常情况下，为天之六气，对生物及人本无害而有益。在反常情况下，谓之六淫邪气，是破坏自然气候环境，导致人体发病的重要因素。《六微旨大论》曰："至而至者和；至而不至，来气不及也；未至而至，来气有余也。"

六气时至而至者谓和平之气，即正常的主时之气。时至而气不至者为该来之气不及，时未至而气至者为该来之气太过，均属于六气的失常。六气失常，如果人体能够适应，就为顺而不病。否则，超过了人体的适应能力，就为逆而生病。故《六微旨大论》云："应则顺，否则逆，逆则变生，变则病"。六淫的性质和致病特点各异，其发病的病变表现亦有不同的特征，所以治疗上也应该根据季节的不同，考虑到六淫不同的性质和致病特点。

2. 客气与发病

六气司天在泉与发病：客气有司天在泉的不同，对人体发病的影响也不一样。对于司天在泉胜气发病，主要是从值年司天在泉上下二气的不同，找出一般的发病规律。推测时，根据该年年支查表，便可知何气司天，何气在泉。司天之气主管上半年，在泉之气主管下半年。何气司天在泉就是何气淫胜发病。三阴三阳司天，六气下临，而人之脏气上应，由于三阴三阳司天在泉不同，自然界六气变化各异，因此引起人体不同的脏器发病。其中也贯穿着五行生克的理论。现将司天在泉之气与人体发病的关系分述如下：

子午之年：为少阴之气司天。少阴君火司上半年之令，热气偏胜，火行其政。因其制己所胜，火旺克金，故以其所胜的肺金病变为主。但是，由于侮反受邪，所以，可见到心本脏的病变，甚至可以影响到生我之脏的肝木，出现胸中烦热，咽干，右胁满，皮肤疼痛，寒热，咳喘，唾血、下血、衄衊，嚏嚏，呕吐，小便变色，甚至疮疡，跗肿，肩背、臂、缺盆等皆痛，心痛，肺部胀满，腹部膜胀而咳喘。《至真要大论》"热淫所胜，平以咸寒，佐以苦甘，以酸收之"。故少阴司天热淫所胜之病，以咸寒之药平其胜气，佐以苦甘之药，以酸药收敛阴气。热为火气，水能胜之，故治以咸寒。甘能泻火胜咸，苦能泄热，故以苦甘为佐。热盛于经而不敛，故以酸收之。其下半年，为阳明在泉之气偏胜，燥淫所胜。由于制其所胜，故以其所胜的肝病为主。但由于侮反受邪及侮所不胜，也可引起肺本脏和心脏发病，出现呕吐苦味、善太息、皮肤面部干枯不泽、足外反热等。阳明在泉燥淫所胜之病，用苦温药主治，以甘辛为佐，以苦寒泄下。燥为金气，火能胜之，苦从火化，故治以苦温。

丑未之年：为太阴之气司天。太阴湿土之气主上半年之令。因其制己所胜，故以其所胜的肾水病变为主。但由于侮反受邪，所以还可以见到脾本脏病变，甚至影响到生我之脏的心火，出现跗肿，骨痛阴痹，腰脊头项痛，眩晕，大便难，阴气不用，饥不欲食，咳唾带血，心如悬等。《至真要大论》"湿淫所胜，平以苦热，佐以酸辛，以苦燥之，以淡泄之。湿上甚而热，治以苦温，佐以甘辛，以汗为故而止"。因此太阴司天湿淫所胜之病，以苦味热性之药平其胜气，以酸淡之药为佐，以苦味药燥湿，以淡味药渗湿。如湿甚于上而有热，则以苦温之药治之，佐以甘辛之品，以汗解法恢复其常态为止。湿为土气，燥能胜之。苦从火化，火能助燥。酸从木化，以制湿土。淡渗利窍以去其湿。其下半年，为太阳在泉之气所主，寒气偏胜。寒淫于下，肾膀胱自伤，且水旺克火，故还可现心与小肠等脏器的病变，出现少腹疾病，控引睾丸腰脊，上冲心痛，见血，嗌痛颔肿等。太阳在泉寒淫所胜之病，用甘热药主治，以苦辛为佐，以咸味药泻之，以辛药温润之，以苦药坚实之。

　　寅申之年：为少阳之气司天。少阳相火之气主上半年之令，火气偏胜，湿热流行。相火淫胜，金受其制，客热内燔，水不能制，故现头痛，发热恶寒而疟，皮肤疼痛，其色黄赤，面身浮肿，腹满仰息，泄泻暴注，赤白痢疾，咳嗽，吐血，烦心，胸中热，鼻衄等。《至真要大论》"火淫所胜，平以酸冷，佐以苦甘，以酸收之，以苦发之，以酸复之"。少阳司天火淫所胜之病，以酸冷之药平其胜气，用苦甘药为佐，以酸药收敛阴气，以苦药发泄火邪，以酸药恢复阴液。水能胜火，故平以酸冷。苦能泄火之实，甘能缓火之急，故以为佐。火郁则以苦发之，火盛而散越，则以酸收之，以发去火，未免伤气，故又以酸复之。其下半年，为厥阴在泉之气所主。风淫于地，木气有余，脾土受伤，故春病除现心痛支满、两胁里急等肝胆本脏证候外，还可现洒洒振寒，善呻数欠，饮食不下，鬲咽不通，食后呕吐，腹胀噫气，大便疏利或矢气则快然如衰等。厥阴在泉风淫所胜之病，用辛凉药主治，以苦味为佐，以甘味缓和肝木，以辛味散其风邪。风为木气，金能胜之，辛从金化，故治以辛凉。苦胜辛，甘益气，过于辛，恐反伤其气，故佐以苦甘。木性急，故以甘缓之。风邪胜，故以辛散之。

　　卯酉之年：为阳明之气司天。阳明燥金之气主上半年之令。燥金淫胜，木受其克，故春病在肝胆和肺等，表现为左胁痛，疟，肠鸣注泄鹜溏，心胁暴痛，不可反侧，嗌干面尘，腰痛，男子癞疝，女子少腹痛，眼目昏昧不明，眼角疼痛，疮疡痈疽以及咳嗽痛等。《至真要大论》："燥淫所胜，平以苦温，佐以酸辛，以苦下之"。因此阳明司天燥淫所胜之病，以苦温之药平其胜气，以酸辛之药为佐，以苦味药下其燥结。燥为金气，火能胜之，故平以苦温。以酸泻木而补金，以辛泻金而补火，故为之佐。苦则泻下燥结。其下半年，为少阴君火之气在泉。热气偏胜，火热内迫，逆乘于肺，侵及中下二焦，故现腹中常鸣，气上冲腹，喘不能立，寒热，皮肤痛，目瞑，齿痛，顺肿，寒热如疟，少腹痛，腹胀大等。少阴在泉热淫所胜之病，用咸寒药主治，以甘苦为佐，以酸味收敛阴气，以苦药发散热邪。

　　辰戌之年：为太阳之气司天。太阳寒水之气主上半年之令。寒气淫胜，如戊癸化火之运，则水火相激，寒水伤心化热，则现痈疡，厥逆心痛，呕血、下血、衄血，善恐，眩晕欲仆，胸腹满，手热，肘挛腋肿，心中憺憺大动，胸胁胃脘不适，面赤目黄，咽嗌干燥，甚至面黑如怡，渴欲饮水等。《至真要大论》"寒淫所胜，平以辛热，佐以甘苦，以咸泻之"。故太阳司天寒淫所胜之病，以辛热药平其胜气，以甘苦药为佐，以咸味药泻之。热从火化，寒为水气，热能胜之。辛热以散寒，苦甘以胜水。水之正味，其泻以咸。其下半年，为太阴湿土之气在泉，土胜湿淫，土胜克水，故其病在脾、肾、三焦、膀胱等，表现为饮邪积聚、心痛、耳聋浑浑焞焞、嗌肿喉痹，阴病见血如便血、溺血、少腹肿痛、小便不痛等，头痛、目痛如脱、项部掣痛、腰痛不可回转、腘如结、喘如别等。太阴在泉湿淫所胜之病，用苦热药主治，以酸淡为佐，以苦味燥湿，用淡味渗湿。已亥之年：为厥阴之气司天。厥阴风木之气主上半年之令，风气淫胜，木邪乘土，故其；病为风木克脾，土不胜木。表现为胃脘心部疼痛，连及两胁，膈咽不通，饮食不下，舌本强，食入则呕，冷泄腹胀，便溏泄瘕，小便不通等。《至真要大论》："风淫所胜，平以辛凉，佐以苦甘，以甘缓之，以酸泻之"。因此厥阴司天风淫所胜之病，以辛凉之药平其胜气，佐以苦甘之药，以甘药缓其急，以酸药泻其邪。风为木气，金能胜之。辛从金化，凉为金气，故治以辛凉。而过于辛则反伤其气，苦以温金，甘以益气，故以苦甘为佐。木性急，则以甘缓之。风邪胜，则以辛散木之正味，其泻以酸。其下半年，为少阳相火之气在泉，相火淫胜，热极生寒，寒热更至，热在下焦则注泄赤白，少腹痛，溺赤，甚则血便。少阳在泉火淫所胜之病，用咸冷药主治，以苦辛为佐，以酸味药收敛阴气，以苦味药发散火邪。

主要注家注本简介

1. 杨上善

杨上善为隋末唐初人，因正史无载，其字号、籍贯皆无以可考，生卒年月亦不详。著有《黄帝内经太素》三十卷，新旧《唐书》均有记载。大约在南宋～金元年间散佚，《宋史》称仅存三卷，其后此三卷亦失。清·光绪年间（公元 1875～1908 年）年杨惺吾访书于日本，得二十三卷与残卷一册，共十三纸，1924 年肖延平对其进行了校注，即为现在的通行本。1979 年 11 月王雪苔等考察日本，日本友人小川晴赠送由日本仁和寺新发现的《黄帝内经太素》第十六、第二十一、第二十二等三卷，1980 年加以影印成册，故现在所见到的《黄帝内经太素》共为二十六卷。杨上善对中医学理论，尤其是《内经》有深入的研究。《黄帝内经太素》是其研究《内经》毕生的成就，亦是其临床经验的结晶。由于它是研究《内经》的早期著作，故是现在研究《内经》必备的参考书。

杨上善对《内经》研究的贡献，首先是改编原文篇章、为分类注解《内经》之始。杨上善受皇甫谧所著《针灸甲乙经》的启示，把《素问》、《灵枢》两部书内容重新归纳编排，分成了十九大类，即摄生、阴阳、人合、脏腑、经脉、经穴、营卫气、身度、诊候、证候、设方、九针、补泻、伤寒、寒热、邪论、风论、气论、杂病。大类下再分小类，同类相汇，不仅集中的反映了《内经》散在于各篇以上相关专题的内容，也清晰的展示了《内经》学术的体系与成就。

其次，杨上善通过对经文的注解，对针灸理论、命门学说、脾胃学说等诸多方面作了系统的研究与阐发，尤其首次提出阴阳"一分为二"的辩证法观点，所有这些对后世的影响极大。

第三，杨上善十分擅长训诂和反切，他将释音、释义、释形、释词综合以注，是典型的六朝注经特点。训诂多以《说文》为据，释音除用直音法外，更多的用了反切法。其反切上字的声纽系统，反切下字的韵类系统，多与《广韵》相一致，反映了唐初的实际读音，也为研究中古音者，提供了珍贵的资料。

此外，《黄帝内经太素》所载的《内经》原文，有许多字、词与后世版本不相同，由于它的成书时间相对较早、更接近原貌；加之杨上善治学严谨，对原文敢于存疑、绝不妄改，故而《黄帝内经太素》是后世至今，对《内经》原文校勘的重要依据。

2. 王冰

王冰，自号启玄子，唐代医家，著有《黄帝内经素问》二十四卷。

《素问》传至唐代，其"世本紕缪，篇目重迭，前后不伦，文义悬隔"，以致"施行不易，披会亦难"，王冰因有感于此，于是"精勤博访……历十二年"，对《素问》进行了重新的整理并加以注释，于唐宝应元年（公元762年）成书，世谓"次注本"。王冰以梁代全元起所著《素问全元起注》为祖本，匡正重复错易，重新调整篇次，改编为二十四卷，八十一篇；并将养生类篇文作为首卷，再按阴阳、藏象、诊法、病能、经络、治法等排列，如此的编排顺序和王冰个人"夙好养生"相关。

王冰对《素问》的贡献，首先是对于原世传本文字的重叠、错乱作了大量的校订工作。正如他在序中所云："其中简脱文断，义不相接者，搜求经论所有，迁移以补其处。篇目坠缺，指事不明者，量其意趣，加字以昭其义。篇论吞并，义不相涉，缺漏名目者，区分事类，别目以冠篇首。君臣请问，礼仪乖失者，考校尊卑，增益以光其意。错简碎文，前后重叠者，详其旨趣，削去繁杂，以存其要"，至于"凡所加字，皆朱书其文，使今古必分，字不杂糅。"可见其不仅呕心沥血，更是学风严谨。其次是引证其他古籍，对《素问》作了详细注解。如《素问全元起注》早已散佚，王冰引注而得以窥测。王冰注文探本溯源，深入浅出，着重对养生、阴阳、运气以及藏象、病机等《内经》的理论作了详尽的注解与诸多的发挥，对后世有着深远的影响，若干名句至今仍为中医界津津乐道。

3. 马莳

马莳，字仲化，号玄台子，明代浙江会稽人，著有《黄帝内经素问注证发微》、《黄帝内经灵枢注证发微》各九卷。马莳认为王冰所注《素问》"章节不分，前后混淆"，更与《汉书·艺文志》所载的卷数不相合，故对《素问》、《灵枢》重新编次，改唐后二十四卷本为每部九卷，每卷九篇，以复其旧，可见其还经原貌的一番苦心。但《素问》的原文排列却仍以王冰注本为序，惟在篇首予以"篇解"。至于具体的注解，后世对《素问注证发微》多有微词，而对《灵枢注证发微》赞誉有加。究其原因，不仅因《灵枢》之注马莳为始，更因其对针灸、经脉研究较多，故其注解建树颇多。

4. 吴崑

吴崑，字山甫，别号鹤皋，明代安徽歙县人，生于明嘉靖三十年（公元1551年），卒于明泰昌元年（公元1620年）。著有《黄帝内经素问吴注》二十四卷。吴崑精于理论，注重实践，长于针药并用。吴崑对《内经》尤其推崇，所著《内经素问吴注》最具代表性。该书以王冰所注《黄帝内经素问》为蓝本，按篇分段逐句注解，各篇之首皆有简述，提纲挈领介绍大意，有利于对全篇精神实质的掌握。具体注解则结合自己多年的研究与实践所得，多有发挥。由于吴崑所注简明易懂，又切合临床，故后世医家甚为遵崇而多宗其说。此外，吴崑为匡谬误，而对原文凡自以为讹误、错简者，则径改动，全书达二百五十余处。

5. 张介宾

张介宾，字会卿，号景岳，别号通一子，生于明嘉靖年间（公元1563年），卒于明崇祯年间（公元1640年）。祖籍四川绵竹，后移居浙江山阴（今浙江绍兴）。著有《类经》、《类经附翼》、《类经图翼》。张介宾治病"以内经为主，小试则小效，大试则大效"，然感"经文奥衍，研阅诚难"，欲"发隐就明，转难为易"而潜心深研，"从类分门，然后附意阐发"，历经 30 余年，将《素问》、《灵枢》两书合一，重编类注而成《类经》。编著中，张介宾发现"义有深邃而言不能赅者，不拾以图，其精莫聚；图象虽显而意有未达者，不翼以说，其奥难窥"，故而又另撰《类经图翼》和《类经附翼》，以补其不足。三本相得益彰、浑然一体，为后世研究《内经》极其重要的参考书。

张氏对《内经》学术最大的贡献在于，"以《灵枢》启《素问》之微，《素问》发《灵枢》之秘"，使二书之论水乳交融，"相为表里，通其义也"。对《内经》的分类汇编，虽然是隋唐杨上善的《黄帝内经太素》首开先河，金元李杲、罗天益的《内经类编》亦在张介宾之前，然此两部书在明代均无流传，张介宾分类汇编之法不仅实属原创，且与杨上善《太素》相比，其更为优。《类经》共三十二卷，分摄生、阴阳、藏象、脉色、经络、标本、气味、施治、疾病、针刺、运气、会通等十二类，各类下又分三百六十二节，每节先引录《内经》原文，后注明所引篇目，再详加注释，确实起到"条理分，纲目明，晦者明，隐者见，巨细通融，歧贰毕彻"的作用。张介宾"幼禀明慧，自六经以及诸子百家无不考镜"；早年学医，壮年从戎，身处幕府，游历北方；后回乡专心医学，从事临床及著述。扎实的文化根基，复杂的人生经历，决定了张介宾学识渊博，思路广阔，不仅通晓天文、象数、律吕、兵法等，更有着丰富的临床经验，研究又善于用《易经》的思想与临床实践阐发与印证《内经》的精义，故而在注解中论阴阳之玄机、五行之造化、藏象之内外、经络之始终、方药之奥妙等，无一不有独到的见解与精辟的论述。此外，张介宾还长于用分类注解与专题发挥两相结合，即以《类经》来分类注解，以《图翼》、《附翼》来深入阐发、并作专题发挥，相辅相成，共彰经义，实在绝妙。而文笔流畅、文辞优美，亦属难得。因此，《类经》三书，不仅是现存分类汇注《内经》最完整的医学巨著，也堪称注家之中第一大家。

6. 张志聪

张志聪，字隐庵，浙江钱塘人，生于明万历三十八年（公元 1610 年），约卒于清康熙三年（公元 1674 年）。著有《黄帝内经素问集注》、《黄帝内经灵枢集注》各九卷。张志聪为医学世家，曾在杭州胥山办"侣山堂"，聚同行，论医道，从者众。《黄帝内经素问集注》、《黄帝内经灵枢集注》乃张志聪在"侣山堂"会同诸生、门人三十余人，集思广益，历经五年编撰而成，故名《集注》，亦开集体研究《内经》之先河。因其集众长、择善从，故注文质量与造诣较高，在《内经》注家中影响颇大。其主要的贡献是，其一，以经注经，即聚《内经》各篇之论，解《内经》某段之意。其二，擅长将《素问》与《灵枢》二书之论融会贯通、互为论证。其三，不泥字解，但求理明；每弃以旧，注益以新。其四，不拘成规众议，注重临床实用。

7. 高世栻

高世栻，字士宗，清初浙江钱塘人，生于明崇祯十年（公元 1637 年），卒年不详。著有《素问直解》九卷。高世栻作为张志聪之弟子，曾参与了《素问集注》的编写，但认为该书"义意艰深，其失也晦"，加之世传之《素问》"后之注者，或割裂全文，或删改字句"，"非苟简隙漏，即敷浅不经"，故予全文重新编注。其体例是先释篇名并概括大意，置于篇首；然后根据内容分节注释；并对经中衍文、错漏、讹误详加考校，还说明原貌，以别真伪。由于高世栻医学造诣颇深，注解创见不少，故在《内经》的注家中影响不小；尤其注文白理畅，深入浅出，通俗易懂，"直捷明白，可合正文读诵"，即《直解》之意，故对《内经》学术的传播有着重要的贡献。

参 考 文 献

[1] 龙伯坚. 黄帝内经概论 [M]. 上海：上海科学技术出版社, 1980.

[2] 郭霭春. 黄帝内经素问校注 [M]. 北京：人民卫生出版社, 1996.

[3] 程士德. 素问注释汇粹 [M]. 北京：人民卫生出版社, 1982.

[4] 王洪图. 黄帝内经研究大成 [M]. 北京：人民卫生出版社, 1996.

[5] 张登本, 武长春. 内经词典 [M]. 北京：人民卫生出版社, 1990.

[6] 南京中医学院. 黄帝内经素问译释 [M]. 上海：上海科学技术出版社, 1982.

[7] 山东中医学院, 河北医学院. 黄帝内经素问校释 [M]. 北京：人民卫生出版社, 1998.

[8] 河北医学院. 灵枢经校释 [M]. 北京：人民卫生出版社, 1982.

[9] 马烈光, 张新渝. 黄帝内经素问 [M]. 成都：四川科学技术出版社, 2008.

[10] 张新渝, 马烈光. 黄帝内经灵枢 [M]. 成都：四川科学技术出版社, 2008.